苏荣扎布简介

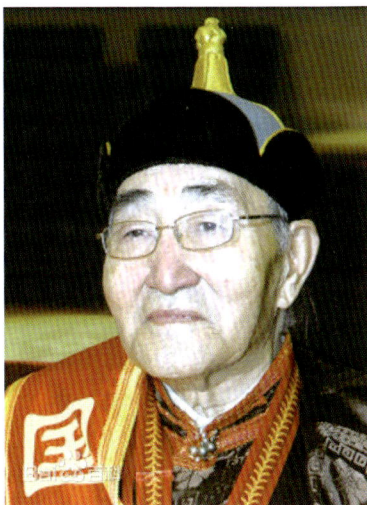

　　策·苏荣扎布（1929年12月至2014年8月），男，内蒙古镶黄旗人。蒙医学教授、主任医师、名老蒙医、国医大师，中共党员。曾任内蒙古蒙医学院院长，中国中医药学会内科分会委员，内蒙古自治区蒙医学会副理事长等职务。第五届、第六届、第七届内蒙古自治区人大代表、第七届全国人大代表。苏荣扎布老师于1943年起学习蒙医，1949年开始从事蒙医临床医疗工作，为蒙医药教育事业、科学研究、临床医疗工作呕心沥血70余载，做出了突出贡献。苏荣扎布老师于1958年就来到内蒙古医学院，积极投身蒙医药学科建设工作，先后担任教研室主任、系副主任等职务，1984年调任内蒙古民族医学院副院长，开始筹建以蒙医药学为主的专门高等学校，后改名为内蒙古蒙医学院，并担任院长，为发展和提高蒙医药学教育事业做出了贡献，是蒙医药高等教育奠基人之一。

　　1958年成立蒙医学专业开始，苏荣扎布老师主要承担讲授蒙医专业本科班、专科班的"蒙医诊断学"、"蒙医治则治法"、"蒙医温病学"、"藏语"课程，所用教材是苏荣扎布老师带领大家编写的校内自编教材。1964年蒙医学专业设立了蒙医基础教研室、蒙医临床教研室两个科室，苏荣扎布老师担任蒙医临床教研室主任，蒙医基础教研室代理主任，讲授"蒙医内科学"课程，并着手编写《蒙医内科学》教材。1972年第二次按基础学科设立了蒙医基础教研室、蒙药方剂教研室、蒙医临床教研室三个科室。蒙医临床教研室主任仍由苏荣扎布老师担任，负责组织领导教学工作。1964～1972年期间苏荣扎布老师对上述自编校内教材进行前后3次修改校订，并用于教学。

其中 1974 年开始撰写的《蒙医内科学》经过苏荣扎布老师与锡林郭勒蒙医研究所著名老蒙医嘎啦桑老师、劳来老师共同修改定稿等几年的艰辛劳作，于 1976 年正式出版发行，应用于蒙医学高等学府教学，成为蒙医学高等教学的第一部铅印教材，为蒙医学高等教育教学的规范化、系统化、体系化建设起到了指导作用。

1985 年国家教委组织成立了高等院校蒙医学统编教材编审委员会，苏荣扎布老师被聘任为该编审委员会总编，组织编写了全国高等院校蒙医药专业用第一版 25 部教材，为蒙医学高等教学的发展奉献了智慧与力量，为蒙医学科的发展作出了载入史册的功绩。这项工作为蒙医药高等教育事业填补了一项空白，是蒙医药历史上的一大创举，对蒙医诊疗标准的统一，临床的规范化，人才培养的正规化起到了划时代的作用。其中《蒙医内科学》、《蒙医治疗原则与治疗方法》等两部教材由苏荣扎布老师主编完成，《蒙医内科学》1981 年获得自治区科技成果二等奖，1988 年获全区普通高校优秀蒙文教材一等奖，1989 年获国家级优秀教学成果奖。

苏荣扎布老师在多年的医疗实践中积累了丰富的临床经验，并具有良好的医德医风和全心全意为患者服务的精神。在临床工作中他坚持理论与实践、实践与教学相结合的理念，总结和研制出了十一味白檀香散、七味广枣散、冠心 II 号等治疗心血管疾病具有独特疗效的验方，取得了可喜的成果，赢得了广大患者的信赖和尊敬。在长期的临床工作中，他认真总结经验，充实理论，于 1999 年撰写出版了《蒙医临床学》专著，这部著作是他一生行医的经验结晶，对蒙医药教学、科研、医疗工作起到了很好的指导作用。在科学研究方面，多次参加国家和自治区的相关学术会议，先后在国内外杂志上发表了具有重要学术价值的论著，受到同行们的极高赞誉。他主持完成了内蒙古科委临床研究课题三项。主编出版国家"十五"攻关项目《蒙古学百科全书·医学卷》，并于 2004 年获全国图书奖提名奖和一等奖。论著"现代蒙医理论体系的基本特点"获 2001 年国际蒙医药学术会议"伊希巴拉丹珠尔"金奖。除此之外，他还参加编写出版了《蒙医医疗手册》、《蒙医实用内科学》、《中国医科百科全书·蒙医学分册》、《蒙医名医集成》、《蒙医学选编》及《蒙医临床学》等著作。

苏荣扎布老师非常热心于公益事业。1998 年，他个人出资近 7 万元在家乡锡林郭勒盟黄旗设立了"宏海苏荣扎布教育奖励基金"，先后奖励优秀教师 15 名，优秀学生 84 名，资助贫困学生 15 名，贫困家庭 4 家。2008 年，他又捐献自己获得内蒙古自治区"杰出人才奖"的 20 万元奖金，在内蒙古医学院设立了"宏海苏荣扎布蒙医药科研奖励基金"，用以奖励在蒙医药领域做出突出贡献的优秀人才。

苏荣扎布老师前后获得诸多荣誉称号，1978 年获内蒙古自治区科学技术先进工作者；1985 年获全区优秀教育工作者；1988 年获全区有突出贡献的科技人员；1991 年获"为发展我国医疗卫生事业做出突出贡献"奖；1991 年开始享受政府特殊津贴；1994 年获"全国继承中医药专家学术经验指导老师"荣誉称号；2006 年获全国中医药传承特别贡献奖；2007 年获内蒙古首届"十佳杰出人才"奖；2008 年获内蒙古自治区"名蒙医"荣誉称号；2009 年获"国医大师"荣誉称号；2010 年获内蒙古自治区终身成就奖。

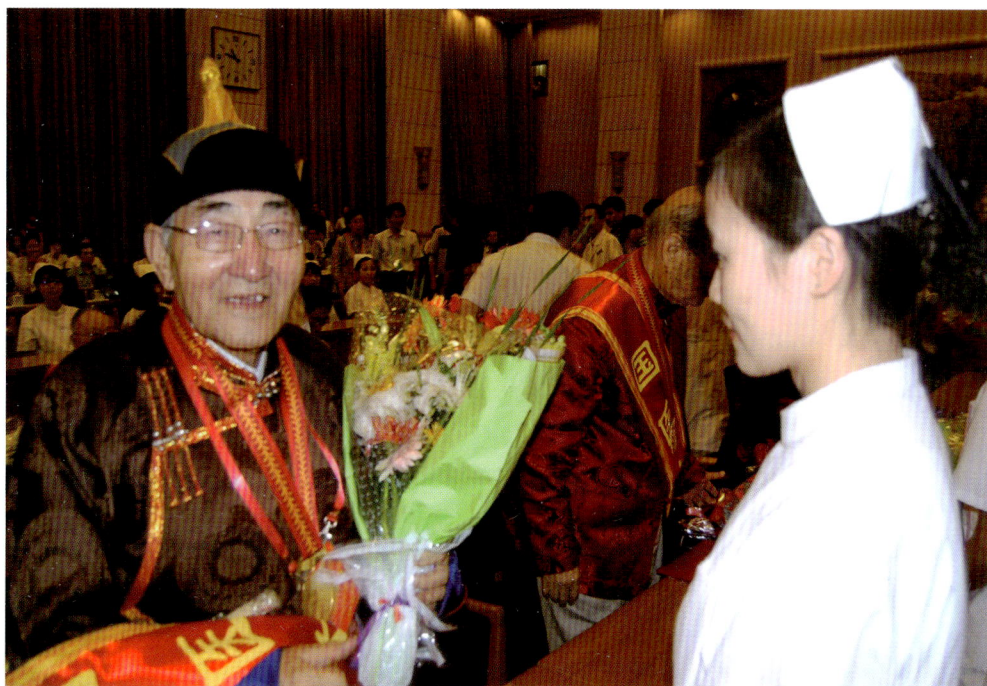

2009 年 6 月苏荣扎布教授荣获 首届 "国医大师" 荣誉称号

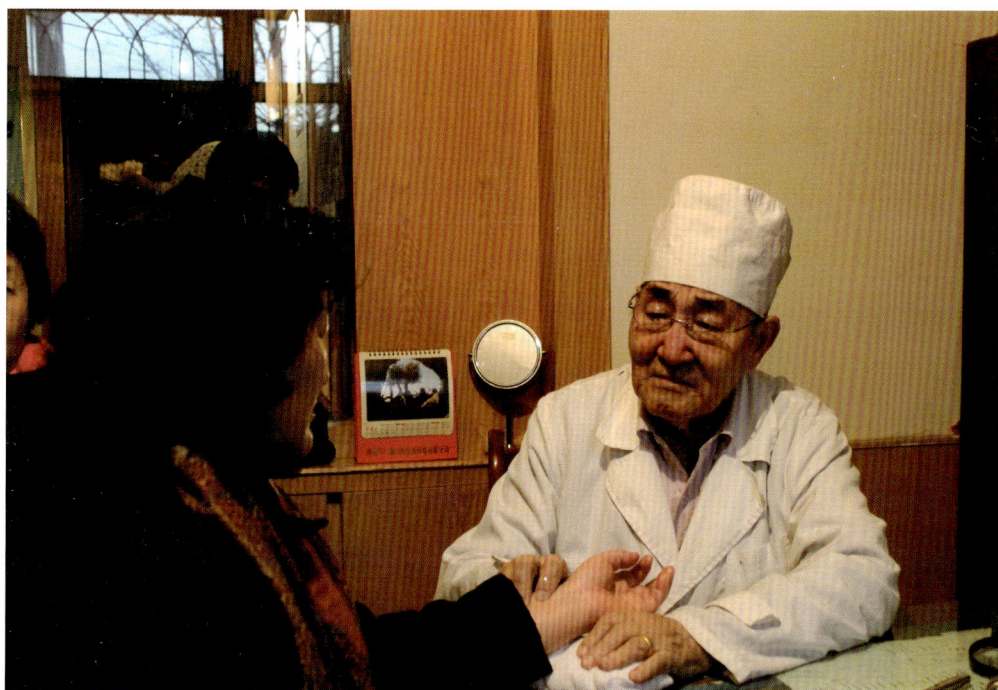

苏荣扎布工作室

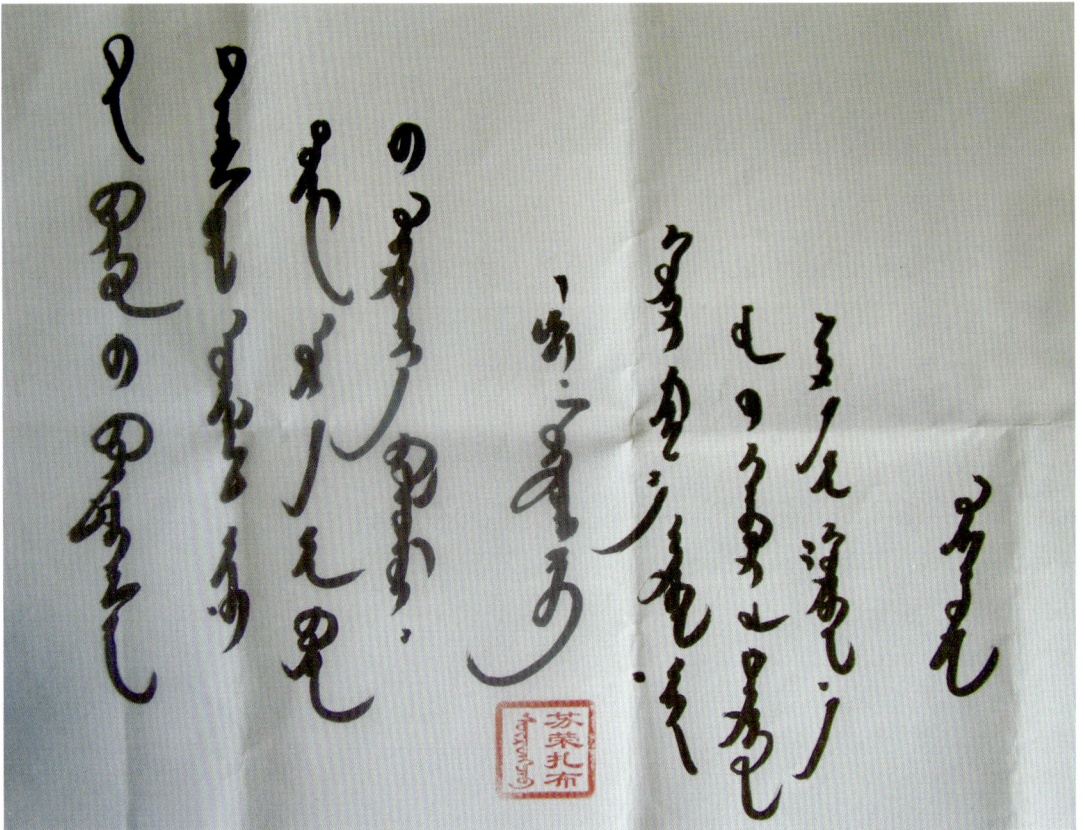

苏荣扎布手迹

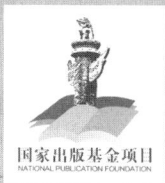

"十二五"国家重点图书出版规划项目

国医大师临床研究

中华中医药学会 组织编写

苏荣扎布临床经验集

布仁达来 主编

科学出版社
北京

内 容 简 介

本书主要介绍了首届国医大师苏荣扎布教授对蒙医内科、神经科、温病科、五官科、妇科、小儿科、老年病及传统外治疗法等的诊治经验，并且对 150 余种常见病、并发病进行了系统总结，并附有典型病例。对每种病都从概念、病因病机、临床表现、治疗原则、治疗方法、辨证治疗等方面进行了较详细系统总结和介绍。内容翔实，言简意赅，理论联系实际。

本书可供蒙医、中医临床工作者参考，也可供广大中医爱好者使用。

图书在版编目 (CIP) 数据

苏荣扎布临床经验集 / 布仁达来主编 . —北京：科学出版社，2015.6
（国医大师临床研究）

国家出版基金项目·"十二五"国家重点图书出版规划项目
ISBN 978-7-03-044983-2

Ⅰ. 苏… Ⅱ. 布… Ⅲ. 蒙医-临床医学-经验 Ⅳ. R291.2

中国版本图书馆 CIP 数据核字（2015）第 130187 号

责任编辑：郭海燕　曹丽英 / 责任校对：张凤琴
责任印制：肖　兴 / 封面设计：黄华斌　陈　敬

科 学 出 版 社 出版
北京东黄城根北街 16 号
邮政编码：100717
http：//www.sciencep.com

北京通州皇家印刷厂 印刷
科学出版社发行　各地新华书店经销

*

2015 年 6 月第　一　版　　开本：787×1092　1/16
2015 年 6 月第一次印刷　　印张：15 3/4　插页：4
字数：375 000

定价：**108.00** 元
（如有印装质量问题，我社负责调换）

《苏荣扎布临床经验集》编委会

《国医大师临床研究》丛书序

　　2009 年 5 月 5 日，人力资源和社会保障部、卫生部和国家中医药管理局联合发布了《关于表彰首届国医大师的决定》。30 位从事中医临床工作（包括民族医药）的老专家获得了"国医大师"荣誉称号。这是新中国成立以来，中国政府部门第一次在全国范围内评选国家级中医大师。国医大师是我国中医药事业发展宝贵的智力资源和知识财富，在中医药的继承创新中发挥着不可替代的重要作用。将他们的学术思想、临床经验、医德医风传承下来，并不断加以发展创新，发扬光大，是继承发展中医药学，培养造就高层次中医药人才，提升中医药软实力与核心竞争力的重要途径。

　　为了弘扬中华民族文化，广泛传播和充分利用中医药文化资源，满足中医药人才队伍建设的需要；进一步完善中医药传承制度，将国医大师的学术思想、经验、技能更好地发扬光大。科学出版社精心组织策划了"国医大师临床研究"丛书的选题项目，这个选题首先被新闻出版总署批准为"十二五"国家重点图书出版规划项目，后经科学出版社遴选后申报国家出版基金项目，并在 2012 年获得了基金的支持。这是国家重视中医药事业发展的重要体现，同时也为中医药学术传承提供良好契机。国家出版基金是国家重大常设基金，是继国家自然科学基金、国家社会科学基金之后的第三大基金，旨在资助"突出体现国家意志，着力打造传世精品"的重大出版工程，在"弘扬中华文化，建设中华民族共有精神家园"方面与中医药事业有着本质和天然的相通性。国家出版基金设立六年来，对中医药事业给予了持续的关注和支持。

　　作为我国成立最早、规模最大的中医药学术团体，中华中医药学会长期以来为弘扬优秀民族医药文化、促进中医药科学技术的繁荣、发展、普及推广发挥了重要作用。本丛书编辑出版工作得到了中华中医药学会大力支持。国家卫生和计划生育委员会副主任、国家中医药管理局局长、中华中医药学会会长王国强亲自出任丛书主编。

　　作为中国最大的综合性科技出版机构，60 年来科学出版社为中国科技优秀成果的传播发挥了重要作用。科学出版社为本丛书的策划立项、稿件组织、编辑出版倾注了大量心血，为丛书高水平出版起到重要保障作用。

　　本丛书同时还得到了各位国医大师及国医大师传承工作室和所在单位的大力支持，并得到各位中医药界院士的支持。在此，一并表示感谢！

　　本丛书从重要论著、临床经验等方面对国医大师临床经验发掘整理，涵盖了中医原创思维与个性诊疗经验两个方面。并专设《国医大师临床研究概览》

分册，总括国医大师临床研究成果，从成才之路、治学方法、学术思想、技术经验、科研成果、学术传承等方面疏理国医大师临床经验和传承研究情况。这既是对国医大师临床研究成果的概览，又是研究国医大师临床经验的文献通鉴，具有永久的收藏和使用价值。

文以载道，以道育人。丛书将带您走进"国医大师"的学术殿堂，领略他们深邃的理论造诣，卓越的学术成就，精湛的临床经验；丛书愿带您开启中医药文化传承创新的智慧之门。

《国医大师临床研究》丛书编辑委员会

2013 年 5 月

序

    布仁达来教授是我的学生，他所总结研究编纂的《苏荣扎布临床经验集》即将问世，他邀我为该书写序。我虽然与蒙医药学科同仁们共事多年，但对蒙医药学这门学科研究甚少。我与苏荣扎布同志是老同事、老朋友，从年轻时起就在一起为蒙医药学科的建设和发展共同奋斗，不但熟悉他的为人，而且非常尊敬他那为蒙古民族医学事业几十年奋斗不息的精神。

    我与苏荣扎布教授相识是在1959年，当时俩人均是20多岁的小伙子，他刚来内蒙古医学院工作不久，我从外地进修学习结束归来，组织上指定我为中蒙医系办公室负责人，并任中蒙医系教工党支部书记。让我侧重蒙医专业的思想政治工作和行政管理工作，并兼任蒙医部主任和蒙生班学生指导员。当时苏荣扎布同志全面负责蒙医专业教研室的教学业务工作。从而我们俩的工作关系密不可分，一直愉快合作共事到"文革"前。在"文革"的浩劫中俩人同时遭到不白之冤，受迫害十载。1977年我院恢复招生后我仍在中蒙医系办公室恢复工作，苏荣扎布同志为蒙医内科教研室主任。之后我被任命为中蒙医系党总支书记，苏荣扎布同志任系副主任，从此与其他总支委员共同进行了艰难的拨乱反正和恢复中蒙医教学秩序的工作，使其走入正轨。于20世纪80年代初我俩同时离开中蒙医系，我被任命为中共内蒙古医学院党委副书记，后又调任中共包头医学院党委书记，苏荣扎布同志调任内蒙古民族医学院副院长，后任内蒙古蒙医学院院长。90年代俩人又同时回到内蒙古医学院离职休养，并在同一个党支部过组织生活。我们俩不仅工作关系密切，思想感情也极为深切，在长达近30年相处中相互帮助、相互鼓励、相互支持、相互促进，共同进步、奋进！苏荣扎布是我的知己、知心、知交，是好友、挚友、诤友，我将兄弟友谊之情铭刻在心中。

    苏荣扎布同志出生于一个普通的蒙古族牧民家庭，少年时期就成为一名孤儿，而且染上了重病。由于疾病之苦而结识了蒙医蒙药，并立志以身相许这门自己民族的自然科学——蒙医药学。1943年12月，他被送到宝尔策吉庙，开始学习蒙医理论和临床基础知识，经过六年的刻苦努力，达到了单独行医的水平，并逐步培养了严谨求实、精诚至善的美德。1957年5月参加全区蒙医教师进修班，在进修学习期间，参与了《四部医典》的编译、校对工作，成为十人研究小组成员之一。通过多年的理论学习和临床教学实践，最终成长为一名资深的大学教授、知名的蒙医学专家。他一生致力于蒙医学的研究，他那种锲而不舍、立志成才的精神更是后人学习的楷模。

    苏荣扎布同志学识渊博，医术精湛。作为蒙医药学著名学者、心血管病专家，在总结多年的蒙医学教学和蒙医临床实践经验的基础上，紧密结合蒙医学古今理论与临床发展规律，对蒙医学进行了深入的研究，取得了显著成绩。他先后编写了《蒙医诊断学》、《蒙医瘟病学》等自编教材和《蒙医内科学》、《蒙医治疗原则与方法》等蒙医学全国统编教科书，并担任主编或编委主任，编纂了《蒙医医疗手册》、《蒙医实用内科学》、《蒙古学百科全书·医学》等书籍。在国家级和省级重点学术刊物上发表了《论治疗风湿性心脏病》、《蒙医学六基证基分类》等具有较高的学术价值论文多篇。在多年临床研究和实践的基础上，总结发明了临床效果很好的新蒙药制剂，如术沙–7味、心宝Ⅱ号、壮西–11味等新药方，对治疗心血管疾病、神经系统疾病、消化系统疾病、妇科疾病有独到的治疗效果。有些新药收录在《中华医学百科全书·蒙医学》、《中国药典》中。他组织编写的第一套蒙医药专业高等院校统编教材涵盖25个学科，这不仅填补了我国蒙医药高等教育事业的空白，也是蒙医学历史上的创举，结束了我国蒙医学专业高等教育教材不统一的历史。苏荣扎布为现代蒙医学体系的建立和发展做出了突出贡献，获得国家、自治区的多次奖励。2009年国家人力资源和社会保障部、卫生部、国家中医药管理局授予苏荣扎布同志"国医大师"荣誉称号，2010年6月中国蒙医药学会授予苏荣扎布终身成就奖，在学术上先后获得"科学技术先进工作者"、优秀教育工作者、特殊贡献奖、首届中医药传承特别贡献奖、自治区杰出人才奖、自治区名蒙医奖等多项荣誉，《蒙医内科学》获科学技术成果二等奖。这些荣誉，既是对他个人贡献的褒奖，也是他全面总结继承传统蒙医学理论，发展创新现代蒙医学理论体系的历史见证。

苏荣扎布教授热爱家乡，积极回报社会。1998年他一次拿出7万元人民币，在家乡建立了"宏海苏荣扎布教育奖励基金"，2008年出资20万元人民币，在内蒙古医科大学建立了"宏海苏荣扎布蒙医药科研奖励基金"，为民族教育事业和蒙医药学科的研究发展做出了贡献。

苏荣扎布教授治学严谨，教书育人，为国家培养了大批蒙医学专业高级专门人才，这些学子都已成为蒙医药教学、科研和临床战线的骨干力量。他们或在基层送医送药，或在学界辛勤耕耘，或在政界执政为民，他们以苏荣扎布老师为骄傲。《苏荣扎布临床经验集》一书，集中体现了苏荣扎布在蒙医药文化与临床经验总结，言简意赅，内容翔实，朴实无华，理论联系实际。该书的出版，对丰富蒙医药学术和蒙医药走向全国必将做出促进性作用。

原包头医学院党委书记　孟和巴图

2014年12月10日

前　言

　　蒙医药学作为中华医学宝库的一个重要组成部分，源远流长，博大精深，需要我们认真地研究和总结，不断使之发扬光大。正因为如此，在蒙医药学发展历史进程中涌现出很多有识之士，为蒙医药学科的发展进步做出来巨大的贡献。苏荣扎布老师以精湛的学术与高潮的医术获得我国首届"国医大师"荣誉称号。苏荣扎布老师幼年时生活变故而结识了蒙医蒙药，并立志以身相许这门科学，并将其发扬光大。经历几十年的风雨砥砺终于成就了他的意愿，成为蒙古族著名教育家和蒙医学家。

　　苏荣扎布老师，原内蒙古蒙医学院院长，终身教授，主任医师，自治区杰出人才，国家首届国医大师，自治区终身成就奖获得者。从事蒙医临床医疗70余载，蒙医药学高等教育50余载，积累了丰富的医学教学、医疗和科学研究经验，特别是在心、脑血管系统疾病，消化系统疾病和妇科系统疾病的研究和诊治方面取得了独特的成就。先后研究撰写出版了《蒙医医疗手册》、《蒙医临床学》等著作，主编了《蒙医内科学》、《蒙医治疗原则和治疗方法》等教材和《蒙古学百科全书·医学卷》等著作，总结了自己的丰富实践经验，对蒙医学进行了新的概括和探索，为弘扬民族医学做出来贡献。其中《蒙医临床学》是苏荣扎布老师多年临床、教学、科研成果的集大成者，可以说是一部比较全面、系统地总结蒙医临床、教学、科研经验的医学专著。

　　本书主要以苏荣扎布老师《蒙医临床学》一书为蓝本，结合他的其他著作进行总结的基础上，整理研究苏荣扎布老师1991~2012年期间的近4万份门诊病历而完成。主要介绍了苏荣扎布教授对蒙医内科、神经科、温病科、五官科、妇科、小儿科、老年病及传统外治疗法等的诊治经验，并且对150余种常见病、多发病进行了系统总结，并附有典型病例。对每种病都从概念、病因病机、临床表现、治疗原则、治疗方法、辨证治疗等方面进行了较详细系统总结和介绍。

　　苏荣扎布教授学识渊博，本临床经验集成所述内容，均系苏荣扎布教授多年临床病例的系统研究总结。苏荣扎布教授临床经验集成问世，必将对蒙医药走向全国增添新的捷径。我们希望本书对学习了解蒙医临床和研究蒙医学的有识之士有所裨益。限于我们的学识水平，对苏荣扎布教授的临床理论和诊治经验的收集整理及研究存在不够全面和深入、表述欠准确之处，希望得到同仁和广大读者指正。

　　本书承蒙我的老师、老领导原内蒙古医学院党委副书记，包头医学院党委书记孟和巴图先生关怀和亲为作序深表谢意。

布仁达来

2014 年 12 月 20 日

目　录

彩图

第一章 六基证的诊治经验

基证主要包括赫依病、希拉病、巴达干病、血病、黄水病、虫病等六种疾病。

第一节 赫 依 病

赫依病是由赫依紊乱引起的赫依性疾病总称。

引起赫依之六种秉性偏盛因素，尤其使轻、糙、动秉性偏盛的饮食、起居、时节及其他因素是赫依偏盛总的病因。

赫依偏盛使它的运行及功能失常和紊乱，首先对人体三根的相对平衡引起不同程度损坏。赫依紊乱时有以下特征：疾病的发作或平息不稳定；疼痛性质和疼痛部位多变不定；赫依在功能方面呈两面性，所以具有促使其他基症的偏盛或减弱；促使某种病势扩散于全身等。

赫依病按部位可分型为布于皮肤，盛于肌肉，窜于脉道，渗于骨骼，降于五脏、坠于六腑等22种和加窜于五官共28种。

本章主要介绍临床中常见的赫依激荡症、赫依刺痛症、赫依偻附症、赫依达日干、赫依謇症、赫依抽搐症、赫依麻木症、赫依浮肿症、赫依僵直症、主脉赫依、赫依昏厥症、赫依狼头证等12种赫依病的诊治经验。

一、赫依激荡症

心身活动不稳，高涨兴奋为主要表现的一种慢性赫依病。

【病因病机】 赫依偏盛，尤其司命赫依与能成希拉及能足巴达干相搏侵袭脑白脉致病。其诱因主要为过多食用苦味、轻糙特性的饮食及心身活动的过度或紊乱等。本病性质虽为赫依，但根据当时的各种因素可不同程度的合并希拉、血及巴达干和白脉病等。临床上将与血、希拉合并者为热型，与巴达干合并者为寒型激荡证等两种。两者大多均合并白脉病。本病若治疗不当，最终可能发展为赫依性癫狂病。

【症状】 起病缓慢、发病初期睡眠不安、心神不宁、往往呈兴奋，逐渐出现性情急躁、无故或乐、或怨、或疑、或怒、幻想等症状。若病势加重，情志会发生显著变化，出现哭泣、嬉笑等失态表现。常因外界因素的刺激等引起病势加重。

热型激荡症：出现脸面发黄或发红、体温微增、烧心、口苦等症状，性情粗暴等，若血热偏盛则头痛加剧。脉象实、舌苔黄。

寒性激荡症：出现心神不宁、心慌等症状，脉象粗大而空、律不齐或缓慢。舌质红、发干或白色黏性苔。巴达干偏盛者多睡、热能衰退及头闷，心身活动变迟钝。

若合并白脉病者头部发冷、头痛、肩周僵硬的同时随着白脉运行出现麻木或酸痛等症状。

【治疗】 抑制赫依偏盛，滋补体素，对症治疗。

药物选用七味广枣散、珍宝丸、三十五味沉香散等。

【临床病例】 斯某，男，56 岁，蒙古族，呼和浩特市人，2005 年 5 月 27 日就诊。

【主诉】 心慌、失眠 2 年。

【病史】 患者 2003 初开始无特殊原因出现心慌、经常失眠、消化不良。曾经在内蒙古自治区医院心电图检查，正常心电图，浅表性胃炎。但是仍然心慌、经常失眠，有时心神不宁，尤其人多时感觉心里特别烦躁。前来就诊。患者嗜好烟酒。既往无传染性疾病，无家族遗传性疾病，无药物过敏史，亦无其他不良嗜好。

【检查】 体温 36.5℃，脉搏 85 次/分钟，呼吸 20 次/分钟，血压 130/90mmHg。神志清楚，精神尚可，体质瘦弱，脉象数而空，舌苔白而淡，尿色淡黄。双肺呼吸音清晰，心律不齐，未闻及病理性杂音，腹部平软，肝脾肋下未触及。

【蒙医诊断】 赫依激荡症。

【治法】

（1）处方：早、午：七味广枣散、十一味持命丸各 1.5 ~ 3g 用温开水送服。晚：珍宝丸 3g，用三十五味沉香散煎汤送服。

（2）辨证治疗：合并希拉者投五味金诃子散或大黑散；合并血热者投七味红花清心散；合并巴达干或大便干燥者投六味安消散用温开水送服。饮食方面多食大米、汤面、黄油、红糖、骨头汤、新鲜蔬菜等营养丰富饮食。忌烟、酒等刺激性物。起居方面调节好心、身活动及生活习惯，经常心情愉快，适当运动为佳。

（3）可选前囟门穴、黑白际穴、赫依穴等赫依总穴上进行按摩或针刺、灸疗。

二、赫依刺痛症

本病系疼痛部位不固定，以移动性刺痛为特征的一种急性赫依性疾病。

【病因病机】 由于赫依功能紊乱，并因赫依之动、轻等秉性作用，引起气血运行失畅和白脉受损所致。身体虚弱，饥饿时过强度劳作，被强风吹袭或出汗受风，长期失眠为本病诱因。本病在临床上可分赫依性刺痛，赫依血合并性刺痛，赫依白脉合并性刺痛等三型。按病势强弱分为重型刺痛与轻型刺痛之分。

【症状】 周身不适、畏寒、睡眠不安、游走性刺痛。

重型赫依性刺痛：病变部位常在内脏，因此表现为发病脏器的特征，向相对应的穴位方向剧烈刺痛，胸憋、气短、出冷汗等。此种情况多为血、希拉合并引起，并病势较重，脉象芤而颤抖状。

轻型赫依性刺痛：病变多位于体表，主要症状为颈项部、肩及胁部及脊柱双侧、手足等处的肌肉游走性刺痛，病势相对轻。

【治疗】 镇赫依、疏通气血，对症治疗。药物选用珍宝丸、滋养三骨汤加四味土木香汤、滋养四骨汤加四味土木香汤、六味刺痛散等。

【临床病例】 兰某，女，55 岁，回族，呼和浩特市人，2004 年 5 月 27 日就诊。

【主诉】 全身疼痛不适2个月。

【病史】 患者3月底感冒一次，之后经常出现身上不定哪个部位疼痛。主要眼眶、颈、肩部、胁部及腰两侧肌肉痛，按摩或热敷缓解，前来就诊。既往无传染性疾病，无家族遗传性疾病，无药物过敏史，无不良嗜好。

【检查】 体温36℃，脉搏80次/分钟，呼吸18次/分钟，血压120/80mmHg。神志清楚，精神尚可，体质消瘦，脉象滑而空，舌苔白而淡，尿色淡黄。双肺呼吸音清晰，心律齐，未闻及病理性杂音，腹部平软，肝脾肋下未触及。

【蒙医诊断】 赫依刺痛症。

【治法】

（1）处方：早：十一味司命丸1.5g，加六味刺痛散1.5g，温开水送服。午、晚：珍宝丸3g，用滋养三骨汤加四味土木香汤或滋养四骨汤加四味土木香汤煎汤送服。

（2）辨证治疗：依病情，重型刺痛取六味刺痛散3g，用四味土木香汤加黑云香煎汤送服。老年患者可用三十五味沉香散加黑云香煎汤送服疗效更佳；轻型刺痛可服三十五味沉香散加黑云香用滋养骨汤沏服。

（3）取赫依总穴、刺痛部位施热敷或按摩。或沿刺痛部位周围擦涂拔火罐治疗。

三、赫依偻附症

本病是以躯干俯曲如弓为特征的一种赫依性疾病。也叫赫依阿瓦尔达病。

【病因病机】 由于赫依偏盛渗入骨骼内，使骨骼营养失去平衡而骨质受损所致。发病部位介于脊椎第9~14节（蒙医理论）间一节或两节椎骨的结构遭到破坏而变形隆起，使躯干屈曲呈"弯弓"状。本病为赫依性，临床上合并黄水为多见。但根据患者的年龄、体质特性以及时令的差异可表现为热性和寒性，即血、黄水合并呈热性，巴达干、黄水合并呈寒性。

【症状】 脊椎第9~14节间一节或两节椎骨的结构遭到破坏而变形隆起，并不同程度地表现有赫依病的症状，同时出现食欲减退，呼吸困难，气虚神委等症状。若寒性则出现身温下降，表现出巴达干病的一般症状，脉象虚缓而涩，小便清澈，多泡沫。若热型则出现体温升高，剧痛，脉象虚数而涩，小便赤黄，多泡沫。

【治疗】 平息赫依，改善赫依血运行，补温、燥黄水，对症施治。药物选用七味广枣散、五味肉豆蔻散、二十五味文冠木散、抑赫依土茯苓汤等。

【治法】

（1）处方：早、午：七味广枣散或五味肉豆蔻散2g加二十五味文冠木散1g用温开水送服。晚上：二十五味文冠木散3g用抑赫依土茯苓汤送服。

（2）辨证治疗：疼痛剧烈者加六味平安散用四味文冠木汤送服。偏热者取二十五味文冠木散3g用抑赫依土茯苓汤送服。偏寒者宜投五味清浊散或十五味白芸香散。饮食起居方面，避免潮湿、受凉，给予营养丰富的食物，适当休息。

（3）外治主要配合火针、艾灸及药浴治疗。

四、赫依达日干症

本病系以胸部外突或胸椎后突为特征的一种颈椎或胸椎赫依性骨骼病症。

【病因病机】 由于赫依偏盛，上行赫依和普行赫依与希拉相搏，渗于胸骨或颈椎或胸椎内使其营养失衡缺养所致。任何一节颈椎或胸椎骨的结构受到损害向外突出者，谓之"驼背达日干"；胸骨向外突出者，称"后仰达日干"。由于患者年龄、体质特性及其所处环境等的不同，亦可不同程度地与六基证中的任何一证相兼为病。

【症状】 本病开始仅表现为颈椎或胸部病变外有痛感或压痛，随病势逐步加重，椎骨病变征象亦趋明显，并伴有头晕，头、两颞和上下颌疼痛，胸骨和椎骨僵痛，空呕，有时吐泡沫，呼吸急促，两胁疼痛，甚则颈项强直，有时失语，患部红肿，全身发热。病情逐渐加重颈椎或胸椎骨的结构受到损害变形而向外突出像驼背样或胸骨变形向外突出。脉象芤，脉流不畅，伴见沉弦或紧的兼症脉象。若合并巴达干则掺杂出现体热显著，口苦、反酸、头痛、病变关节周围肿胀等症状。

【治疗】 平息赫依，改善赫依血运行，补温、燥黄水，对症施治。药物选用七味广枣散、五味肉豆蔻散、二十五味阿魏散、十味白芸香散、抑赫依土茯苓汤等。

【治法】

（1）处方：早、午：七味广枣散或五味肉豆蔻散 2g 加二十五味阿魏散 1g 用温开水送服。晚上：二十五味阿魏散 1.5g 加十味白芸香散 1.5g 用抑赫依土茯苓汤送服。

（2）辨证治疗：疼痛剧烈者六味平安散用四味文冠木汤送服。偏热者二十五味文冠木散加十八味孟根乌苏丸用抑赫依土茯苓汤送服。偏寒者宜投四味石榴散或五味清浊散或十五味白芸香散。饮食起居方面，避免潮湿、受凉，给予营养丰富的食物，适当休息。

（3）外治主要配合火针、艾灸及温泉浴或药浴治疗。

五、赫依謇症

本病是以口舌謇顿，言语不利，有时牙关紧闭或下颚下垂等症状为主的赫依性疾病。又称下颚松弛症，舌瘫。

【病因病机】 由于赫依偏盛上行赫依和普行赫依相搏而穿行于巴达干居位，进而侵扰白脉使其功能紊乱所致。由于发病因素，患者年龄体质特性等之不同，可有希拉、巴达干、血等不同程度的合并为病。

【症状】 本病发病不明显而进程缓慢。初期偶见头晕，睡眠不安，心神不定，心悸，常哈欠伸腰，周身游走性刺痛等赫依偏盛症状。随之逐渐发现颈项和下颌强直、唇舌颤动、语言謇顿。病势进一步发展，即发生舌强结疤，吞咽困难，尤其急躁或骤然哈欠时，易诱发牙关紧闭或下颌脱位以致不能闭合。若合并巴达干，则伴有消化不良，头晕或头脑昏沉，脉象虚缓或沉或不齐；合并希拉，则伴有头痛，泛酸，体温升高，心悸等症状，脉虚而数。总之，本病顺逆多与情志、环境、饮食等因素有关，若身心过劳，精神受恶性刺激，过食清凉之品时易发病或助长病势；反之，心情舒畅，环境安静，进食富营养之饮食，则不易犯病，或病势减轻。

【治疗】 镇赫依，改善气血运行，恢复白脉功能，对症治疗。药物选用四味沉香汤、二十五味丁香散、珍宝丸、三十五味沉香散、十三味嘎日迪丸等。

【临床病例】 黄某，男，68 岁，鄂尔多斯人，牧民，2006 年 3 月 14 日就诊。

【主诉】 口舌謇顿，言语不利 10 天。

【病史】 患者在放牧时受了风寒后出现了口舌謇顿，言语不利症状。在鄂尔多斯医院住院治疗一周，无明显好转，前来就诊。无传染性疾病，无家族遗传性疾病，无药物过敏史，嗜好喝酒，无其他不良嗜好。

【检查】 体温36℃，脉搏80 次/分钟，呼吸18 次/分钟，血压140/90mmHg。患者营养尚可，体形消瘦。神志清楚，精神欠佳，体质消瘦，营养尚可，脉象虚、数，舌苔白而舌质红，尿色淡黄。言语慢而不利。双肺呼吸音清晰，心律齐，大小便正常。

【蒙医诊断】 赫依謇症。

【治法】

（1）处方：早：二十五味丁香散 3g 用滋养三骨汤或滋养四骨汤送服。午：珍宝丸 3g 用三十五味沉香散送服。晚：十三味嘎日迪丸 2g 用四味沉香汤送服。

（2）辨证施治：合并希拉热者宜投五味金诃子散，合并巴达干者宜投四味光明盐加六味安消散用温开水送服。晚上可交替服用珍宝丸效果更佳。但要注意心脏病患者慎用十三味嘎日迪丸。饮食起居方面同赫依激荡症。

（3）外治主要取赫依总穴配合针刺、火针、艾灸治疗。

六、赫依抽搐症

本病系以颜面、口角抽动或歪斜为特征的一种外部赫依性疾病。

【病因病机】 本病主要由赫依偏盛，互相搏乱，导致颜面部白脉传导和气血运行受阻，加之赫依之动、坚等秉性而发生抽搐，导致此病。根据症候表现，临床上分为急性抽搐和慢性抽搐两型。急性者多合并血、希拉引起，慢性者多合并巴达干引起。两者均为白脉功能受阻所致。

【症状】 患者多呈现体力衰弱，睡眠不安，心神不定，头晕，耳鸣，易惊等赫依偏盛症状。

急性赫依抽搐症：多因受惊恐或冒强风吹袭等强烈刺激而发病。夜间熟睡或晨起洗脸时，突然发生面颊和口唇向一侧抽搐歪斜，面颊麻痹，患侧眉和眼睑下垂，前额、面颊皱纹消失，皮肤松弛，面颊局部肌肉向健侧抽搐。脉象芤而突。

慢性赫依抽搐症：此症与急性相比，其症状表现缓慢而缠绵。偶尔出现眼睑、面唇局部阵发性抽搐，最终歪向一侧，或仅限于局部抽搐。个别伴有头部摇晃，手臂颤动等症状。这些症状多在过分着急，情志不和，受风寒，过劳等情况下表现更为明显。脉象芤而缓、压之虚顿。

【治疗】 镇赫依，改善气血运行，恢复白脉功能，对症治疗。药物选用四味光明盐汤、十三味红药汤、二十五味丁香散、五味阿魏散、珍宝丸、三十五味沉香散、二十四味精力散、十三味嘎日迪丸等。

【临床病例】 德某，女，45 岁，蒙古族，达茂旗人，牧民，2007 年 11 月 2 日就诊。

【主诉】 左侧面部抽搐2个月。

【病史】 无诱因出现左侧面部抽搐，阵发性发作，着急、阴雨等诱因时易发作。随天气变冷发作次数增加，局部有轻度麻木，前来就诊。身平时体健康，食欲尚可，睡眠差，无特殊病史，无家族同种病史及遗传病史，无不良嗜好。

【检查】 体温36.5℃，血压140/90mmHg，脉搏80次/分钟，呼吸18次/分钟。患者营养一般，精神尚可，自动体位，体形消瘦，面色晦暗，颈部及胸腹未见异常，双手指关节肿及屈伸受限，下肢关节未见异常，舌苔白，脉茁。双肺呼吸音清晰，心律齐。

【蒙医诊断】 赫依抽搐症。

【治法】

（1）处方

急性赫依抽搐症：早：二十五味丁香散3g用滋养三骨汤或滋养四骨汤送服。午：珍宝丸3g用十三味红药汤送服。晚：十三味嘎日迪丸2g用四味沉香汤送服。

慢性赫依抽搐症：早：二十五味丁香散或二十四味精力散3g用绵羊瘦肉汤送服。午：珍宝丸3g用四味光明盐汤送服。晚：十三味嘎日迪丸用四味沉香汤送服。

（2）辨证施治：合并希拉热者宜投五味金诃子散或五味阿魏散，合并巴达干者宜投四味光明盐加六味安消散用温开水送服。晚上可交替服用珍宝丸效果更佳。但要注意心脏病患者慎用十三味嘎日迪丸。饮食起居方面同赫依激荡症。

（3）外治主要取顶会穴为主，配合赫依相关穴进行针刺、火针、艾灸治疗。

七、赫依麻木症

赫依麻木症是指一侧肢体或半身或全身肌肉麻木萎缩为特征的一种赫依性疾病。又称"全身干枯证"或"半身干枯证"。

【病因病机】 本病主要由于赫依偏盛，互相搏乱渗于白脉，普行赫依功能衰弱，气血运行受阻，肌筋缺乏营养而致病。某些热病余热或骨骼、肌肉等损伤及长期处于风寒潮湿环境之处等为本病诱发因素。

【症状】 开始以不同程度地表现出赫依病症状的同时颈部和肩部僵硬，头晕，肌肉关节游走性酸麻痛，按摩或揉搓可稍微缓解。随病情发展，任何一肢从肩部指趾端，沿白脉循行部位出现酥麻感。随病势日益加重，出现患肢肌肉明显松弛、感觉迟钝、活动功能障碍，进一步发展，则出现肌肉萎缩、麻木以致活动功能完全丧失。脉象多呈茁，舌质红而糙。若巴达干偏盛则疼痛较轻，合并恶血、黄水则疼痛剧烈。

【治疗】 镇赫依、促进气血运行、通白脉，对症治疗。药物选用二十五味阿魏散、十五味肉豆蔻散、加味五味润僵汤、珍宝丸、五味润僵汤、十三味嘎日迪丸、脉泻剂等。

【临床病例】 查某，男，65岁，蒙古族，呼和浩特市人，干部，2008年9月2日就诊。

【主诉】 左臂麻木1个月。

【病史】 无诱因出现左臂持续性麻木1个月，有时稍有胀痛。不影响屈伸，功能不受限，但是总是麻木不爽，前来就诊。平时身体健康，食欲尚可，睡眠差多年，无特殊病史，无不良嗜好。

【蒙医检查】 体温 37.5℃，血压 160/90mmHg，脉搏 80 次/分钟，呼吸 18 次/分钟。患者营养一般，消瘦，自动体位，精神尚可，颈部及胸腹未见异常，舌苔白，脉空。双肺呼吸音清晰，心律齐，双手指关节及下肢关节未见异常。

【蒙医诊断】 赫依麻木症。

【治法】

（1）处方：早：二十五味阿魏散 3g，用温开水送服。午：十五味肉豆蔻散 3g，用加味五味润僵汤送服。晚：珍宝丸 3g，用五味润僵汤送服。

视患者体质情况，可适当使用脉泻剂以利气血之运行及通白脉。

（2）辨证施治：若有余热投二十五味冰片散用营养四骨汤送服；根据病情配合服用二十五味文冠木散、十三味嘎日迪丸等。

（3）治疗期间用五味药浴加马骨蒸敷或湿敷；用芝麻油搅和肉豆蔻散，在赫依总穴或萎缩处涂擦按摩；在赫依总穴和萎缩肢体穴行温针或灸法治疗等。

八、赫依浮肿症

本病系以颜面、四肢或全身浮肿为主症的一种慢性赫依性疾病。

【病因病机】 本病主要由于赫依偏盛，与巴达干相搏，赫依与血之运行失常，以致消化热能衰减，热能与体素之间的平衡失调，精华消化吸收障碍，水分余剩而由赫依扩散全身所致。赫依及巴达干体质者易患，尤以年迈妇女为多见。患者虽未赫依性体质，但根据年龄、素质、所处环境生活习惯等的不同，也会出现合并血、希拉、巴达干等不同症型。

【症状】 心悸，睡眠时好时坏，尤以急躁时心悸更甚。消化功能减退，胃部胀满，颜面、眼睑微肿，全身浮肿，晨起躯体、手指有肿僵感，肢体沉重。开始时肿胀时轻时重不稳定，迁延日久肿势加重而稳定。本病显著特点是用手按肿处，皮肤不起凹陷，即使凹陷，也很快消失。但是当巴达干偏盛或精华不消化而水液散于周身引起浮肿时，按之凹陷不起，消失亦慢。此时，患者除感倦怠外，无其他特殊反应。但如果过于劳累或情志不舒，则全身肿胀，肢体沉重等症状明显加重。脉象虚缓或沉数。若合并希拉则出现头痛、烧心、吐酸等症状。巴达干偏盛者，伴两胁刺痛，心脏有不适感。如病势进一步加重则会发展为巴达干赫依性心脏病。

【治疗】 镇赫依，调胃火，改善气血运行，结合病情辨证施治。药物选用二十五味司命散、七味广枣散、五味清浊散、六味安消散、八味芜菁子散、四味葵藜汤、珍宝丸、三十五味沉香散等。

【临床病例】 魏某，男，48 岁，汉族，2002 年 5 月就诊。

【主诉】 右下肢浮肿 10 天。

【病史】 患者 10 天前开始出现右下肢浮肿，伴心悸、失眠，烦躁，下肢体沉重，全身倦怠外。无其他特殊反应，前来就诊。

【检查】 体温 35.8℃，血压 120/80mmHg，脉搏 80 次/分钟，呼吸 18 次/分钟。患者营养一般，自动体位，精神尚可，颈部及胸腹未见异常，舌苔白，脉虚。双肺呼吸音清晰，心律齐，双手指关节及左下肢关节未见异常，右下肢浮肿，按之不凹陷。

【蒙医诊断】 赫依浮肿症。

【治法】

（1）处方：早：二十五味司命散 2g 加五味清浊散 1g 用温开水送服。午：七味广枣散 1.5g 加八味芜蓁子散 1.5g 用四味蒺藜汤送服。晚：珍宝丸 3g 用三十五味沉香散送服。

（2）辨证施治：青壮年或希拉体质者配五味金诃子散加六味铁屑散；赫依血相搏性头痛者配二十五味大汤散，心悸气短、喘息者配司命宝丸，血热偏盛加红药汤和三味白檀香汤。

九、赫依僵直症

本病系以筋腱僵硬拘挛为特征的一种慢性赫依性疾病，也称僵缩证。

【病因病机】 本病是由于赫依偏盛，与巴达干相搏而渗入筋腱与关节致使气血运行失常，筋腱失营养，而舒缩不利；又因赫依之轻、坚性的反作用下，连接巴达干功能失调而导致筋腱僵硬拘挛。本病发病部位主要在脊椎和四肢大小关节之筋腱。若受侵部位仅限于手掌或指（趾）节，则称作"比夏则"。本病多与巴达干相兼出现，故属寒证。但随发病部位和时令等之不同，亦可与血、黄水合并或者累及白脉。身心过劳，进而缺乏营养之饮食或轻、涩性之品等均为诱发本病之因素。

【症状】 因本病属于慢性，故在临床上多表现赫依逐渐偏盛并伴全身骨节、肌肉等酸痛，常呈游走性、无定处疼痛或抽搐等症状。主要在脊椎和四肢大小关节僵直，尤遇阴雨天、气候骤变，受风寒则易发病，或病势加重。若病位在脊椎，则全身活动受限，沿脊柱两侧肌肉僵直、酸痛，尤其睡卧软铺或晨起、静坐后活动时疼痛愈甚。稍做活动后疼痛减轻。病势加重时，身躯不能仰俯。病在四肢关节者，则四肢功能低下，终则四肢强直或抽搐以至功能丧失。病在胸部和大腿筋腱，则行走颤抖，关节松弛，手臂抬举困难或跛足拖拽。脉象芤粗或芤缓。若合并黄水，则关节部瘙痒肿胀；累及白脉则沿白脉走向出现明显僵痛。

【治疗】 抑赫依、促进气血和白脉运行，松僵硬，对症治疗。药物选用二十五味阿魏散、加味七味肉豆蔻散、加味五味润僵汤、珍宝丸、五味润僵汤、二十五味文冠木散等。

【临床病例】 宋某，男，45 岁，汉族，呼和浩特市人，2002 年 5 月 23 日就诊。

【主诉】 腰部酸痛 3 年，活动受限 6 个月。

【病史】 患者 1999 年春季起出现腰部疼痛和酸痛，疲乏无力症状，尤遇阴雨天、气候骤变，受风寒则病势加重。伴有心慌，失眠，倦怠，晨起不能弯腰。近半年以来病情加重，腰痛僵直不能弯腰。患者既往无传染性疾病，无家族遗传性疾病，无药物过敏史，亦无其他不良嗜好。

【检查】 体温 36.5℃，脉搏 80 次/分钟，呼吸 20 次/分钟，血压 120/90mmHg。神志清楚，精神一般，自动体位，消瘦型，皮肤膜未见异常，双肺呼吸音清晰，心律齐，未闻及病理性杂音，腹部平软，肝脾肋下未触及。脉象芤缓，尿色青。

【蒙医诊断】 赫依僵直症。

【治法】

（1）处方：早：二十五味阿魏散 3g 用温开水送服。午：珍宝丸 3g 用加味五味润僵汤送服。晚：二十五味文冠木散 3g 用三十五味沉香散煎汤送服

（2）辨证施治：体弱或年迈者七味广枣散加二十五味驴血散，一日 2 次，用四味文冠木汤加四味黑沉香汤等量送服。晚上珍宝丸用加味五味润僵汤送服。

（3）外治可施加马骨五味甘露浴疗或天然温泉浴疗，有很好疗效，用此浴疗可泡患肢。

十、主脉赫依病

本病为心神不定，主脉异常跳动，身战为特征的一种赫依病。

【病因病机】 本病是由于赫依偏盛，侵及主脉，与血相搏所致。本病之本质虽属赫依，但由于发病部位，可能合并血或阻碍白脉。赫依热、赫依型体质者或年迈之人多发本病。如不及时治疗，则有可能发展为赫依性心脏病或赫依性癫狂症。

【症状】 一般不同程度地表现睡眠异常，多梦，偶尔身体颤抖，头晕，无故惊恐，情志抑郁，心神不宁等赫依偏盛症状。每当病情发作则心中急躁，胸部及主脉跳动不安，同时胃腑背侧腹主动脉冲动为本病发作之特征。个别患者进食之时，突然出现呼气困难，咽喉梗塞症状，故致非常痛苦。待症状消失后则周身发汗，乏力，深深呼吸自觉舒适。脉象一般虚而数。舌燥苔少。

【治疗】 抑赫依，促进气血运行，对症治疗。药物选用十一味司命丸、七味广枣散、六味安消散、六味木香散加丁香和紫硇砂、珍宝丸、三十五味沉香散 、五味肉豆蔻散等。

【临床病例】 王某，男，56 岁，汉族，工人，2002 年 11 月 12 日就诊。

【主诉】 心慌、心悸、失眠半年，加重 1 周。

【病史】 患者诉半年前无明显诱因出现心慌、心悸、失眠、乏力，但尚能坚持工作，在单位医务室治疗（具体用药不详）。最近加重，心慌、心悸不宁，头昏神疲，睡眠差，前来就诊。

【检查】 体温 36.5℃，呼吸 20 次/分钟，脉搏 80 次/分钟，血压 160/90mmHg。一般情况可，神志清楚，形体适中，双肺呼吸音清晰，叩诊心界不大，心律不齐，频发期前收缩，各瓣膜听诊区未闻及杂音。腹部体检无异常，神经系统检查无异常。舌质淡红，舌燥苔少，脉象虚而数。

【蒙医诊断】 主脉赫依病。

【治法】

（1）处方：早：十一味司命丸 2g 加六味木香散 1g 用温开水送服。午：六味木香散 2g 加丁香和紫硇砂各 0.5g 用温开水送服。晚：珍宝丸 3g 用三十五味沉香散煎汤送服。

（2）辨证施治：合并血热者配五味肉豆蔻散加七味红花清心散；合并白脉受累或血压高则投珍宝丸用十三味红药散加四味蒺藜汤煎汤送服；合并肾脏、三舍寒气则选十味草豆蔻散加薪-Ⅱ号用四味蒺藜汤送服。

（3）外治可在赫依穴和心脏穴、命脉穴、胃穴位进行涂擦、按摩疗法。饮食起居方

面，同赫依激荡症病。

十一、赫依昏厥症

赫依昏厥症系突然昏晕或短暂昏厥为特征的一种内脏赫依病。

【病因病机】 赫依偏盛而功能失常，引起全身气血运行不畅，致心功能减弱所致。既往有脏腑赫依病史或身体虚弱者，急躁，劳累，精神受强刺激，心情过于激动或脏腑赫依引起的痼疾症的加重等均可引起此病。临床上依据发病的轻重程度可分为轻型和重型。

【症状】 轻型昏厥症开始时头晕、骤然心悸、眼前发黑，全身出冷汗，出现一过性神智朦胧或短暂昏迷。

重型昏厥症出现以上症状的同时全身极度疲乏，昏厥持续几分钟到几十几分钟，甚则几个小时，可危及患者生命。发病时四肢抽搐或颈项强直僵硬，躯体抽搐，肌筋抽搐等现象，可与癫痫鉴别。患者复苏后全身极度疲乏无力，流泪，频繁哈欠，瘫卧如眠。脉象空虚而颤抖。

【治疗】 滋补元气，镇赫依，对症治疗。

患者处于昏迷状态时，取人中，赫依总穴用手掐按或用针强刺，同时用沉香燃烟熏鼻，待患者苏醒后，投二十五味补心丸或十一味司命丸3g用滋养四骨汤送服；或将红糖、黄油适量加入牛奶中煎服，选安静的地方卧床休息。

重型昏厥证根据发病病因急救的同时投珍宝丸2g加沉香、人参各1g，麝香0.5g用煎牛奶或温开水送服；或投新-Ⅱ号3g用温开水送服。

十二、赫依性狼头疮

本病为膝关节肿胀疼痛为特征的一种赫依性骨病。

【病因病机】 赫依偏盛与血相搏，与黄水不同程度合并，瘀积于膝部所致本病。某种原因失血过多，赫依过盛，致使骨质失营养松虚；强力劳作伤及膝骨，或温病余邪渗于骨内日久等均为诱发本病之因素。本病虽属赫依、血性，但因患者之体质特性、年龄、季节及病程之不同，可并发巴达干、希拉，或发展为聚合性病变。本病病程分为初期和慢性期。

【症状】 初期，出现身寒头痛，全身关节酸痛等赫依血交搏性症状，同时表现睡眠失常，身颤，游走性刺痛等赫依偏盛症状。这种寒热症状出现过程中，膝部要害部位肿胀发红或苍白，关节局部肿胀剧痛，足膝关节运动受阻，行走困难，有时虽然病位关节痛麻而疼痛较缓，但因体力耗损而出现虚弱、乏力、易于出汗。如果血偏盛则发热，患部红肿疼痛剧烈。合并黄水则患部出现小疹，作痒愈甚。合并黏虫则肿痛剧烈，膝部呈现黑斑而溃破。脉象虽与赫依病同，但随病情加剧，可出现细紧或搏动艰难等热性黄水症脉象。尿色赤黄多泡沫。本病初期如不及时妥善治疗，当病情加重，累及骨骼则局部溃漏流脓，胫膝肌肉萎缩。最终可转为赫依性骨痈。

【治疗】 平息赫依，除黄水、杀黏，对症治疗。药物选用六味土茯苓汤加燥黄水三药、十五味芸香嘎日迪丸、十六味肉豆蔻散、十味文冠木汤、十八味孟根乌素丸、十味白芸香散等。

【临床病例】 雅某，女，42 岁，蒙古族，巴盟后旗人，牧民，2007 年 5 月 10 日就诊。

【主诉】 关节疼痛 5 年，面部红斑 1 个月。

【病史】 患者 5 年前开始全身关节疼痛，现四肢各大关节不同程度疼痛，天气变冷时疼痛尤甚，双膝关节肿、痛。前后断断续续服过西药和蒙药，能够缓解，但是每年反复发作，近 1 个月面部出现红斑，无痛痒，前来就诊。既往无传染性疾病，无家族遗传性疾病，无药物过敏史，无不良嗜好。

【蒙医检查】 精神尚可，体温 37℃，脉搏 80 次/分钟，呼吸 18 次/分钟，血压 120/85mmHg。神志清楚，自动体位，体质肥胖，双膝关节肿，面颊部红斑，呈对称性；脉象洪而弦，舌苔苍淡黄、薄，尿色淡黄。双肺呼吸音清晰，心律齐，未闻及病理性杂音，腹部平软，肝脾肋下未触及。

【蒙医诊断】 赫依性狼头疮。

【治法】

（1）处方：早：十六味肉豆蔻散 3g 用温开水送服。午：六味土茯苓汤加燥黄水三药每次 5~7g 煎服。晚：十五味芸香嘎日迪丸 3g 用十味文冠木汤送服。

（2）辨证治疗：血热偏盛型投红药汤或四味文冠木汤；消化不良用四味光明盐汤加六味安消散；希拉偏盛型用大黑散；合并黏虫型用十八味孟根乌素丸。

（3）取消肿散用鸡蛋清搅拌后敷于局部肿胀处。

第二节 希 拉 病

希拉病系希拉偏盛及其功能紊乱所引起的疾病总称。

希拉遇与其锐、热、腻等主要秉性相适应之外界因素，则易偏盛，如炎热季节，油腻、辛辣饮食，剧烈运动、跌打损伤等起居等等因素。

希拉偏盛而功能紊乱时，人体三根之相对平衡遭到破坏，锐热性成分增多，寒性成分相对损耗，势将灼伤正精，成为诱发热证之内因。所以说，一切热证之病源均为希拉。

希拉性疾病发病急骤，发作猝暴，病势较剧，但对治疗奏效较快，是其特征。希拉性疾病按发病部位可分为散于皮肤、盛于肌肉、窜于脉道、渗于骨骼、降于五脏、坠于六腑、侵于五官等 19 种。按病种分型为赫依性扩散之希拉、巴达干性扩散之希拉、血性扩散之希拉、目黄染希拉、黑变性希拉等。

一、赫依性扩散希拉病

赫依性扩散希拉以反酸、食欲不振、小肠作痛、乏力、全身酸痛为症状的一种希拉病。

【病因病机】 由于赫依偏盛而降于小肠，侵占希拉之位，将希拉驱散于其他部位所致，故属于他位病变之寒性希拉症范围。临床上根据病情可分为轻重两种。

【症状】 重证赫依性扩散希拉表现食欲不振、消化失常、目黄口苦泛酸、小肠绞痛，腹胀肠鸣，大便干燥，尿黄色，头痛眩晕等症状。进食热性而富于营养之饮食，则稍减轻。脉象细而芤，舌白黄少苔或赤而干。中午和午夜发热，口干，腹部作痛较甚。

轻型赫依性扩散希拉表现食欲减退，胃肠不舒，有时泛酸，小肠作痛，或早晨微泻，头痛等症状。

【治疗】 镇赫依，收敛扩散，对症治疗。药物选用八味石榴希拉散、八味肋柱花散、二十五味大汤散、五味金诃子散、大黑散、四味苁蓉散、七雄丸、十味五灵脂散等。

【临床病例】 刘某，男，33岁，汉族，托克托县人，教师，2006年10月8日就诊。

【主诉】 上腹部不适，消化不良，纳差3年。

【病史】 患者3年前开始上腹部不适，消化不良，有时腹胀肠鸣，腹部绞痛，时好时坏，大便干燥，没有进行诊治。既往无传染性疾病，无家族遗传性疾病，无药物过敏史，亦无其他不良嗜好。

【蒙医检查】 精神尚可，体质瘦，脉象细而芤，舌白黄少苔，尿色淡黄。

体温36℃，脉搏80次/分钟，呼吸18次/分钟，血压120/85mmHg。神志清楚，自动体位，双肺呼吸音清晰，心律齐，未闻及病理性杂音，腹部平软，无压痛和反跳痛，肠鸣音正常，肝脾肋下未触及。

【蒙医诊断】 赫依性扩散希拉。

【治法】

（1）处方：

重证赫依性扩散希拉病：早：八味石榴希拉散1.5g加八味肋柱花散1.5g用温开水送服。午：大黑散3g用糖水送服，可抑赫依的同时清希拉热。晚：十味五灵脂散3g用木鳖子汤送服。

轻型赫依性扩散希拉病：早：八味石榴希拉散3g用温开水送服。午、晚：五味金诃子散1.5g加四味苁蓉散1.5g用糖水送服。

（2）辨证治疗：如口苦头痛配四味苁蓉散用白糖水送服；消化不良配四味光明盐汤加四味当药汤煎服；大便干燥配六味安消散；腹痛加十五味止泻木散。

（3）外治可选脊椎第一节、第九节针刺或艾灸治疗。

二、寒性扩散希拉病

本病系以消化不良、呃逆、泛酸，胃肠不适及乏力为主的一种希拉性疾病。又称为不消化性扩散希拉病或巴达干性扩散希拉病。

【病因病机】 由于三根七素失去平衡，巴达干偏盛侵袭希拉之位，迫使希拉扩散所致，所以其本质属于他源性寒性希拉之范围。在临床上，根据病程、病势及症状等，可分为不消化性扩散希拉病，巴达干性扩散希拉病两种。通常不消化性扩散希拉病，病势较轻而多属发病初期，而巴达干性扩散希拉病则病势较重而多属迁延陈旧而已经变慢性。

【症状】 不思饮食，消化不良，身重疲惫，周身疼痛，头昏作痛，嗳逆吞酸，乏味，面目淡黄，大便次数多呈灰白色，松软不实。脉象沉溺而迟，舌苔黄白而腻。饮食起居方面遇凉则犯，温热则舒服。巴达干性扩散希拉病是不消化性扩散希拉病之加重期，因此病程长而症状较重，即多倦怠、食不知味，吐少量黏性唾液及苦水并泛酸。

【治疗】　调理胃火，祛巴达干，针对病情辨证施治。药物选用四味光明盐汤、十味诃子健胃丸、五味金诃子散、八味石榴莲花散、五味清浊散等。

【临床病例】赵某，男，40岁，汉族，呼和浩特市人，教师，2006年11月8日就诊。

【主诉】　不思饮食，消化不良3个月。

【病史】　患者不思饮食，消化不良伴腹部不适3个月，并且反酸、饭后恶心，前来就诊。既往无传染性疾病，无家族遗传性疾病，无药物过敏史，亦无其他不良嗜好。

【检查】　体温36.6℃，脉搏80次/分钟，呼吸18次/分钟，血压120/80mmHg。神志清楚，自动体位，体质中等，脉象沉溺而迟，舌苔黄白而腻，尿色淡黄。双肺呼吸音清晰，心律齐，未闻及病理性杂音，腹部平软，肠鸣音正常，肝脾肋下未触及。

【蒙医诊断】　寒性扩散希拉病。

【治法】

（1）处方：

不消化性扩散希拉病：主张节食，少吃多餐。早、午：四味光明盐汤2g加等量当药散煎服。晚：十味诃子健胃丸1.5g加五味金诃子散1.5g温开水送服。

巴达干性扩散希拉病：主张饥饿治疗。早：四味光明盐汤2g加等量五味清浊散用温开水送服。午：五味清浊散1.5g加六味安消散1.5g用温开水送服。晚：四味石榴散或五味清浊散1.5g加当药、木鳖子、光明盐各0.5g用温开水送服。

（2）辨证治疗：若烧心、胃胀、消化不良则配十味诃子健胃丸加五味金诃子散用温开水送服；大便干燥配六味安消散；胃痛投六味木香散；呕吐投六味寒水石散。后期若需清除疾病余邪可选常泻剂或泻希拉剂煎服，最后用四味光明盐汤加四味当药汤祛病根。

三、血性扩散希拉病

本病系以全身酸痛，泛酸，发热，累及肝、胃、小肠、大肠等某一部位为主的一种希拉性疾病。

【病因病机】　由于三根七素之相对平衡受损后恶血偏盛并与希拉交搏而挤夺其位，逐使希拉散于肝、胃、小肠、大肠等某一部位所致。凡希拉型体质者，体力虚弱者，或者原来就有血希拉病者，或过食硬、锐、热、酸、咸性饮食及酒类，或感冒等热病末期由某种外因伤及脏腑及血液等，均为诱发本病之因素。根据发病部位可分扩散于肝、小肠及扩散于胃腑、大肠等。

【症状】　发病初期，一般出现食欲不振，消化失常，周身疼痛，胃肝部位微痛，头疼，反酸。病情逐渐加重口干舌燥，腹内灼热，表现出所累积脏腑的相应症状，即散于肝脏则肝区和脊椎第9节处疼痛，烧心，食欲减退，遇热头痛等；散于胃腑则胃部和脊椎第12节处疼痛，消化不良，胃胀，口苦等；散于小肠则脐周和脊椎第17节处疼痛，大便干燥或稀便，食物消化吸收时疼痛加剧等；散于大肠则下腹部胀气和脊椎第16节处疼痛，饥饿时腹痛加剧，排气后稍有缓解，大便干燥或晨起泄泻等。最后大便干燥变黑。脉象突、数、弦、滑，舌苔黄、舌边缘发红、巩膜微黄、结膜充血、口腔溃疡。

【治疗】 收敛扩散，清血希拉热，针对所散部位辨证治疗。药物选用二十五味大汤散、三味胡黄连汤、四味胡黄连汤、秘诀凉剂、大黑散、七味红花清肝散、九味五灵脂散、七味红花清腑热散、十三味石榴大肠散、五味嘎日迪丸等。

【治法】

（1）处方：先投二十五味大汤散 3g 加适量冰糖煎服，日服 3 次收敛扩散。

肝脏扩散者：早：秘诀凉剂 3g 用三味胡黄连汤送服。午：大黑散 3g 冰糖水送服。晚：七味红花清肝散 3g 用当药汤送服。

胃扩散者：早、晚：秘诀凉剂 1.5g 加九味五灵脂散 1.5g 用温开水送服。午：大黑散 3g 冰糖水送服。

小肠扩散者：早、午：七味红花清腑热散 3g 用四味胡黄连汤送服。晚：二十五味大汤散 3g 加适量冰糖煎服。

大肠扩散者：早、午：七味红花清腑热散 2g 加十三味石榴大肠散 1g 用四味土木香汤送服。晚：七味红花清腑热散 3g 加五味嘎日迪丸 2~3 粒用四味土木香汤送服。

（2）辨证治疗：若烧心则配大黑散加六味安消散温开水送服。

（3）外治可选希拉脉和内踝脉放血治疗。

第三节　巴达干病

巴达干病为巴达干偏盛及其功能紊乱所引起的疾病总称。巴达干遇到与其重、寒、钝等主要特性相适应之外界因素，则易偏盛，如季节、饮食、起居等意外等因素。巴达干偏盛而功能紊乱时，人体三根之相对平衡遭到破坏，成为巴达干病之内因。所以说，一切寒证之病源均为巴达干。巴达干病发病缓慢，病程长，病势较轻，但对治疗奏效较慢，是本病的一种特征。

巴达干病可分为胸口巴达干、火衰巴达干、白痹巴达干、消瘦巴达干、食管纳里、胃纳里病等六种。

一、胸口巴达干病

胸口巴达干病即在剑突下瘀积样钝痛为主要症状的胃巴达干病。

【病因病机】 由胃内瘀积巴达干痰质而引发，症状出现于剑突下，由此而得名。患此病者，多为巴达干赫依性体质者，若病情加重集聚成块，则形成食痞。此系寒性疾病，但青壮年人、嗜食肥肉、饮酒者患本病时，多合并血希拉热。食用非习惯性饮食，在食物未消化情况下，接连多食；混合食用性质相克之食物导致中毒；食用不成熟水果、蔬菜，或消耗而死性畜肉等不易消化的食物等外缘作用于人体，致使消化热能衰减，在清浊生化初期，浊不消化，巴达干黏质增多，集聚于胃口，成为胸口巴达干病。

【症状】 食欲不振，消化不良，剑突下有瘀积成块感，钝痛，但无何肿物可扪及，疼痛在食后即可发生，饥饿则使疼痛缓解。合并赫依则表现消瘦、体力消耗、有时伴腹胀、嗳气、失眠、心悸等。合并希拉则表现嗳气，吐酸水，头痛，口干等。合并血热则表现颜面潮红，头痛，出现红色皮疹等。

【治疗】 治以助胃火、祛巴达干痰质为原则。药物选用四味光明盐汤、四味紫硇砂汤、火焰青散、十味健胃丸、寒水石灰剂、甘露白丸、十一味寒水石散、十六味安祥石榴散等。

【临床病例】 拉某，男，45岁，蒙古族，锡林郭勒盟蓝旗人，2005年4月25日就诊。

【主诉】 剑突下顿痛5年，疼痛加重1个月。

【病史】 患者于1998年底开始出现上腹不适，胃脘疼痛伴反酸等症状，到旗医院就诊，按慢性胃炎服用多潘立酮（吗丁啉）、复方氢氧化铝（胃舒平）等，好转后没再服药。以后每遇饥饿即出现胃脘疼痛，吃饭后症状消失，未进一步治疗。春节前同学聚会喝了一次大酒后呕吐并吐血。过后长期上腹不适，反酸，胃脘痛，食欲不振，大便干燥，量少，有时大便黑色。锡林郭勒盟蒙医研究所住院治疗，诊断胸口巴达干病，服蒙药及输液打针（药名不详）后疼痛缓解。近1个月剑突下疼痛加重，昨天无明显诱因出现头晕眼花，心慌气紧，伴恶心，乏力，剑突下刺痛，便前就诊。在发病过程中，无发热、头痛、无咳嗽、咳痰，小便正常，量少。既往无肝炎和糖尿病史，无腹部手术史，有烟酒嗜好。患者身体消瘦，睑结膜苍白，舌苔色白厚，尿黄，量少，味臭，脉象弦洪。

【检查】 体温36℃，脉搏85次/分钟，呼吸18次/分钟，血压100/60mmHg。发育正常，营养良好，神志清楚，自动体位，颈部和锁骨下淋巴结不肿大，全身皮肤无黄染及出血点，睑结膜苍白，巩膜无黄染，无蜘蛛痣和肝掌，心律齐，各瓣膜听诊区无杂音。腹对称，无膨隆，腹壁静脉无怒张，剑突下疼痛明显，无反跳痛，未扪及包块，肝浊音界存在，肝脾无肿大，肠鸣音活跃，双肾区无叩击痛，双下肢无水肿。

【蒙医诊断】 胸口巴达干病。

【治法】

（1）处方：早：四味光明盐汤3g煎服。午、晚：四味紫硇砂汤3g用温开水送服。

（2）辨证施治：病势重则早投十一味寒水石散，午、晚投寒水石灰剂；若合并希拉热投八味石榴莲花散加煅寒水石和雕粪（炮制）用温水送服；合并赫依者四味紫硇砂汤加木香、肉豆蔻煎服；合并血热者投十六味安详石榴散。

（3）治疗期间选第3椎关节穴、火衰穴、剑突穴、胃穴施灸疗和热敷治疗。

二、火衰巴达干病

火衰巴达干病即胃火衰减，以消化不良、腹泻为主要症状的巴达干病。

【病因病机】 因寒性饮食，潮湿环境，风寒作用及热病时凉效施治过度，导致胃火衰减，在清浊生化过程中，腐熟巴达干偏盛，消化希拉消减，调火赫依丧失其调节功能而引发本病。

【症状】 对一切寒性因素特别敏感，表现胃肠胀气，肠鸣，胃肠发冷饱胀，嗳气，消化不良，长期腹泻未消化食物。病重则导致体热下降，体力消耗，消瘦疲乏，无故多汗。脉沉、弱、偶出现空脉，舌质色浅，苔白少而或干而糙。随患者体质、生活习惯及外缘作用不同，症状轻重各异。

【治疗】 以补胃火、改善调火赫依功能为原则。药物选用五味清浊散、四味光明盐汤、十味健胃丸、火焰青散、四味紫硇砂汤、寒水石灰剂、甘露白丸、十一味寒水石散、十六味安祥石榴散等。

【临床病例】 任某，女，48岁，汉族，农民，托县人，2002年4月28日就诊。

【主诉】 腹胀、消化不良、大便不正常1年余。

【病史】 患者于1年前由于受凉引起腹胀不适，呈持续性消化不良，时而腹泻，大便带有未消化食物，曾服中药（具体不详），症状未缓解，前来就诊。既往无特殊病史，无急、慢性传染病，无药物过敏史。

【检查】 体温36.7℃，脉搏75次/分钟，呼吸18次/分钟，血压110/70mmHg。神志清楚，查体合作，营养不良，体质消瘦，心肺及腹部无异常，肝脾无触及，双下肢无浮肿。

【蒙医诊断】 火衰巴达干病。

【治法】

（1）处方：早：五味清浊散1.5g加四味光明盐汤1.5g温开水送服。午：五味清浊散3g加紫硇砂0.5g温开水送服。晚：十味健胃丸3g用羊肉汤送服。

（2）辨证施治：病情重者早、午投火焰青散用温开水送服，晚投寒水石灰剂用温开水送服；若表现寒性希拉则投十一味寒水石散；合并黏者投七雄丸等。

（3）治疗期间在第12脊椎穴和火衰穴行温针或灸法治疗。

三、咽塞巴达干病

本病为进食有哽噎感为症状的食管巴达干病，也称食管纳里病。

【病因病机】 蒙医学认为长期吸烟、大量饮酒或浓茶、过度悲伤，是引起本病的主要外因。本病多发生于春秋季，多数患者若不及时诊治，会在短时间内危及生命。幼儿和青壮年人中，患食管咽塞病者极少见。多用性腻、凉、不熟、陈旧变质或受污染的饮食和烟酒、浓茶、气候反常、悲伤、绝望、恐慌、受潮、毒和热邪侵蚀食管等外因作用于人体，致使巴达干偏盛，胃火与体素的平衡失衡，精华不消，在食管损伤处集聚未消化之有毒的黏痰质，生长成为疣状肿块，导致食管溃损，形成咽塞病。

【症状】 发病初期，除吞咽硬块食物时，在胸骨后不固定部位有不适或哽噎外，无其他症状。随着病情发展，症状逐渐加重，咽食物哽噎呃逆，嗳气受阻，难以咽下较硬或块状食物，在食管病灶处梗阻表现突出，梗阻部位固定。食物一旦通过病变部位，患者感觉舒适。病程越长症状越重，甚至进食则吐，最终导致饮水难进。患者逐渐消瘦，疲乏无力，面色苍白。脉象虚、弱，尿色淡黄，大便干燥。

【治疗】 治以助胃火，祛巴达干黏液为原则。药物选用查干汤、四味紫硇砂汤、十一味寒水石散、寒水石灰剂、秘诀凉剂、二十五味大汤散等。

【临床病例】 山某，女，63岁，蒙古族，达茂旗人，2007年12月23日就诊。

【主诉】 吞咽食物时胸骨后不适、哽噎近半年。

【病史】 今年夏天起无明显诱因出现吞咽食物时胸骨后不适、哽噎，伴上腹不适。在旗医院胃镜检查食管有溃疡，故前来就治。平素身体健康，无急慢性传染病史，无家族遗传病史。

【检查】 体温36℃，脉搏70次/分钟，呼吸18次/分钟，血压100/60mmHg。发育正常，营养中等，精神差，巩膜无黄染，舌质粉红，舌苔白薄。腹部平坦、软，肝脾不肿大，未触及包块。脉弱、细，尿色淡黄。

【蒙医诊断】 食管哽噎巴达干。

【治法】

（1）处方：早：十一味寒水石散3g用四味紫硇砂汤送服。午：秘诀凉剂3g加十一味寒水石散1g用冰糖水送服。晚：寒水石灰剂3g用查干汤送服。

（2）辨证施治：合并热证者加服五味温度苏加减散，合并赫依者加服六味沉香汤、寒水石化灰剂等。

（3）治疗期间选第3、第6、第12椎关节穴、火衰穴、剑突穴、胸骨和喉结部众穴施灸疗。忌陈旧、不成熟食物和酸性、酒、红糖、葱、蒜和肉油类品，采取巴达干病患者的护理措施。

四、铁垢巴达干病

铁垢巴达干病即在胃内发生溃疡性肿瘤，以胃部饱胀感、嗳气、消化不良、呕吐胃内容物为症状的一种巴达干性疾病，也称胃纳里病。

【病因病机】 发病于喷门、胃体、胃底等任何部位。巴达干偏盛，胃火与体素的平衡失调，精微不消，在胃内损伤处集聚未消化之毒性痰质，逐渐生长成为疣状肿块，以致胃溃伤形成铁垢巴达干病。临床上依据体素分为合并希拉和合并赫依两种。

【症状】 发病初期，胃部有不适或轻微疼痛，食欲不振，尤其厌食肉类品，食后胃饱胀，嗳气、泛酸、唾液分泌增多、乏力、消瘦、面色苍白，此外无其他典型表现。由于病程进展缓慢，难以推断肿块最初发生的确切时期。贲门和胃底病变，易被较早发现。贲门病变，则使食物不能入胃，而吐出；胃底病变则胃部饱胀、下坠不适、嗳气和呕吐味臭，胃胀频繁，可吐出食物、胃液和血。胃体病变的症状出现较晚，故丧失治疗机会者多见。多数患者隐瞒其食而吐出的症状。除贲门病变外，有时可触及肿块，其质硬，表面凹凸不平，在初期随着呼吸运动或体位变化而移动，晚期则肿块增大，与邻近器官粘连固定而不易移动。胃肿瘤患者的脉、尿、舌象与食管肿瘤患者相同。晚期病人，体力极度消耗，骨瘦如柴，出现恶病质现象。合并希拉热证则出现头痛，心口灼热，口干烦渴，舌苔淡黄，脉沉、速；合并赫依则睡眠不牢，心神不定，游走刺痛，舌质淡红、粗糙，脉虚、空等症状；寒势偏盛则病情加重，出现泛吐黏稠状胃液和唾液增多等症状。

【治疗】 治以助胃火，祛巴达干液为原则。药物选用查干汤、四味紫硇砂汤、火青焰散、十一味寒水石散、寒水石灰剂、秘诀凉剂、二十五味大汤散等。

【临床病例】 唐某，男，45岁，汉族，托克托县人，2005年6月20日就诊。

【主诉】 胃部顿痛10年，疼痛加重2个月。

【病史】 患者于1995年底开始出现上腹不适，胃脘疼痛伴反酸，等症状，到旗医院就诊，按慢性胃炎治疗多年。近2个月以来上腹不适，反酸，胃脘痛，食欲不振，吃油腻饮食恶心，口水多，大便干燥，有时大便黑色。全身乏力，明显消瘦，前来就诊。既往无肝炎和糖尿病史，无腹部手术史，有烟酒嗜好。患者身体消瘦，舌苔色白厚，尿黄，脉象弦洪。

【检查】 体温36℃，脉搏85次/分钟，呼吸18次/分钟，血压100/60mmHg。发育正常，营养良好，神志清楚，自动体位，颈部和锁骨下淋巴结不肿大，全身皮肤无黄染及出血点，睑结膜苍白，心律齐，各瓣膜听诊区无杂音。腹对称，剑突下疼痛明显，无反跳痛，未扪有包块；肝浊音界存在，肝脾无肿大，肠鸣音活跃，双肾区无叩击痛，双下肢无水肿。

【蒙医诊断】 胃铁锈巴达干病。

【治法】

（1）处方：早：查干汤3g煎服。午：火焰青散3g用蜂蜜水送服。晚：寒水石灰剂3g用四味紫硇砂汤加冰糖煎汤送服。

（2）辨证施治：如患者呕吐甚者投六味甘草蜜丸，或六味甘草散3g加二十五味大汤散1g煎服，或六味甘草散1.5g加六味木香散1.5g煎服；大便干燥者投二十五味大汤散加三味大黄汤煎汤服之，或配用六味安消散；疼痛甚者晚上药加三味那如丸或投六味木香散加三味那如丸服之。

（3）在治疗期间选巴达干总穴、胃前穴、第12椎关节穴施灸疗。

五、白痹巴达干病

白痹巴达干病即以消化不良、肝胃部疼痛、关节游走痛为表现症状的巴达干病。蒙医学多数经典中记载为"白痹巴达干"，亦可命名为"白痹病"。"白痹"，指其寒性黄水性质和关节受累、游走性疼痛的特征。

【病因病机】 因多食用不消化的寒性食物，受寒受潮，致使巴达干偏盛，在清浊生化初期，巴达干之源过剩，消化热能和分热能失衡，并在体素生成的各阶段发生精华不消，合并黄水，扩散至关节，致使连接巴达干功能受损而引发白痹巴达干病。

【症状】 发病初期，不同程度出现巴达干病典型症状，随着巴达干偏盛，出现消化不良，胃部不适或疼痛，恶心，呕吐等症状。继而在精华不消期，出现全身疲乏无力，眼眶痛，丧失食物味觉，恶心，吐酸水或腹泻，肝胃兼痛或弥漫性疼痛症状。进而黄水扩散，关节连接巴达干受损期时，则出现在肌腹和大关节部位游走性疼痛。患者脉象与巴达干病相同，但由于合并黄水病则脉象滞顿。合并赫依则表现寒性黄水之象，合并希拉则表现热性黄水之象。

【治疗】 以祛巴达干，补胃火，燥黄水为原则，药物选用五味石榴散、十三味石榴祛巴达干散、十味查干泵嘎散、五味嘎日迪丸、十六味安祥石榴散、四味文冠木汤、十味文冠木汤、火焰青散、六味平安散、四味猛虎散、三味铁线莲汤等。

【临床病例】 奇某，男，53岁，蒙古族，呼和浩特市人，2008年5月就诊。

【主诉】 上腹隐痛反复发作1年余，近日有所加重。

【病史】 自述上腹隐痛反复发作1年余，空腹时疼痛尤甚，伴吐酸水，呃逆，恶心，时有呕吐，有时腹泻，日渐消瘦。近日症状有所加重，前来就诊。

【检查】　慢性病容，体质消瘦，舌质淡红，苔薄白，脉沉，胃脘部轻压痛。

【蒙医诊断】　白痹巴达干病。

【治法】

（1）处方：早：五味石榴散 3g 加三味铁线莲汤 1g 温开水送服。午：十三味石榴祛巴达干散 3g 加十味查干泵嘎散 1g 用十味文冠木汤送服。晚：十六味安祥石榴散 3g 加五味嘎日迪丸 3～5 粒用温开水送服。

（2）辨证施治：如患者消化不良投四味猛虎散；合并热性黄水投十六味安祥石榴散加十味查干泵嘎散 1g 用四味文冠木汤送服；关节疼痛者投日轮丸加三味那如丸服之。

（3）在治疗期间选疼痛关节、胃穴施灸疗，也可进行热敷或温泉治疗。

六、消瘦巴达干病

消瘦巴达干病系以多食、消瘦为症状的巴达干病。又名"消瘦病"、"食亢症"等，似能"消化"，实不能生化成为体素而日趋消瘦之意。

【病因病机】　多见于巴达干、赫依体质，体质弱或脑力劳动者。突发性严重精神刺激，悲伤遭遇，长期不活动，或用力过度，生活习惯突变情况下过度食用锐腻食物，长期营养不良等行为和饮食习惯失常，导致巴达干偏盛，其浊性泛滥而胃火衰竭，使三根与体素平衡遭到破坏，调火赫依的调节机能紊乱，清浊生化不良而引起消瘦巴达干病。

【症状】　长期自觉饥饿，多饮多食，却日渐消瘦，疲乏无力，可伴有时常头晕、无力、身颤、心口灼热、口渴、牙龈肿胀或出血、牙痛、有时尿频、多尿或腰痛、尿急、排尿不畅。脉空迟，舌糙，苔白且薄，尿色黄、浑浊。

【治疗】　治以调胃火，祛巴达干，扶正调火赫依为原则。药物选用四味姜黄汤、十六味安祥石榴散、十五味牛黄益肾丸、九味日米格散、十一味寒水石散、火焰青散、五味清浊散等。

【临床病例】　哈某，男，65 岁，蒙古族，前旗人，2000 年 6 月 20 日就诊。

【主诉】　消瘦、乏力 2 年，失眠、多梦 3 个月。

【病史】　患者 1998 年初出现疲乏、消瘦等症状，无消化不好等症状。曾到当地医院治疗，无明显异常，仍坚持劳动。近 3 个月病情反复症状明显加重，并伴失眠、多梦、头晕、乏力等。便前来诊治。无恶心呕吐，食欲尚可，大小便正常。既往健康，无传染病、过敏等史。患者精神差，消瘦，尿黄，舌质淡红，舌苔略黄，脉沉、弦。

【检查】　体温 35.8℃，脉搏 75 次/分钟，呼吸 18 次/分钟，血压 150/100mmHg。神志清楚，精神较好，发育正常，营养差，体形消瘦。自主体位，应答自如，头、眼、耳、鼻无异常，口唇轻度发绀，颈软，甲状腺不大，全身皮肤无黄染及瘀斑，浅表淋巴结不肿大，胸廓对称无畸形，两肺呼吸音清，心前区无隆起，律齐，各瓣膜听诊区未闻及病理性杂音。腹平，无压痛，肝脾肋下未及，肠鸣音正常，双肾区叩痛阴性。脊柱四肢无畸形，双下肢无水肿。

【蒙医诊断】　消瘦巴达干病。

【治法】

（1）处方：早：十一味寒水石散 3g 用温开水送服。午：十六味安祥石榴散 3g 用四味姜黄汤送服。晚：十五味牛黄益肾丸 3g 加益肾宝凤丸 1g 用温开水送服。

（2）在治疗期间选巴达干总穴、赫依穴以及肾穴、三舍穴、胃穴、聚合穴施按摩治疗。

第四节　血　液　病

血液病是血液受损害引起的疾病总称。

损害血液的原因主要为与血液秉性相符的饮食起居过度，气候偏热或失常，或者其他外界因素的偏盛、偏衰和紊乱等。以上原因致使人体三根、七素相对平衡失调、清浊分离受累，浊物储留并与血液混淆，形成恶血导致各种类型的血液病。

血液病起病急，疼痛剧烈、性质热，累及面广，病势强，但合理用药则奏效快等为其特征。血液病分为血偏盛症、血偏衰症、巴木病。

一、血偏盛症

本病主要以红、肿、热、痛为主要特征的血热病。

【病因病机】　血增盛症即恶血增多、体血相对偏衰之病。三根、七素之相对平衡失调，血希拉热增盛，清浊分离受累，浊物储留并与血液混淆，恶血增盛、血液代谢出现异常反应，引起血热性病。原因主要为过度进食酒、辣椒、蒜等锐、热型之品。辛、酸味饮及咸味、过于油腻、热性及腐烂之饮食以及烈日暴晒或久居热处、劳累过度，春秋时季白昼大睡，跌打损伤，肝胆受损之血热炽盛，嗔怒、中毒均为血稀拉偏盛之原因。根据部位可分为布于皮肤、散于肌肉、窜于脉道、浸于骨骼、降于五脏、坠于六腑。

【症状】　恶血增盛扩散上亢则出现头胀头痛，目赤面红，口干、咽喉红肿、发热烦躁，脉象粗大而滑，尿赤黄等热性症状。如血热布于皮肤则局部皮肤发红、出现紫色斑点；散于肌肉则肌肉酸痛，局部红肿；窜于脉道则沿脉刺痛及发紫，放血可出现铁锈样血。浸于骨骼则骨关节疼痛及骨骼疏松易碎；降于脏腑则烦躁不安，气短，发热及出现相应脏腑特征的血热受损之症状。血热合并赫依则出现失眠、头晕、心慌等赫依之症状；如与黄水、黏合并则局部作痒、脓肿、疼痛加剧等黏、黄水之症状。

【治疗】　促进清浊分离，清血热，对症治疗。药物选用五味清浊散、七味等量汤、十三味漏芦花散、十二味漏芦花散、骚血普清散、三红汤、十三味红花散、三子汤、七味橘子汤、二十五味大汤散等。

【临床病例】　巴某，女，33 岁，蒙古族，土左旗人，2008 年 8 月 8 日就诊。

【主诉】　头痛、目赤 1 周。

【病史】　1 周前因受热后发生头痛，目赤，全身酸楚不适。自服感冒药稍缓解，唯头痛不减，前来求诊。患者身体平素即较瘦弱，起病以来食欲差，口不干渴，大小便尚正常，无咳嗽咯痰，无腹痛腹泻，无出汗，夜眠欠安稳。既往除身体较虚弱外，余无特殊病史，无不良嗜好，无外出远行史，月经正常，家庭成员健康，无类似病患者。

【检查】 体温 36.8℃，脉搏 80 次/分钟，血压 110/70mmHg。发育可，营养较差，精神清楚，略显委靡，面色潮红，眼睛充血，脉象粗、滑；皮肤、巩膜无黄染，周身浅表淋巴结不肿大，头、颈、四肢、脊柱无畸形，心肺听诊无异常，腹平软，无压痛，肝脾未扪及，双肾区无压痛，无叩击痛。

【蒙医诊断】 血偏盛症。

【治法】

（1）处方：早：五味清浊散 3g 用七味等量汤 3～5g 煎汤送服。午：十三味漏芦花散 3g 用冰糖水送服。晚：骚血普清散 3g 用七味等量汤送服。

（2）辨证治疗：如合并赫依或年老者配十五味肉豆蔻散；合并巴达干者配四味光明盐汤加七味等量汤煎服；热势偏盛者投十三味漏芦花散加冰片，皮肤出现紫癜者投十三味牛黄散用三红汤或七味橘子汤送服；咽喉红肿者投七雄丸；降于脏器者投八贵散用四味文冠木汤或三红汤送服，体质虚弱者投二十五味大汤散；血热盛于上身时投九味牛黄散，盛于下身时投十味诃子散。

（3）治疗期间可在疼痛部位进行冷敷治疗及放血治疗。血热盛于上身时在脏腑总脉和前额脉放血，盛于下身时在内踝脉放血，热势盛于躯干时在希拉脉放血治疗。

二、亏 血 症

亏血症系以血体素匮乏、颜面、口唇、眼睑、指甲苍白、体质消耗为表现的病症。"亏血"是指血体素减少，并逐渐加重的过程。

【病因病机】 营养缺乏，大出血，中毒，痼疾，黏虫等导致巴达干赫依偏盛或诱发黏血希拉热，侵入胃肠、肝胆、心血管、骨骼及骨髓，致使代谢紊乱，血体素滋生不良而引起亏血症。亏血症按病情可分为亏血性赫依偏盛和亏血性营养不良两种。

【症状】 以颜面、眼睑、口唇、指甲苍白，并头晕、眼花、耳鸣、食欲不振、消化不良，腹胀，恶心，体质衰弱，心悸，气短为主，有些患者月经不调，腹泻、发热、甚至因大出血而导致休克。

赫依偏盛者为头晕，眼花，耳鸣，多打哈欠，伸懒腰，身颤，体质衰弱，疲乏，骨关节痛，失眠，体温偏低，食欲不振，消化不良，遇寒性条件会使病情加重，脉空、芤或沉、弱，尿色浅、透明、多泡沫。

亏血性营养不良者上述症状加重外，七体素进一步亏损，体质消瘦，易惊厥，五官感觉迟钝，精神和气质委靡，神志迟缓，悲观失望，身体火温减低，口鼻腔发冷，脉弱、沉、缓等。

【治疗】 治以镇赫依，滋养血体素，对症治疗。药物选用四骨滋养汤、五味清浊散、三骨滋养汤、二十五味大汤散、七味栀子汤、三味手参汤、三十五味沉香散、五味肉豆蔻油剂、七味益血红花散、八味红花止血散等。

【临床病例】 贡某，女，33 岁，达斡尔族，呼伦贝尔人，2008 年 4 月 8 日就诊。

【主诉】 畏冷、疲乏、头痛 1 周。

【病史】 患者没有明显原因发生头痛，全身疲乏不适。患者去年体检化验检查，报告为轻度贫血，未进行诊治。患者身体平素即较瘦弱，起病以来食欲差，口不干渴，大小便尚正常，无咳嗽咯痰，无腹痛腹泻，无出汗，夜眠欠安稳。既往除身体较虚弱外，余无特殊病史，生活条件可，无不良嗜好，无外出远行史，月经提前、量稍多。

【检查】 体温36.8℃，脉搏78次/分钟，血压105/70mmHg。发育可，营养较差，神志清楚，精神略显委靡，面色苍白，结膜白，唇淡，皮肤、巩膜无黄染，周身浅表淋巴结不肿大，头、颈、四肢、脊柱无畸形，心肺听诊无异常，腹平软，无压痛，肝脾未扪及，双肾区无压痛，无叩击痛。舌质淡红，苔薄白，脉空而弱、沉。

【蒙医诊断】 亏血症。

【治法】

（1）处方：早：五味清浊散3g，空腹用四骨滋养汤或三骨滋养汤送服。午：二十五味大汤散3g加七味栀子汤1.5g加人参汤2g煎服。晚：二十五味大汤散3g加七味栀子汤1.5g用三味手参汤送服。

（2）辨证治疗：睡眠欠佳者投三十五味沉香散加红糖、黄油用牛奶沏服；有出血症状者投八味红花止血散或五味发炭散用七味栀子汤送服；心慌心悸者投十六味肉蔻散用三味白檀香汤送服。

（3）可用五味肉豆蔻油剂对症服用。在饮食起居方面，注意营养要充足，宜食用易消化、营养丰富、凉柔性苦甘味食物，忌锐热性饮食，在温度适宜的环境中进行调护，避免过度劳累。

三、巴 木 病

巴木病系以皮肌青紫、肿胀、疼痛为特征，且多发生于下肢的疾病，又称"腿巴木"，"春季病"。

【病因病机】 寒冷潮湿，风寒，或环境、气候炎热，各种痼疾，营养缺乏，多饮陈酒，多食不成熟食品，腐烂变质食物等作用，使巴达干、恶血、黄水偏盛，阻塞脉道，致使赫依血运行受阻而引起巴木病。本病按其病分为黑巴木病、白巴木病和混合巴木病三种。

【症状】 下肢皮肤紫癜，肌肉肿胀疼痛，病重则以出水疱，溃烂，筋脉抽搐挛缩为主要表现。并出现牙龈肿胀青紫、出血、口唇紫斑、舌质青斑、鼻衄或内出血、牙齿松动脱落、面部发绀、心悸、气短等症状。

黑巴木病：是以血希拉热为主的巴木病，伴有局部肿胀烧灼感，发热，牙龈颊黏膜糜烂等热性病症状。病重则面部、耳后、前胸、上肢皮肤出现紫癜，疼痛加重。

白巴木病：是以巴达干赫依为主的巴木病，肿胀部位无烧灼感，疼痛较轻，体温如常，腰骶部、关节酸痛，身躯沉重，畏寒，脉弱、迟，尿色青。

混合巴木病：巴达干、血、黄水相搏聚合而形成的巴木病，肌肉硬胀，骨关节酸痛，肌肉抽缩，肢体活动受限。脉沉、弦，尿色浅。

【治疗】 治以平火温，清恶血，对症治疗。药物选用五味清浊散、七味蛇床子散、十八位孟根乌苏丸、清巴木汤、二十五味大汤散、八贵散、三红汤、四味文冠木汤、九味牛黄散、十七味嘎日迪丸、五味嘎日迪丸、十五味芸香嘎日迪丸、二十七味巴木嘎日迪丸、七宝汤、三味黑矾汤、四味土木香汤、十三味高良姜散、泻希拉剂等。

【临床病例】　达某，男，40岁，锡林郭勒盟东乌珠穆沁旗人，2005年7月12日就诊。

【主诉】　双下肢肌肉疼痛、紫癜1年余，加重半个月。

【病史】　自诉1年前出现下肢肌肉、皮肤疼痛，逐渐出现红斑、紫癜样，神疲乏力，出虚汗等，曾在旗医院就诊，诊断为巴木病，曾多方治疗无明显好转，前来就诊。食欲尚可，睡眠差。有高血压病史，否认家族遗传病史，烟酒多年，无其他不良嗜好。患者精神尚可，体形肥胖，面色潮红，颈部及胸腹未见异常，双下肢见浮肿，皮肤青紫，紫癜样花斑，舌苔黄厚，脉细数。

【检查】　体温36.5℃，血压150/90mmHg，脉搏80次/分钟，呼吸18次/分钟。患者营养良好，肥胖。精神尚可，自动体位，双肺呼吸音清晰，心电图左心大，大小便正常。

【蒙医诊断】　巴木病。

【治法】

（1）处方：早：五味清浊散1.5g加七味蛇床子散1.5g用马奶送服。午：清巴木汤3g煎服。晚：八贵散3g加三红汤1.5g用四味文冠木汤送服。

（2）辨证治疗：体质弱者或老年患者早晨选五味清浊散加九味牛黄散，中午投二十五味大汤散加巴木茶汤煎服，晚上投七味蛇床子散用巴木茶汤加四味文冠木汤送服；

黑巴木病晚上取十七味嘎日迪丸用七宝汤加红花煎汤送服；合并黏虫者晚上投十七味嘎日迪丸用清巴木汤送服；黄水偏盛者投十五味芸香嘎日迪丸或十八位孟根乌苏丸用四味文冠木汤送服。

白巴木病晚上隔日投十三味高良姜散3~5g与羊肝或猪肝同蒸熟食之；合并黄水者投十五味芸香嘎日迪丸或十味查干泵嘎丸；口腔黏膜糜烂者用三味黑矾汤漱口后敷溃疡散。

混合巴木病用上述药物对症治疗外，常服二十五味大汤散加四味文冠木汤服之。

（3）强直挛缩者，涂搽巴木病搽剂，如血希拉为主，则针刺肌脉和内踝脉放血，如巴达干赫依为主则选腓骨上下穴行温针治疗。

第五节　黄　水　病

系由黄水偏盛或三根紊乱而累及黄水，以肿痛、皮疹、渗出、瘙痒为主要症状的一种病症。可发生于任何部位，但关节、皮肤黄水病多见。依据病缘可分为热性黄水病和寒性黄水病两种。

一、热性黄水病

热性黄水病系合并血希拉热之黄水病，也称黑黄水病。

【病因病机】　过多食用刺激性食物、不和食物、锐热性食物、变质食物、火烤日晒或饮酒、劳累、气候反常，药物过敏，震荡损伤等外缘作用于人体，使血希拉热紊乱，清浊生化受阻，黄水偏盛而发病。

【症状】 多有曾经患感冒等上呼吸道感染病史。其症状为发热多汗，精神委靡，疲乏无力，皮疹，头发、眉毛和汗毛脱落，牙龈出血，脉象颤抖而不畅，尿色黄等。

皮肤黄水病：皮肤瘙痒、渗出、磨烂，肤色青紫、皮肤增厚粗糙，胸部和四肢内侧出现环形红斑，多在1~2日内消失。个别患者四肢关节突出部位皮下可触及米粒至黄豆大小不等硬结，几周后逐渐消失。

肌筋黄水病：顺肌肉走向出疹瘙痒、肿胀，血脉怒张刺痛，筋腱挛缩，遇热发热，遇寒瘙痒，有时肌肉突然抽搐而出现无意识的动作等。

关节、骨骼黄水病：主要在膝、踝、肩、肘关节等大关节对称或不对称出现红肿和热痛以及活动受限，腰骶部痛。多游走性疼痛和易陈旧而变慢性。

【治疗】 治以调和体素，清血热，燥黄水，对症治疗。药物选用四味文冠木汤、二十五味大汤散、五味润僵汤、十味白芸香散、十味文冠木汤、十五味芸香嘎日迪丸、二十五味文冠木汤、二十五味驴血散、血紊乱散、十八位孟根乌苏丸、三红汤、十六味肉蔻散、五味清浊散、八贵散、珍宝丸、三十五味沉香散等。

【临床病例】 博某，男，42岁，蒙古族，东乌珠穆沁旗人，牧民，2007年11月20日就诊。

【主诉】 膝关节疼痛1个月。

【病史】 患者1个月前开始双膝关节发热、疼痛，逐渐加重，现四肢各大关节不同程度疼痛，易疲劳、乏力。服过西药和蒙药，效果不明显，前来就诊。既往无传染性疾病，无家族遗传性疾病，无药物过敏史，嗜好烟酒。

【蒙医检查】 精神尚可，体质肥胖，双膝关节肿，脉象洪而弦，舌苔苍淡黄、薄，尿色淡黄。

【检查】 体温37.5℃，脉搏80次/分钟，呼吸18次/分钟，血压120/85mmHg。神志清楚，自动体位，双肺呼吸音清晰，心律齐，未闻及病理性杂音，腹部平软，肝脾肋下未触及，双膝关节肿。

【诊断】

蒙医诊断：关节黄水病；西医诊断：关节炎。

【治法】

（1）处方：早：二十五味大汤散1.5g加四味文冠木汤或五味润僵汤1.5g煎服。午：十味白芸香散1.5g加黄柏、野玫瑰、文冠木、川楝子散1.5g用十味文冠木汤送服。晚：十五味芸香嘎日迪丸3g用十味文冠木汤送服。

（2）辨证治疗：血热偏盛者投血紊乱散3g加二十五味文冠木汤2g或者十八位孟根乌苏丸7~8粒用五味润僵汤或加三红汤送服。

（3）病痛以上身为主，则在心脏脉和肝脉放血，病痛以下身为主，则在肌尖脉和内踝脉放血；并在肿胀部位敷消肿散等。

二、寒性黄水病

寒性黄水病系合并巴达干、赫依之黄水病，也称白黄水病。

【病因病机】 多食本性不和食物、无营养食物、变质食物、受寒受潮、淋湿着凉或大汗着凉，气候反常，药物过敏，呕吐腹泻，震荡损伤等外缘作用于人体，使巴达干、赫依紊乱，清浊生化受阻，黄水偏盛而发病。

【症状】 多因热性关节黄水病遗余或受寒冷袭击，或肾脏寒性痼疾引起。而且遇寒冷季节，阴雨风吹使发病和加重，温暖而减轻等反复发作是本病特点。其症状主要为关节肿胀疼痛，活动受限，特别是阴雨风寒而明显加重。病情逐渐加重，患病肢体变粗、变形、丧失功能，筋腱挛缩。

【治疗】 治以调理火温，祛巴达干赫依，燥黄水，对症治疗。药物选用五味清浊散、十味白云香散、四味文冠木汤、四味沉香汤、日轮丸、五味嘎日迪丸、三味那如丸、珍宝丸、七味广枣散、四味光明盐汤、六味苏木汤、十五味芸香嘎日迪丸、二十五味大汤散、黄水腹泻剂、腹脉合泻剂等。

【临床病例】 其某，女，45岁，蒙古族，达茂旗人，牧民，2007年9月12日就诊。

【主诉】 手指关节疼痛8年，加重2个月。

【病史】 无诱因出现双手指关节持续性胀痛、钝痛及屈伸受限，阴雨天及寒冷季节症状加重，局部有轻度发热，曾在当地医院化验示血沉升高，类风湿因子阳性。曾多方治疗均无疗效，前来就诊。平素体健康，食欲尚可，睡眠差，大小便正常，无特殊病史，父母健在，无家族同种病史及遗传病史，出生在本地，无不良嗜好。

【蒙医检查】 精神尚可，体形消瘦，面色晦暗，颈部及胸腹未见异常，双手指关节肿及屈伸受限，下肢关节未见异常，舌苔白，脉弦紧。

【检查】 体温37.5℃，血压160/90mmHg，脉搏80次/分钟，呼吸18次/分钟。患者营养一般，消瘦。精神尚可，自动体位，双肺呼吸音清晰，心律齐，大小便正常，双手指关节肿，类风湿因子明显升高。

【诊断】
蒙医诊断：托来病。
西医诊断：类风湿关节炎。

【治法】
（1）处方：早：五味清浊散1.5g加十味白云香散1.5g用四味沉香汤送服。午：二十五味大汤散3g加四味文冠木汤煎服。晚：日轮丸3g加五味嘎日迪丸或三味那如丸3粒用温开水送服。

（2）辨证治疗：合并赫依者投七味广枣散3g用温开水送服；合并巴达干者投七味广枣散1.5g加四味光明盐汤1.5g温开水送服；合并白脉病时投珍宝丸用四味文冠木汤送服。

（3）施五味甘露药浴或温泉浴治疗；并在发病部位近处穴位进行温针治疗或灸疗等。宜用容易消化的柔温性食物，忌过寒或过热食品，避免受寒受潮，在温暖、干燥、安静的环境中疗养。

第六节 虫 病

虫病是指一切致病虫引起的疾病总称，包括黏虫病。虫或黏主要通过被污染的空气、生活用品、饮食等通过口、鼻、皮肤等处侵入人体引起人体体素平衡失调而致各种类型的黏虫病及寄生虫病。寄生病虫和黏虫病均热型及寒型两重性，因此与热型相附呈热型，与寒型相符呈寒型。本节主要介绍蛔虫病、绦虫病、蛲虫病的诊治经验。

一、蛔 虫 病

蛔虫病即小儿肠道内寄生蛔虫所导致的疾病。蛔虫呈长圆形，两头尖，形似蚯蚓，色白或粉红，成虫长 15～25cm，肠道内存活 1～2 年。雌虫每日产卵约 20 万个，随粪便排出体外。也称锥形赫依虫。

【病因病机】 主因食入未洗净的瓜果蔬菜、引用生水或不洁水，吸允指甲、饭前不洗手等原因，虫卵经消化道感染小儿体内，在小肠内发育成成虫，致使三根紊乱，阻碍肠道生理功能，耗损营养，妨碍小儿生长发育。

【症状】 脐周围疼痛，部位不固定，摁压疼痛之处，自觉舒适，呕吐未消化食物或腹泻，有时在呕吐物或便中带虫，睡觉易惊醒、磨牙、揉鼻子、食土、挑食、食欲亢进，或食欲不振、腹胀、消化不良，有的皮肤粗糙、消瘦等。有时大量成虫扭成团，阻塞肠道会引起肠梗阻，表现腹痛剧烈、呕吐、腹胀、腹部可扪及硬块状聚集物。若蛔虫窜入胆道，会出现患儿突发右上腹剧烈痛明显。蛔虫钻进阑尾时，右下腹痛，右下肢不能伸直，触痛难忍，出现大肠痧样症状。

【治疗】 以驱虫、保护胃肠、对症治疗为原则。驱虫，将使君子仁用文火炒至颜色变黄，按年龄，每周岁 1～2 粒，空腹食用，但最大剂量不能超 15 粒。1 小时后，口服三味大黄汤，依此服用 2～3 天，或水煎栀根皮 20～30g，连服二天，总剂量不超 45g。护胃，助消化，配合服用五味清浊散。肠梗阻，选胡麻油、豆油、花生油之一种，驱虫药或用温和导泻剂下泻疗法驱虫。治胆道蛔虫症，选食醋或酸奶 20～30ml，每小时饮用一次，待疼痛缓解后，用驱虫药或温和导泻剂缓泻疗法驱虫。预防本病，应做好儿童卫生知识教育，食用瓜果蔬菜一定要清洗，饭前洗手，勤剪指甲，改正吸吮指甲的不良习惯。

二、绦 虫 病

绦虫病即绦虫或虫卵寄生于人体内，促使三根紊乱所导致的一种虫病。包括猪带和牛带绦虫两种。猪带绦虫，乳白色，细长如带，长 2～4m，头节近似球型。牛带绦虫，乳白色，扁长如带，长 4～8m，头节呈方形，无顶突及小钩。也称毛条状巴达干虫。

【病因病机】 人与病猪、牛接触，误食生的或未熟的含囊尾蚴的猪肉。误食入虫卵或孕节，病人和带虫者粪便污染牧草和水源，误食不熟牛肉等原因引起感染。

【症状】 一般症状表现为脐周围隐痛。猪带绦虫病可侵及脑、眼和肌肉，出现头痛、精神和视力障碍，甚至神志不清等相应症状。牛带绦虫病患者，一般无明显症状，仅时有腹部不适，腹痛，恶心呕吐，消化不良，腹泻或体重减轻等症状。

【治疗】　以杀虫、泻下驱虫为原则。

空腹食南瓜子100～200g，2小时后，槟榔100～200g加水500ml煎半小时口服。过2小时仍未排除虫体，用三味大黄汤或无碍泻剂泻下。槟榔75g，南瓜子、川辣子根皮各45g，加水800ml，煎至450ml口服。空腹口服十三味杀虫散，在大肠前后穴施灸。

三、蛲　虫　病

蛲虫病即小儿大肠、肛门内寄生蛲虫所致，并以夜间肛门口剧痒为症状的虫病之一种。七周岁以下的儿童中多见，而且容易在幼儿园等小儿聚集区感染蔓延。蛲虫为乳白色小线虫，长2～13mm。也称针状希拉虫。

【病因病机】　成虫寄生于人体的大肠和肛门内，夜间爬出肛门，在肛周、会阴部皮肤皱褶处排卵。一只成虫一次可产卵近万，在大肠和肛门内存活20～30天。患儿衣物、被褥、日用品、玩具消毒不全、吸吮指甲、饭前不洗手等原因，虫卵通过消化道感染人体，在大肠和肛门内发育成成虫，致使三根紊乱，肠道功能障碍，营养缺乏，影响小儿睡眠和休息。

【症状】　肛门口发红、瘙痒，尤其在夜间瘙痒剧烈，伴失眠、惊醒等症状，有时在肛门皱褶处可发现成虫，甚便中带出。时有出现食欲不振、呕吐、腹痛、腹泻、尿频症状。

【治疗】　以驱虫，保护胃肠，防止反复感染为原则。使君子仁8分，大黄1分，辗碎，每次口服1～5g，每日3次，连用3天，或文火炒使君子仁，使其颜色变黄，按年龄，每周岁一粒，空腹食用，4小时后口服三味大黄汤，以驱虫。杀虫，五味大蒜栓剂塞肛，或选食醋、七味酸藤果散之一种，涂搽于肛门口。常规消毒患儿衣物、被褥、玩具、日用品、便盆等用具，以防反复感染和相互传染。使小儿勤剪指甲，养成饭前便后洗手的习惯，改正吸吮指甲的不良习惯。

第二章　聚合病的诊治经验

宝如病系源自其病质形成特性所命名的病变总称。又称"巴达干宝如"、"聚合病"。"宝如"是形容构成本病性质所蕴含的特点。

【病因病机】　本病由巴达干、血、希拉、赫依病变而所致，也可合并黄水成疾，故称聚合病。但并非聚合病变都将称为宝如病，聚合病变是宝如病的前提，宝如病的病理变化必须有血的病变与肝脏的损伤，是宝如病发病的重要原因。引发宝如病的外因分为寒热两种。一是"精微未消化"引起的病变，即血液在肝内生化受阻而潴留，落于胃腑与巴达干聚合，继而到小肠与希拉聚合，最后到大肠与赫依聚合，成为所到部位宝如病变化的缘由。由此引起的宝如病变称之为"热性因素所致上落宝如病"。二是胃内食物消化吸收之初级清浊分离不全而发生的饮食之浑浊精华抵达肝脏，未能够生化为体素之血液，而变成病变之恶血，反向落入胃腑与巴达干聚合，继而到小肠与希拉聚合，最后到大肠与赫依聚合，成为所到部位宝如病变化的缘由。由此发生的宝如病变称之为"寒性因素所致下结宝如病"。

【分型】

（1）病因分型：扩散型宝如、炽盛型宝如、滞留型宝如、瘀积型宝如四型。

1）扩散型宝如：其聚合性病质中以赫依为主，扩散于其他部位。有向外分散与向内分散二种。向外扩散者有扩散于皮肤宝如、扩散于肌肉宝如、扩散于脉道宝如、扩散于关节宝如四种。向内分散宝如有扩散于头部、肺脏、心脏、脾脏和肾脏宝如五种。

2）炽盛型宝如：其聚合性病质中以血热为主，易出血为其特征表现。分为渗血宝如和非渗血宝如二种。

3）滞留型宝如：是其本质热而外表寒之伪像宝如。分为潜伏型宝如和非潜伏型宝如二种。

4）瘀积型宝如：以病变血和黄水为主瘀积成痞的宝如。分为新发宝如和陈旧宝如二种。

（2）病变部位分型：分为本位宝如病和他位宝如病二种。

1）本位宝如病：是指直接发生本病部位之宝如病。即巴达干之位胃宝如病，血之位肝宝如病，希拉之位小肠宝如病，赫依之位大肠宝如病等四个。

2）他位宝如病：是指赫依为主的扩散型宝如病的九个部位之宝如病，即皮肤、肌肉、脉道、关节、头颅、肺脏、心脏、脾脏和肾脏。

（3）按宝如变化分型：这里介绍三种"宝如十三变化"。

1）病因十三变化：是指出现发病部位的特征性表现。即发病在胃，则表现为巴达干病，发病在肝脏则表现为血热病，发病在小肠则表现为希拉病，发病在大肠则表现为赫依病，发病在肌肉与骨则表现为水土不服证，发病在脉道则表现为中毒，发病于关节则表现为痹病、发病于头部则表现为血热上亢，发病于肺脏则表现为肺热病、发病于心脏则表现为心脏赫依病、发病于脾脏表现为脾脏血热病、发病于肾脏表现为肾脏热病、发病于皮肤表现为损伤热病症状。

2）症状十三变化：指宝如病在病变过程中所表现的特征性症状。即上亢，类似血热上亢至头，表现额沉头痛、鼻衄；穿透，类似肠刺痛，表现脓血或烟油样下泻；分散，类似心脏赫依病，表现睡眠不佳、身颤、心神不定；瘀积，类似水肿，表现全身浮肿；扩散，类似中毒，表现全身怠痛、腰肌骨骼肌抽痛、骨关节和肝胃部以及血脉疼痛；游降，类似肾病；炽盛，类似伤热，表现身沉发热、嗜睡、口干发苦、面红目赤、胸背疼痛、脉弦；破散，类似浮肿，表现眼睑、面部、胫踝轻度浮肿；隐伏，类似寒性病；潜匿，类似相克之病，表现气血相克、温寒疗法均不奏效；呕吐，类似不消化病，表现拒水和食物、不思饮食；涡积，类似结石病；下泄，类似胃肠痉挛，表现胃和腹部刺痛等不同症状。

3）病名十三变化：即本位宝如4种病和他位宝如9种，共13种变化。

（4）按宝如病程规律：宝如病病程规律分三个时期，又称宝如三期。在宝如病演变的这些阶段，因病根所占份额不同，会出现不同的症状。血希拉为主的初期阶段，即热盛期；赫依血势偏盛赫依血交博阶段，即寒热交搏中间期；热势减退，巴达干赫依为主阶段，即寒盛终末期。

宝如病的呕吐症状，尤其是渗血型宝如的呕吐症状，可分三个阶段，称为宝如三时之兆，即在初期阶段吐酸水，在病热成熟的中间阶段，吐深黄色苦水，在病势盛发的终末期，吐陈旧性深褐色血。

【症状】　患者食欲不振，消化不良，肝胃区连痛，周身沉重，小腿、脚关节松软，脊柱关节、头、眶区痛，心口灼热，恶心却不易呕吐，口干涩，口臭似鱼腥味。因出汗受凉而腹部有痉挛性疼痛。春秋季节为多发病期。脉粗、饱满、关脉微陷，寒势为主者，脉细而微陷。尿浊而稠，味呛，多小气泡，显紫红或绿色。便秘似鹿粪块，色褐，疼痛轻重不定，诱因不明。在饥饱冷暖情况下，均可发病。宝如病的四种类型以及在三个时期，个具其典型症状。①散型宝如：患者全身不适，疲乏无力，懒惰，骨关节、大小腿肌等肌肉僵硬酸痛，揉搓按摩而缓解，膈肌水平处前后部、季肋区刺痛，腰骶部痛，咳嗽、痰带血丝或褐色，并伴咳嗽部位的相应症状。②盛型宝如：患者呕吐或便血。出血的结局有三：血止，血体素丢失量不大则称"出血终止"；连续出血，病情加重则称"出血不止"；出血量大，丢失大量血体素，病情加重，极度衰弱，贫血表现突出则称"体质耗尽"。盛型宝如的未渗出型，无出血特征，只表现热盛性宝如症状。③滞留型宝如：潜伏型，患者消化不良，食欲不振，乏力，口干涩，嗳气，味觉减退，腹胀，寒冷条件促使病情加重等寒性伪像。④瘀积型宝如：除全身症状外，在其瘀积成痞的部位或触及痞块，质硬，有压痛，如在其新发病期治疗，则疗效不佳，有的陈旧溃烂而容易治愈，若病时延长，病情加重，转化成痞渗热性水臌，则提示病危。⑤在盛热期，发病部位疼痛明显，心口阵阵灼热、泛酸、口苦、便秘为主要表现，脉粗、弦、速。⑥在寒热交博期，宝如不同类型症状突出，患者疼痛加剧，病情加重，体质衰弱。有时肝胃前后部连痛，或胃肠有痧样疼痛，便秘如同鹿粪块。在渗型宝如寒热交博期，以出血为突出表现，脉粗、饱满、滑、关脉微陷。⑦在寒盛期，病势虽缓解，但患者体力衰竭，表现巴达干赫依症状为主，脉粗而空，迟或虚。

【治疗】 治疗原则：辨治，治疗以调和三根，清楚余热，视宝如类型、部位、时期对症治疗为原则。

药物：①调和三根，清楚除余热：七味对治散加药服用。②视如宝如类型对症治疗：九味炉甘石散加药服用。③视宝如三时期对症治疗：在热盛期，口服五味木香汤、二十一味寒水石散、十三味牛黄散、秘诀清凉散。在寒热交搏期，十味香青兰散加药服用或口服二十一味寒水石散、二十五味寒水石散、十三味松石散；呕血者，六味甘草散加熊胆服用；便血者，口服十三味牛黄散或五味芜菱子散；腹胀者，口服四味光明盐汤；疼痛剧烈者，口服五味木香汤；泛酸者，口服五味金诃散；气促者，口服十五味沉香散；失眠者，口服三味白蔻汤；便秘者，口服六味安消散。在寒盛期，口服四味光明盐汤、宝如病八味石榴散，或四味石榴散加土木香、芜菱子、光明盐口服。针对宝如病类型、部位、时期和轻重，可选放血、灸疗、针刺、按摩、导泻、罨敷和浴疗。

【护理】 忌热、锐、腻、过热或过凉、不宜消化的坚硬、刺激性饮食，禁忌陈旧、不全熟或生食、变质品。配膳新鲜肉、蔬菜、水果、牛奶、加水煮沸牛奶、酸马奶、大米、白面稀饭、白开水、以逐渐习惯上述饮食，在不使身体疲惫的前提下，做适宜身心的活动，在温湿适度、安静舒适的环境中调护。

第一节　胃宝如病

胃宝如病系胃内瘀积宝如热而引起的聚合性瘤疾病的一种。

【病因病机】 体内清浊生化、分解过程中巴达干、血、希拉、赫依偏盛交搏导致三根与七素的协调性平衡功能紊乱，肝胃不和，引起以胃为主的包如病病理变化。其外缘为巴达干或聚合性体质者、年老者、突然改变饮食生活习惯者；暖气型消化不良、痉挛型宝如病、血扩散型希拉病等病证的加重；过度进食腐烂变质、发霉、生冷、未成熟饮食及酗酒等；长期过度用力、劳累或长期坐卧不参与体力活动者等。本病虽然发病过程漫长、治疗收效缓慢，但是疾病的预后比较好。

【分型】 此病以病缘分类为胃滞留型宝如、胃盛型宝如、胃散型宝如、胃瘀积型宝如4种，但多数常以各型复合出现。胃宝如病其病因分类常为聚合性，但在宝如病演变的不同阶段，因病根所占份额不同，会出现不同的症状。可归纳为三个时期。在发病初期血希拉为主的阶段，称之为宝如热盛期；第二阶段病势加大时巴达干、血、希拉、赫依偏盛，巴达干血与赫依血交搏，称之为宝如寒热交博中间期；第三阶段血希拉热势减退，随之患者的体力衰弱而巴达干赫依、黄水偏盛，称之为宝如寒性终末期。

本病主要受"下结宝如病"之影响，宝如热滞留于胃内，被巴达干覆盖，陈旧而致。常形成胃滞留型宝如，但在其病变过程中血希拉热偏盛则成为渗血宝如之外，后期若赫依偏盛则也可演变为散型宝如。如果恶血、黄水所致病损加重并陈旧瘀积也可成为胃血痞病。因此在临床上依据胃宝如的症状及病质变化将其分为4个类型诊治。

治疗总则以调和三根，保护胃火，平息巴达干血交搏，祛宝如热前提下结合病情对症治疗。

一、胃滞留型宝如病

【症状】　发病初期多无明显症状，但多数患者有消化不良病、胃希拉病、胃痉挛病等慢性胃病史，并反复发作、逐渐加重，出现食欲不振、消化不良、暖气、反酸、有时吐少量苦水或食物、腹胀、肠鸣、上腹部胀痛等胃巴达干热或胃隐伏热症状。病情加重时胃痛剧烈而阵发，胃肝区并痛或交替疼痛，并且进食后持续性疼痛，进食寒热性饮食和受冷受热均可使疼痛加剧，胃局部触痛明显，大便干燥呈暗黑色。脉粗、饱满，热盛时弦、寒盛时迟、虚。热盛者舌质紫红，寒盛者舌苔白。

潜伏型宝如是指胃宝如病热偏盛时期未注意患者的年龄、住地、发病季节等具体外缘条件，过度应用祛热治疗而巴达干覆盖于宝如热表面，表现寒性伪像的胃宝如病。患者出现乏力倦怠、食欲不振、消化不良、暖气、口涩、口臭、吐后舒适、味觉减退、多汗发冷、胃胀腹满，前后兼痛、大便干燥，乘凉使身体感到舒适。尿呈淡红色，脉细沉。

【治疗】　治以平息巴达干血交搏，祛宝如热前提下结合病情对症治疗。药物选用四味土木香汤、四味石榴散、六味寒水石散、二十一味寒水石散、七味对治散、九味炉甘石散、二十五味大汤散、十味香青兰散、六味木香散。

【临床病例】　阿某，女，60岁，蒙古族，锡林郭勒盟黄旗人，2006年3月26日就诊。

【主诉】　间断性上腹疼痛，暖气，反酸，消化不良5年。

【病史】　患者于2001年初起，无明显诱因出现以上腹胃脘疼痛，食欲不振、消化不良、暖气、反酸，尤以餐后、晨起后上腹部胀痛明显。有时吐少量苦水或食物、腹胀、肠鸣。常年吃药，时好时坏。曾经在锡林郭勒盟医院治疗，但疗效不明显，前来就诊。家族无类似疾病，无传染、遗传、药物过敏史，无不良嗜好。

【蒙医检查】　精神尚可，体质消瘦，脉象细而弱，舌苔苍白而厚，尿色淡黄。

【检查】　体温36.2℃，脉搏70次/分钟，呼吸18次/分钟，血压130/95mmHg。神志清楚，自动体位，双肺呼吸音清晰，心律齐，未闻及病理性杂音，腹部平软，上腹部有压痛，肝脾肋下未触及。

【蒙医诊断】　胃宝如病。

【治法】

(1) 处方：早：四味石榴散1.5g加土木香、芫荽子、柿子、沙棘各0.5g用四味土木香汤送服。午：六味寒水石散与六味木香散各1.5g用温开水送服。晚：二十一味寒水石散3g用冰糖水送服。时而给予水煎服用喜马拉雅大戟1份、沙棘、硼砂、胡黄连各半份组成的四味大戟缓泻剂导泻。此方法有助于调胃火、调和三根、清除巴达干热、并能够缓慢泻除余热。

(2) 辨证治疗：清除巴达干热口服七味对治散和九味炉甘石散，调和病质交搏者给予十味香青兰散等用适宜的药引子送服；调和三根加诃子、五灵脂；赫依偏盛加蒜炭、肉豆蔻、苦参；希拉偏盛加当药、木鳖子；巴达干偏盛加芫荽子、柿子、白胡椒；血偏盛加红花、瞿麦、白檀香、石膏；黄水偏盛加白云香、决明子、苘麻子；潜伏宝如加木鳖子、冬青叶、查干泵嘎、熊胆、石榴、荜茇。

二、胃盛型宝如病

胃盛型宝如病多遇血希拉热偏盛外缘，而其聚合性病质中血希拉盛行为主的胃宝如病。分为渗血型宝如和非渗血型宝如2种。

【症状】 胃渗血型宝如病以易出血症状为特征。上消化道内渗血而突然出现呕吐，呕吐物为深褐色，见血凝块，伴包如病的其他症状。若反复呕血，则危及生命。

【治疗】 治以保护体质，减少渗出，止血治疗的前提下，结合当时具体情况予以辨证论治。药物选用六味寒水石散、五味石膏散、八味止血红花散、十三味牛黄散、七味栀子汤、二十五味大汤散、九味乌日塔乐散、大黑散、十八味牛黄散及宝如病制剂等。

【临床病例】 其某，女，56岁，蒙古族，四子王旗人，2004年3月26日就诊。

【主诉】 上腹疼痛，嗳气，反酸，消化不良10年，加重吐血1天。

【病史】 患者于1994年初冬天起，由于情绪问题出现食欲不振、消化不良、嗳气、反酸等症状，尤以餐后上腹部胀痛明显，一直没有检查治疗。几年病情加重，经常烧心和吐酸水，今早吐深褐色液体，见有血块，前来就诊。家族无类似疾病，无传染、遗传、药物过敏史，无不良嗜好。

【检查】 体温36.2℃，脉搏70次/分钟，呼吸18次/分钟，血压130/95mmHg。神志清楚，精神尚可，体质消瘦，自动体位，双肺呼吸音清晰，心律齐，未闻及病理性杂音，腹部平软，上腹部有压痛，肝脾肋下未触及。脉象细而弱，舌苔苍白而厚，尿色淡黄。

【蒙医诊断】 胃宝如病。

【治法】

（1）处方：呕血者首先给予六味寒水石散3g加等量九味乌日塔乐散、八味止血红花散、五味石膏散、十三味牛黄散等止血药剂之一用七味栀子汤或射干、大米、栀子等份汤3小时1次予以口服。连续服用5~7次，使其完全止血。之后：早：二十五味大汤散3g用冰糖水沏服。午、晚：十三味牛黄散与大黑散各1.5g用冰糖水送服。

便血者上述止血药剂用四味止泻木汤送服。出血量多则上述止血药物加熊胆、焖煅头发、煅袈裟料、煅贝齿炭2~3g给予口服，以止血。

（2）辨证治疗：胃痛则六味木香散加等量大黑散给予口服。内瘀血者用四味大戟缓泻剂导泻清除瘀血。腹胀、消化不良给予口服四味光明盐汤或采取宝如病常规疗法施治。

三、胃散型宝如病

胃散型宝如病多因外缘病因、气节、患者年龄、秉性、住址，生活习惯等方面遇到致使赫依血偏盛之因素而其聚合性病质中赫依偏盛为主的胃宝如病。

【症状】 常以全身骨关节、肌肉酸痛为主要症状的同时伴有宝如扩散部位的相应症状。患者不同程度地表现宝如病的总症状的同时头眼窝疼痛、全身不适、恶心、疲乏无力、倦怠懒惰、上腹部及双肋胁区游走性疼痛、咳嗽、咳痰、咳血、腰痛、骨关节、大小腿肌等肌肉僵硬酸痛，揉搓按摩而缓解。并伴有以下九个扩散部位中，累及较明显部位相应症状。

散于头部：头痛头重、眼窝及太阳穴处疼痛、头顶部闷压感、反复鼻出血等。

散于心脏：失眠、心悸、心神不安、身体颤抖、胸闷胸憋、语无伦次，尤其在饮酒后出现心前区的疼痛。此时给予温性滋补汤、灸疗也不会奏效。

散于肺脏：咳嗽咳痰、咳血痰或暗紫色痰。胸背部灼热感、全身发沉、游走性疼痛等。此时给予药物治疗或放血治疗也不会奏效，给予温性滋补汤则加重。

散于脾脏：左上腹部针刺样疼痛、腹胀肠鸣、腹泻时疼痛加重、颜面青紫等。

散于肾脏：腰背部酸痛、肾脉抽搐痛、腰骶部和大腿肌肉酸痛、或腿痛、尿红。若散于三舍时女性则月经不调、经血发黑；男性则血尿等。

散于肌肉：表现低热、肿胀、热性黄水病的症状。

散于皮肤：皮肤粗糙、局部红肿出疹、发痒等黄水病的症状。

散于关节：关节活动受限、发热疼痛、关节处肿胀等黄水性关节病症状。

散于脉道：全身各部位，尤其在下肢血管怒张、麻木肿胀等。

【治疗】　治以抑制赫依的前提下，收敛扩散、调和三根、结合当时具体情况予以辨证论治。

药物选用二十五味大汤散、十三味松石散、七宝汤、九味炉甘石散、七味红花散、九味乌日塔乐散等。

【临床病例】　达某，男，56岁，蒙古族，锡林郭勒盟蓝旗人，2005年3月28日就诊。

【主诉】　上腹疼痛，嗳气，反酸，消化不良8年。

【病史】　患者于1997年起，无明显诱因出现消化不良、嗳气、反酸等症状，尤以餐后上腹部胀痛明显，一直没有检查治疗。最近开始全身不适、恶心、疲乏无力、不想做事，有时双肋胁区疼痛，有时腰背疼痛，肌肉僵硬酸痛，前来就诊。家族无类似疾病，无传染、遗传、药物过敏史，无不良嗜好。

【检查】　体温36.3℃，脉搏80次/分钟，呼吸18次/分钟，血压130/90mmHg。神志清楚，精神尚可，体质消瘦，自动体位，双肺呼吸音清晰，心律齐，未闻及病理性杂音，腹部平软，上腹部有压痛，肝脾肋下未触及。脉象细而弦，舌苔苍白而厚，尿色黄。

【蒙医诊断】　胃宝如病。

【治法】

（1）处方：早：二十五味大汤散3g用冰糖水沏服。午：十三味松石散3g用温开水送服。晚：二十一味寒水石散3g用七宝汤送服。

或者视其扩散部位晚上选九味炉甘石散或七味红花散，加用相应扩散部位的对症药物。如散于头部加熊胆、当药、麻黄；散于心脏加白云香、肉豆蔻、沉香；散于肺脏加石膏、甘草、银朱；散于脾脏加丁香、木鳖子、荜茇；散于肾脏加麝香、豆蔻、冬葵；散于三舍加三红汤；散于肌肉、皮肤、关节、脉管加猪血、土木香、芫荽子、沙棘。

（2）辨证治疗：治疗期间视扩散部位选用不同的外治疗法。如散于皮肤肌肉者给予色布苏或药浴沐浴疗法治疗；内瘀血者用五味斑蝥脉泻剂治疗。

（3）同时依据散于心肺肾等脏腑的病理变化选择相应的穴位给予少量的放血治疗。

四、胃瘀积型宝如病

胃瘀积型宝如病是指宝如痞块病。分为新发型宝如和陈旧型宝如两种。巴达干黏液及清浊未分离之血、黄水局部瘀积，在赫依的作用下涡旋成血痞。病变初期在其瘀积部位出现病变症状，陈旧期病势加重，恶血、黄水增多，痞块渗漏则引起热性水肿病。称之为宝如渗漏性水肿。

【症状】 主要症状为体力下降、乏力、腹胀、局部灼热痛、可触及痞块。发病初期表现为肝病症状，但对症治疗不奏效，脉象细数，尿呈红色。宝如渗漏性热性水肿病时眼睑、脚背、踝关节处浮肿，甚则腹腔积水，腹部膨隆、腹壁血管怒张，病情极度加重。

【治疗】 治以化、燥、破、泻等治疗方法除恶血、黄水，对症治疗。

药物选用十一味黑冰片散、十味贝齿炭散、四味文冠木汤、煅盐剂、三味等量丸、二十五味大汤散等。

【临床病例】 巴某，男，66 岁，蒙古族，锡林郭勒盟蓝旗人，2005 年 5 月 26 日就诊。

【主诉】 上腹疼痛，嗳气，反酸，消化不良 20 年。

【病史】 患者于 1985 年起，无明显诱因出现消化不良、嗳气、反酸等症状，尤以餐后上腹部胀痛明显，多次在旗医院、盟医院就诊治疗。近半年开始全身不适、恶心、疲乏无力、上腹部灼热痛，有时下肢踝部肿胀。前来就诊。家族无类似疾病，无传染、遗传、药物过敏史，无不良嗜好。

【检查】 体温 36.8℃，脉搏 90 次/分钟，呼吸 20 次/分钟，血压 134/95mmHg。神志清楚，精神尚可，体质消瘦，自动体位，双肺呼吸音清晰，心律齐，未闻及病理性杂音，腹部平软，上腹部有压痛，可触及痞块，肝脾肋下未触及。脉象细而数，舌苔苍白而厚，尿色黄。

【蒙医诊断】 胃瘀积型宝如病。

【治法】

（1）处方：早：十一味黑冰片散和九味五灵脂散各 1.5g 用温开水送服。午：十味贝齿炭散 3g 用四味文冠木汤送服。晚：煅盐剂 3g 或三味等量丸 3g 用二十五味大汤散送服。

（2）辨证治疗：巴达干热者给予用六味木香散与六味寒水石散各 1.5g 温开水送服；恶心、呕吐则二十五味大汤散加等份六味甘草散开水沏服；腹胀给予六味木香散加六味安消散等量用温开水送服。

（3）治疗期间可在发病部位热敷治疗；可视其体质结合泻下疗法治疗。

第二节　肝宝如病

宝如余热沉积于肝脏所致肝脏慢性病变。

【病因病机】　清浊生化分解过程中，因外缘作用肝内精华消化吸收受阻，恶血偏盛与巴达干、希拉、赫依相搏，引起以肝脏为主要病变部位的宝如病病理变化。宝如病的病理变化中必定有血的病理变化，同样也必定有肝脏的病理变化。宝如病发病过程中因其四个本位的主要发病部位不同而表现的特征有所不同。肝脏宝如病多因希拉偏盛体质者和青壮年，长期超量进食酒、肉、油类等锐热性饮食，突然改变饮食生活习惯，或者过度用力、受到撞击而致脏腑器官震荡内伤，刀类锐器致伤等，尤其"上结宝如病"外缘作用于机体而发病。宝如病病质虽为聚合性，但肝脏宝如病随其部位特性而血热偏盛为主，且其发病快、治疗奏效慢，常常加重成为瘀积型宝如。有的最终加重而变为肝血痞、漏出性水臌、或成为渗血宝如而出现出血症状。

【分型】　按病因分型为肝瘀积型宝如、肝盛型宝如、肝散型宝如、肝滞留型宝如四型，临床上前三型常常前后合并出现。肝宝如病按其病理进程分：在发病初期血希拉热势偏盛，第二阶段巴达干、血偏盛，最后阶段赫依血偏盛。但是随着病变部位的特性，在疾病演变三个阶段中均易有血希拉热偏盛和黄水偏盛。

【症状】　初期表现与胃希拉热症状相似，即食欲不振，恶心，泛酸，有时吐少量酸水，全身乏力，心口灼热，腹胀、便秘、右上腹肝区及后背部反射痛或第十脊椎关节处疼痛。病情加重则肝脏稍肿大、触痛明显。疾病后期肝脏明显肿大、变硬、腹腔水臌、肚脐周围腹壁血管怒张，出现轻微活动则气短不适等症状。轻按压胸腰椎关节可缓解疼痛。因营养缺乏患者体重减轻、消瘦，并出现面部及巩膜黄染，少尿，全身浮肿症状。进食热性、酸、咸味食物或遇热性条件使病情加重。脉粗、弦，舌质深黄、尿量减少、色浅黄。若转涡旋瘀积则表现肝血痞证状；如进展为渗血型宝如，则出现呕血和便血症状。

【治疗】　治以调和三根，滋补肝脏，清除宝如余热的前提下，依据病情变化对症治疗。药物选用：二十五味大汤散、四味当药汤、七味清肝红花散、钦那得绳斯勒、清肝汤、十八味牛黄散等。

【临床病例】　吴某，男，46岁，汉族，集宁桌子县人，2003年10月26日就诊。

【主诉】　食欲不振，上腹不适、全身乏力，近10年，加重伴黑粪1年，呕血1个月。

【病史】　该病人10年前出现上腹不适，以右侧肋下区域不适为主，随之出现食欲不振，全身乏力，症状时轻时重，自购助消化药服用，未予检查治疗。1年前上述症状加重，腹胀，下肢出现轻度水肿，到县医院就诊，口服消炎利尿剂后好转，仍坚持工作，未进一步检查治疗。3个月前上述症状突然加重，尿量比以往明显减少，进硬食感觉上腹不适，肝区持续性疼痛，时有呕吐，为胃内残余食物，排黑色便，自认为是胃病，再次口服甲氧氯普胺（胃复安）等，症状稍缓后未进一步治疗。1个月前突然心慌，头晕，出冷汗，伴吐血，急送到集宁市医院，经B超等辅助检查后诊断为肝硬化，用利尿剂、凝血酶、护肝药，病情稍稳定后转入内蒙古医院治疗20天，已经出院。患者想用蒙医药诊治，便前来就诊。患者精神差，消瘦。肝区压痛阳性，纳食差，睡眠差。否认肝炎、结核等传染病史，否认心脏病、糖尿病、高血压等病史，否认手术及输血史，嗜好烟酒。

【蒙医检查】　面色晦暗，双眼赤黄，颈静脉怒张，腹部膨隆，脐周静脉轻度曲张，消瘦，舌质淡红，黄厚苔，尿黄，量少，味臭。脉象细数弦，上腹右侧可闻及肝脏，边缘钝，质硬，脾大。腹部移动性浊音明显，有液波震颤。

【检查】 体温 37℃，脉搏 88 次/分钟，呼吸 20 次/分钟，血压 95/60mmHg。发育正常，营养差，神志清楚，面色晦暗，皮肤膜及双眼巩膜无黄染，双眼血丝，颈静脉怒张，压迫肝脏时更明显，食管居中，胸前可见蜘蛛痣，有肝掌、双肺呼吸音清晰，心律齐，未闻及异常杂音，脐周静脉轻度曲张，上腹右侧肋下可扪及肝脏，轮廓不规则，边缘钝，质硬，压痛明显，脾大，肠鸣音活跃，腹部移动性浊音阳性，液波震颤，脊柱四肢活动正常，双下肢浮肿。B超示：肝脏轮廓不规整，表面呈锯齿状，密度减低，左肝叶增大，脾大。腹部可探及无回声液性暗区。血常规检查示，肝酶升高，白蛋白降低，凝血酶原时间延长。

【诊断】 蒙医诊断：①肝脏宝如病；②渗漏性宝如。

西医诊断：①肝硬化；②食管静脉曲张破裂出血。

【治法】

（1）处方：早：二十五味大汤散加四味当药汤各 1.5g 水煎服。午、晚：七味红花清肝散或钦那得绲斯勒 3g 用清肝汤送服。

（2）辨证治疗：病势重者十八味牛黄散味散 3g 用冰糖水送服；胃酸、吐酸水者大黑散 3g 用冰糖水送服；有渗出或散型宝如趋向者同胃宝如病的治疗。发热者七味红花清肝散加冰片、牛黄用七味苦参汤加四味当药汤各 1.5g 水煎送服。巴达干热盛者投秘诀凉剂，消化不良者给予四味光明盐汤和四味当药汤各 1.5g 水煎送服。疼痛厉害者晚睡之前给予口服九味牛黄散 3g 加五味嘎日迪丸 3～6 粒；大便干燥则二十五味大汤散 3g 加皂角 1g 水煎服或大黑散加六味安消散各 1.5g 白开水送服。

（3）治疗期间可在脏腑总脉、肝脉穴位微量放血。体质好者四味黎芦散泻下治疗。

第三节　肠宝如病

宝如余热沉积于小肠所引起的小肠聚合性痼疾。

【病因病机】 清浊生化分解过程中肝内精华不消化而形成恶血，恶血滞留于小肠某部受损之处，同时合并希拉热，以血希拉热加重小肠损伤部位而引起聚合性病变。本病多因血性扩散希拉病、小肠希拉偏盛性热证余热、小肠痧症等病的加重，或因长期超量进食酒、肉、油类等锐、热性饮食、腐坏饮食，或者过度用力等外缘作用于机体而发病。本病系聚合性痼疾，但因其患病部位的特而以希拉热偏盛为主，且其发病快、病程缓慢，加重则成为小肠渗血型宝如，或陈旧而易转为小肠痞病。

【分型】 按病因分型为小肠渗血型宝如、滞留型宝如、散型宝如、瘀积型宝如四型，临床上前三型常常合并出现。按其病理进程分为：在发病初期血希拉热势偏盛，中期巴达干、希拉与黄水交搏，后期赫依、希拉和黄水为主。

【症状】 患病初期消化不良而表现血性扩散希拉病的症状。消化过程中出现腹部绞痛较重，食欲不振、消化不良、泛酸，巩膜黄染，尿色深黄等症状。腹部绞痛在晌午与午夜时分出现，食少量食物而缓解。病重则腹痛加剧，并牵涉至第 17 椎关节处疼痛。若加重成为小肠渗血型宝如而则肠管内渗血，出现剧烈疼痛，严重泛酸、呕吐似紫草茸汁色物、低热、便秘、大便成褐色，时而带黏液和血，并有时腹泻，大便呈黄色黏液样便或便血等症状。若转化成为渗血型宝如，则出现呕血和便血，且便血多见。患者脉细、弦，舌苔深黄。若后期赫依偏盛而转化成散型宝如，则出现散及部位的不同症状。如果迁延成为小肠痞病则出现腹部疼痛、腹胀、局部肿胀等症状；有的也可加重成为小肠痞渗漏性的热性水臌。

【治疗】　治以调和三根，改善小肠功能，清除宝如热，对症治疗。药物选用二十五味大汤散、四味当药汤、大黑散、小肠七味红花散、十八味牛黄散、十三味牛黄散、十五味白狮散等。

【临床病例】　傲某，男，55岁，蒙古族，锡林郭勒盟白旗人，2005年5月25日就诊。

【主诉】　剑突下顿痛6年，疼痛加重1个月，呕血1天。

【病史】　患者于1998年底开始出现上腹不适，胃脘疼痛伴反酸，等症状，到旗医院就诊，按慢性胃炎服用多潘立酮、复方氢氧化铝等，好转后没在服药。以后每遇饥饿即出现上腹部疼痛，吃饭后症状消失，未进一步治疗。春节前同学聚会喝了一次大酒后呕吐并吐血。过后长期上腹不适，反酸，上腹痛，食欲不振，大便干燥，量少，有时大便黑色。锡林郭勒盟蒙医研究所住院治疗，诊断胃肠宝如病，服蒙药及输液打针（药名不详）后疼痛缓解。近1个月剑突下疼痛加重，昨天前无明显诱因出现头晕眼花，心慌气紧，继而呕血（咖啡色）500ml左右，伴恶心，乏力，剑突下刺痛，今早排黑粪一次，便前来就诊。在发病过程中，无发热、头痛、无咳嗽、咳痰，小便正常，量少。既往无肝炎和糖尿病史，无腹部手术史，有烟酒嗜好。

【蒙医检查】　身体消瘦，睑结膜苍白，舌苔色白厚，尿黄，量少，味臭，脉象弦洪。

【检查】　体温36℃，脉搏85次/分钟，呼吸18次/分钟，血压100/60mmHg。发育正常，营养良好，神志清楚，自动体位，颈部和锁骨下淋巴结不肿大，全身皮肤无黄染及出血点，睑结膜苍白，巩膜无黄染，无蜘蛛痣和肝掌，心律齐，各瓣膜听诊区无杂音。腹对称，无膨隆，腹壁静脉无怒张，剑突下疼痛明显，无反跳痛，未扪及包块，肝浊音界存在，肝脾无肿大，肠鸣音活跃，双肾区无叩击痛，双下肢无水肿。胃镜检查食管各段膜色泽正常，未见异常隆起，贲门无异常，十二指肠黏膜充血、水肿。

【诊断】　蒙医诊断：肠宝如病；西医诊断：十二指肠溃疡。

【治法】

（1）处方：早：二十五味大汤散加四味当药汤各1.5g用冰糖开水沏服。午、晚：大黑散3g加小肠七味红花散1g用温开水送服。

（2）辨证治疗：出现渗出宝如与散型宝如症状时，按照胃宝如病治则给予止血等治疗。腹痛者给予小肠七味红花散3g加五味嘎日迪丸或七雄丸3～5粒，或者十五味白狮散、十三味牛黄散各1.5g加六味安消散1.5g温开水送服；腹胀肠鸣者，给予六味木香散加胡黄连、肋柱花、止泻木等量温开水送服；呕吐者六位甘草散3g用止泻木、石斛（射干）汤送服。

（3）治疗期间可以用黎芦泻剂等给予导泻，以清除余热。

第四节 大肠宝如病

宝如热沉积于大肠所引起的大肠聚合性痼疾。

【病因病机】 肝内精华未消引起的病变血落于大肠，并滞留在大肠某部有损伤之处，与赫依合并，赫依、宝如血热交搏加重大肠受损部位而形成大肠宝如。本病多因长期超量进食酒、肉、油类等锐热、刺激性饮食，小肠与大肠的血性疹症，大肠热性病的加重等因素作用于机体而发病。大肠宝如病虽为聚合性，但随其病变部位的特性而赫依血热偏盛为主，且起病缓慢、病程长、治疗奏效慢。本病常以散型宝如形式出现，加重后则赫依、黄水偏盛发展为渗血型宝如而出现出血症状，或陈旧瘀积而有可能聚合形成大肠血痞病。

【分型】 按病因分型为大肠散型宝如、盛型宝如、滞留型宝如、瘀积型宝如四型，在临床上常合并出现。按其病理进程分为：发病初期赫依血热势偏盛；中期巴达干赫依与血、黄水交搏；后期赫依、巴达干偏盛为主。

【症状】 多数患者有间断性腹泻病史，并在患病初期表现为大肠赫依病症状外，下腹部两侧及沿第16椎关节处牵涉疼痛。病灶局部触痛明显，疼痛逐渐加剧。大便干燥呈褐色，有时血便，排气不畅或排气恶臭，排气后疼痛缓解。若是散型宝如时出现扩散九部位的相应症状。若是渗血型宝如则大肠内渗血、阵发性腹痛加剧、发热、口干、黑便、有时大便带血。随着渗出加重，出血增加。脉相粗、空、按之弦，舌质微红、苔少，尿色深黄、多泡沫。

【治疗】 治以调和三根，改善大小肠功能，清除宝如热，依据病情予以对症治疗。药物选用二十五味大汤散、十五味止泻木散、四味土木香汤、十三味石榴散、四味胡黄连汤、八味收敛散等。

【临床病例】 拉某，男，50岁，蒙古族，锡林郭勒盟白旗人，2005年8月25日就诊。

【主诉】 下腹部疼痛，大便干燥2年，黏液脓血便1周。

【病史】 患者2年前无明显诱因出现反复腹泻，伴间断下腹部隐痛，疼痛牵涉腰骶部，排便后可缓解。无恶心、呕吐、发热。症状间断出现，自服抗感染药后稍有缓解，未予规律诊治。近1周来，可见脓血便，伴下腹疼痛。患者营养情况一般，体形中等，慢性病面容。舌苔黄薄，脉空、虚。既往无特殊病史无急、慢性传染病，否认疫水接触史，无药物过敏史。

【检查】 体温36.8℃，脉搏80次/分钟，呼吸18次/分钟，血压120/80mmHg。神志清楚，查体合作，巩膜无黄染，结膜浅红，全身浅表淋巴结无肿大，心肺无异常，腹部柔软，下腹部压痛明显，无反跳痛。肝脾无触及，肝肾区无叩痛，双下肢无浮肿。

【蒙医诊断】 大肠宝如病。

【治法】

（1）处方：早：二十五味大汤散1.5g加芒硝、胡黄连等量用温开水送服。午：十五味止泻木散3g用四味土木香汤加2g加芒硝、胡黄连各1g煎汤送服。晚：十三味石榴散加五味嘎日迪丸 3~5 粒用温开水送服。

（2）辨证治疗：若是散型或渗血型宝如，宜选用胃宝如病相应的治疗方法。血热偏盛则给予十五味止泻木散 3g 加七雄丸 5~7 粒用四味胡黄连汤送服。大便干燥则给予六味安消散；消化不良、腹泻则给予五味紫硇砂汤加四味当药汤等量煎服；胃肝区兼痛则给予五味清浊散加九味牛黄散等量温开水送服，疼痛较重者再加八味收敛散 1~3g。宝如病在大肠下段，则用四味土木香汤 5g 加胡黄连 5g 水煎澄清汤加熊胆或上述方药灌肠导泻施治。陈旧瘀积成血痞，则按痞证治疗。

（3）出现寒性症状则选第 13、第 14、第 16 椎关节穴，行温针治疗或灸疗。

第三章　痼疾的诊治经验

痼疾，一般意义上讲是指某种病症长期不愈而成为顽症，深层意思而言是内科系统一切病症的根源或本因。按发病过程痼疾可分为原因之痼疾和结果之痼疾二种。原因之痼疾，是指消化不良病初期，即胃内浊不消化期。结果之痼疾是指消化不良病末期，即在肝胆内发生的精微消化吸收不良。消化不良所致浊不消化精微和消化吸收不良症蔓延持久，终究将引发四类痼疾，即瘀积痼疾、渗漏痼疾、扩散痼疾、滞留痼疾，蒙医经典著作将其称为"四类痼疾"。瘀积痼疾可引发各种痞病，渗漏痼疾可引发水肿类病，扩散痼疾可引发中毒和鼠疮、丹毒，滞留痼疾可引发盛型宝如、潜伏宝如及脾病。

第一节　消化不良症

人们日常所用饮食，借助于司命赫依作用入于胃，胃受纳以后，首先由腐熟巴达干将食物变成黏糊状，到小肠由消化希拉趋于消化状态，最后由调火赫依分别精华与糟粕进行输送。其精华被输送到肝脏，在肝脏通过变色希拉而化为血，其饮食糟粕部分通过下清赫依作用由大肠排出体外。

位于胃腑的消化希拉与腐熟巴达干、调火赫依为主热能。主热能除消化食物外还产生分熟能，故称消化三能。分热能则遍布全身，促进七精华之成熟并分解精华与糟粕和滋养七要素。

若人体消化三能过盛则耗损七素，不及则饮食不能消化，引起食物或精华不消化而致消化不良症。

【病因病机】　本病系在饮食消化过程中，由于三根失调，胃火衰败，消化力减弱而形成不消化诸症的总称。起因为食物进胃后，经磨碎、腐熟、分解成精华与糟粕，进而生化为七素与三秽而被吸收和排泄。在此过程中如收到某种因素之扰乱，则导致消化希拉补充来源不及巴达干黏液补充过剩，巴达干增盛而失去与希拉之平衡。此时，腐熟巴达干不能发挥其功能，消化希拉不能进行消化，调火赫依不能在身体内正常运行。随而消化功能减退，食物壅滞于胃内，不能分解成精华于糟粕，称之为"消化不良"，亦称"浊不消化病变"。这是消化不良所致一切内科病症根本或本因。

在浊不消化阶段，如得不到有效治疗，则全身各部分热能逐渐失去功能，进而在肝脏内进行的血液之生化活动和七素之合而又离，离而又合以及精华糟粕之分解吸收等一系列有规则的生化过程之每一阶段，均可产生不同程度的不消化病变，称为"精华不消化病"。于是精华不得完全被吸收，部分糟粕进入精华脉道，致使精华浑浊，变色希拉不能制造精血，长久停留在肝脏蓄积，日久会成为全身骨骼、肌肉、脉络及脏腑等器的精华浑浊，成为慢性病之根源。

【分型】　总体上分浊不消化和精华不消化；临床分型为胃液性消化不良、不消化性拘急病、不消化性嗳逆症、不消化中毒症。

一、胃液性消化不良

本病系赫依之通路受阻，导致嗳气不能、排气不行、折磨作痛为特征的消化不良病之一种。

【病因病机】　体内三根七素之相对平衡失调，胃内巴达干性液异常增多，阻塞调火赫依和下行赫依之运行通路而成此病。过食不习惯和不易消化之食物，以及不慎饮食本性相犯之食物而伤食等，均为诱发本病之因素。如食用未成熟之水果，未充分发酵之酸奶，半生或腐败变质之奶食，肉食类，瘦死畜肉，过于热性油腻或缺乏营养之饮食，或前食未消化而复又进食，或将奶酒与未成酿之奶酪混食，鱼肉与乳类混食，鸡肉与奶酪共食，食肥肉立饮冷水等，均导致伤食而致使消化三能衰弱。此外，巴达干、赫依混合型体质者其胃火功能多不稳定或虚弱，故在食物消化过程中，巴达干之补充来源充足而胃液增多；又如年老者或体弱者，亦易胃火功能逐渐衰退，而赫依之补充来源充足，平素不参加脑力或体力劳动而无所事事者，或精神压力过重或受过大的刺激者，均易患本病。本病按其本质随属寒型，但根据当时发病原因及因素，病者之体质特性、年龄以及季节等，在临床上可并发"六基证"之任何一证。

【症状】　症见消化功能显著减退，胃部常感不舒，胀痛，心窝发凉，稍遇寒冷则腹部膨胀疼痛加剧，嗳气不利，排气不行，周身发冷汗、恶心、干呕、不思饮食、口淡而恶味。脉象弦，跳动虽粗壮但微弱，舌苔灰白，如兼杂希拉证，则出现口干发苦、烧心、头痛加剧等症状。如合并赫依则腹胀、头晕、干呕。

【治疗】　治疗宜以调升胃火，减食和疏通赫依运行通道为原则。药物宜选用光明盐四味汤、紫硇砂五味汤、五味清浊汤、六味安消散、十味诃子健胃散、十一味火星散、十一味寒水石散。并可用药物栓或施以弱导泻，以通利下行之气。

【临床病例】　苏某，女，56岁，蒙古族，锡林郭勒盟黄旗人，2010年3月26日就诊。

【主诉】　胃部不舒，胀痛，消化不良10余年。

【病史】　以上腹胃部常感不舒，胀痛，心窝发凉，消化不良，稍遇寒冷则腹部膨胀疼痛加剧，嗳气，周身发冷汗、恶心、不思饮食。常年吃药，时好时坏。曾经在锡林郭勒盟医院胃镜检查确诊浅表性胃炎。家族无类似疾病，无传染、遗传病史，无药物过敏史。无其他不良嗜好。

【蒙医检查】　精神尚可，体质消瘦，脉象沉而弱，舌苔苍白而厚，尿色淡黄。

【检查】　体温36℃，脉搏75次/分钟，呼吸18次/分钟，血压130/90mmHg。神志清楚，自动体位，双肺呼吸音清晰，心律齐，腹部平软，肝脾肋下未触及。

【诊断】
蒙医诊断：胃液性消化不良；西医诊断：浅表性胃炎。

【治法】
（1）处方：早、晚：紫硇砂五味汤3g煎服；午：五味清浊散1.5g加六味安消散等量用温开水送服。多饮开水，节食，适量运动。

（2）辨证给药：浊不消化者加十一味奥奇散、十一味星火散，根据病因，选用相应的药引服。如面食类不消化症，可取碱花水为引；肉食类不消化症，取狼胃汤为引；伤于何种动物肉，便取该动物肉密封烧炭，加于药中同服。酒类不消化症，用酒或麦汤为引治之。茶类不消化症，引用盐水治之。奶食品不消化症，引用酸奶或奶汁治之。植物油类不消化症，用豆汁汤为引治之。骨脂类不消化症，用寒水石或萝卜汤为引治之。药物类不消化症，用二十五味大汤为引治之。石类不消化症，用墨矾及火硝为引治之。同时，可在胃部及脊椎第 20 节穴位施以热敷。又可在赫依总穴、胃穴及脊椎第 20 节附近涂擦黄油进行按摩。如合并希拉热，则取肉苁蓉四味散加等量之光明盐、山柰、荜茇开水送服。

（3）在治疗期间可用栓剂或行灌肠通气，如用碱花四味药栓（碱花、紫硇砂、荜茇、娑罗子各 10g）；黄油调制药栓或取六味安消散 5 ~ 10g 加等量硇砂、阿魏、大蒜小煎，再加全药之 2% 黄油加温后灌肠。

饮食忌生冷，腐败和热性油腻甘味食物。宜少量多次食用羊肉面汤，小米或大米粥之类易于消化之饮食，进食不易过饱，应易于消化。起居方面应参加适当的体力及脑力劳动，情志方面，尽量避免烦躁、恼怒，保持心情舒畅。

二、消化不良性嗳逆症

本病是以消化不良，嗳逆为特征的一种不消化病。

【病因病机】 由于在精华与糟粕之分解过程中，巴达干性涎液增积，下行赫依之通路受阻而上逆所致。其诱发因素与"胃液性消化不良证"同。本病随属寒性，但依致病因素及患者之体质特征、年龄、季节等亦有血、希拉及赫依合并的可能。如不及时医治使病势加重则易转化为宝如病。

【症状】 临床表现为消化力减退，胃部常感不适，膨闷而隐隐作痛，嗳气多或阵阵作嗳，恶心，有时吐出少量黏液或食物。有时食后立感胃部胀痛或嗳气频作。亦有伴食欲不振，食不知味，嗳气有恶臭。本病特征之一是病者对自己所伤之饮食极为恶心，而食则病情加重。脉象虽洪大，但微濡。舌苔灰白。如合并血、希拉，则心窝热及泛酸，头痛、目赤、口干苦而流涎。大便干燥而呈浅黑色。赫依偏盛则脐周不适，感内气上逆空呕，腹胀加剧，睡眠不安，头晕等。

【治疗】 治疗宜节食饥饿，扶助胃火，通利下行赫依为原则。药物宜选用紫硇砂五味汤、五味清浊散、十味诃子健胃散、光明盐四味汤、寒水石十一味散及六味木香散及十三味石榴散等。

【临床病例】 吉某，女，60 岁，蒙古族，锡林郭勒盟黄旗人，2011 年 3 月 16 日就诊。

【主诉】 胃部常感不适，嗳气多，消化不良 3 年。

【病史】 以上腹胃部常感不适，嗳气多，食物不化，恶心，有时吐出少量黏液或食物。有时食后立感胃部胀痛或嗳气频作。自购健胃消食片服用，没有检查治疗过。无传染病、遗传病史，无家族遗传病史，无药物过敏史。吸烟多年，无其他不良嗜好。

【蒙医检查】 精神尚可，体质消瘦，脉象洪而弱，舌苔灰白而厚，尿色淡黄。

【检查】 体温36.5℃，脉搏75次/分钟，呼吸20次/分钟，血压140/95mmHg。神志清楚，自动体位，双肺呼吸音清晰，心律齐，腹部平软，肝脾肋下未触及。

【蒙医诊断】 消化不良性嗳逆症。

【治法】

（1）处方：早：紫硇砂五味汤1.5g加十三味石榴散等量温开水送服，午、晚：六味木香散1.5g加十味诃子健胃散等量用温开水送服。

（2）辨证给药：合并血、希拉者加大黑剂，合并赫依者加五味石榴散和五味豆蔻散等量，或四味槟榔散煎服，同时在赫依穴、进行按摩。

（3）在治疗期间可在胃穴及脊椎第20节穴位、足底穴施以热敷或针灸。又可在赫依总穴、胃部及脊椎第20节附近涂擦黄油进行按摩。

三、消化不良性拘僵症

本病主要以胃腹部哽噎，腹部顶抵拘僵样疼痛为特征的一种消化不良病。

【病因病机】 由于在消化过程中，胃中巴达干性涎液增盛，阻塞调火赫依之上下运行之道，致使赫依受遏而侵入肝脏、脾脏、肋际等脉道中，或误入于其他脉道所致。身体不能俯仰，体内犹如支撑着木棍而拘强作痛。本病诱发因素与胃液性消化不良病相同。属寒，但从发病因素及病者体质特性、年龄、季节等情况，可有合并希拉热之现象。

【症状】 病初消化不良、胃痛，时而腹胀、肠鸣，进而感到腹部、肝区、脾部及肋胁等部位，有赫依窜行感，所到之处如有木棍支撑样拘急作痛或刺痛，不能前俯后仰，嗳气后稍有缓解。遇寒冷则如痧症，胃腹屡作拘挛绞痛，同时恶心空呕，有时吐出少量食物或黏液。饮食不思，特别是对自己所伤之饮食，极为厌恶。大便次数虽多但不畅。脉象紧而芤；如赫依偏盛则伴有舌质微红而糙，腹胀肠鸣，头晕，身战，睡眠不安等症状。

【治疗】 治疗宜以饥饿、助胃火、疏通赫依通路为原则。药物宜选十三味石榴散、查干汤、紫硇砂五味汤、十味诃子健胃散、六味木香散及十味木香散等。

【临床病例】 奥某，男57岁，蒙古族，锡林郭勒盟黄旗人，2007年5月22日就诊。

【主诉】 消化不良、胃脘疼痛，遇寒加重近10年。

【病史】 以消化不良、上腹胃脘疼痛，时而腹胀、肠鸣，嗳气后稍有缓解。遇寒冷则胃腹屡作拘挛绞痛，同时恶心，饮食不思，大便次数虽多但不畅。常年吃药，时好时坏。没有胃镜等检查。无传染、遗传、药物过敏史。吸烟多年，无其他不良嗜好。

【蒙医检查】 精神尚可，体质消瘦，脉象紧而芤，舌苔苍白而厚，尿色淡黄。

【检查】 体温36.5℃，脉搏70次/分钟，呼吸18次/分钟，血压130/95mmHg。神志清楚，自动体位，双肺呼吸音清晰，心律齐，未闻及病理性杂音，腹部平软，肝脾肋下未触及。

【蒙医诊断】 消化不良性拘僵症。

【治法】

（1）处方：早：十三味石榴散 1.5g 加紫硇砂五味汤 1g 温开水送服，午：查干汤 1.5g 加紫硇砂五味汤等量煎服。晚：六味木香散 2g 加紫硇砂 1g 温开水送服。

（2）辨证给药：胃痉挛痛则取十味木香散 3g 用硇砂独味汤送服。腹胀、肝脾痛则用六味安消散 1.5g 加四味光明盐汤等量，合并希拉者用四味槟榔散加五味金诃子散紫硇砂五味汤送服。同时，可针刺踝脉肘外脉微量放血。

（3）在治疗期间节制饮食，可在胃穴施以热敷，胃部及脊椎第二十节附近涂擦黄油进行按摩。

四、消化不良性中毒症

本病系由于精华不消化，不能生化为正精而引起的精华中毒症。

【病因病机】　病因主要为食用性质相克之食物而形成毒物，或误食毒物所致。性质相克之食物有：生牛乳、萝卜、大蒜克芥子叶；生牛乳克鱼肉；黄蘑菇克芥子油；鸡肉或鸡蛋克未成熟之酸奶。此外，酒、酥油及牛乳存放铜器中过久等，皆为变质，食后均易引发中毒症。误食毒物有草乌、东莨菪、泡囊草或包囊草膏等引起的中毒。如毒性小则毒物慢性聚集而后逐渐扩散导致精华中毒。毒性大则直接阻碍精华之生化吸收，进而累及血和肝、心等脏器导致中毒。由于造成正精中毒而七素相搏故为属聚合性病症，但根据引起中毒之原因、患者体质特性、年龄及时令可合并"六基证"之任一或二为病。临床上根据中毒情况可分重症中毒和轻症中毒两种。

【症状】　重症中毒：发病急骤，咽喉疼痛，胃不适或胀痛如刀割，伴恶心、干呕或吐，口唇灼热麻木，全身发凉，四肢疼痛僵硬，神志不清甚则昏迷；口干唇裂，发黑。由东莨菪、泡囊草或包囊草膏引起的中毒表现全身疲惫无力，神昏谵语，幻视等。

轻症中毒：发病缓慢，主要是由进食性质相克之物引起，起初出现消化不良之症状，逐渐食欲减退，全身不适，头痛，肌肉强硬及酸痛或游走性疼痛，体力愈衰弱，多汗，肤色发青干枯，有的食后泄泻或呕吐，有的口干而唇裂，齿及指甲失泽而发黑，有脊椎、关节疼痛，皮肤出现瘀斑，视物模糊，耳鸣、心跳、胸闷烦躁，易怒善愁，肝下坠痛，眼睑、下肢浮肿，脉象细而沉取则紧，尿呈赤或褐色，沉渣成块。

【治疗】　治宜以敛、杀、泄、解毒为主对症治疗。重症中毒者以催吐或泻下排毒，洗出毒物；轻症中毒者宜补胃火，收敛、祛除遗毒为原则。药物选用七味囊吾催吐剂、十三味良剂、五味清浊散、八味猪血散、二十五味冰片散及四味光明盐汤等。

【临床病例】　达某，男，50 岁，蒙古族，锡林郭勒盟蓝旗人，2011 年 3 月 16 日就诊。

【主诉】　消化不良，食欲减退，胸闷烦躁 5 年。

【病史】　患者消化不良，食欲减退，易疲劳，多汗，经常服泻，伴有胸闷烦躁，关节疼痛，耳鸣等。无传染、家族遗传、药物过敏史。吸烟，无其他不良嗜好。

【蒙医检查】　精神尚可，体质消瘦，脉象细而沉取则紧，舌苔黄而厚，尿呈赤或褐色，沉渣成块。肤色发青儿干枯，口唇干而裂，齿及指甲失泽而发暗。

【检查】　体温 37℃，脉搏 85 次/分钟，呼吸 20 次/分钟，血压 130/85mmHg。神志清楚，自动体位，双肺呼吸音清晰，心律齐，未闻及病理性杂音，腹部平软，肝脾肋下未触及。

【蒙医诊断】　消化不良性中毒症。

【治法】

（1）处方：七味囊吾催吐剂煎汤多次口服催吐，或洗胃排毒；毒物未排净则可用十三味良剂下泻排毒。早：五味清浊散 1.5g 加三子汤等量温开水送服；午：二十五味大汤散 3g 用绿豆汤送服；晚：猪血八味散 1.5g 加二十五味冰片散等量用三子汤送服。

（2）辨证给药：常服用二十五味大汤散，偏热者配以三子汤，偏寒者配以四味光明盐汤可加强解毒之效。

（3）在治疗期间用五花药浴进行蒸气浴发汗排毒，针刺肘内侧外、内踝脉微量放血治之。

第二节　痞　瘤

痞瘤系人体某部位体素受损，病变物质、恶血、黄水等聚集凝结而形成之痞瘤的总称。痞瘤多属于继发各种病患的郁结性瘤疾，可发生于人体各器官。概括而言，发生于腹腔，皮肉之间者称表生痞；紧贴于脏腑外表者称间生痞；发于脏腑内部及内壁的痞称内痞。根据痞块之发生原因、性质、形状等特征，可分为移动型、固定型、渗漏型、非渗漏型、硬型、软型、恶性、良性等八类。

【病因病机】　痞瘤发生之机理，大致有以下四种：糟粕不消化、精华不消化、体内寄生虫、外伤血瘀。

（1）糟粕不消化所致痞：过食坚硬食物及变质食品或肥脂厚味、酒味、带毛带皮等不易消化以及刺激性大的饮食；久居潮湿处，食物不能完全消化，长期滞留于胃肠，由糟粕黏液包绕其表，借赫依之作用涡旋凝结逐渐形成痞瘤。如食积痞瘤、纤毛痞瘤等。

（2）精华不消化所致痞：身体各部分之热能与七素之相对平衡关系遭破坏而功能紊乱，在肝内血和精华不能生化而浑浊，进而恶血激增，在精华与糟粕之分化过程的不同阶段，滞留于某一脏腑、脉络等器官之薄弱处，借赫依之作用涡旋凝结硬化而成痞瘤。如石痞、希拉痞、血痞、包如痞等。

（3）虫痞：病虫侵入人体，通过血流而达脏腑、脉道之某一薄弱处滞留，继而恶血、黄水聚积而成痞瘤；或缠结成团。如黏虫性水痞、虫痞等是。

（4）外伤所致痞：主要由于外伤或放血术不当以致恶血瘀滞于脉道中；或受强力震荡、难产等热邪余疾渗于脏腑、脉络等器官，日久则与恶血、黄水等混合凝结成各部位的痞块。如浓痞、黑脉白脉痞、血痞、肉痞等。所有的痞瘤，都可归纳为寒、热俩种。以血和希拉为病因的痞瘤为热性；以巴达干和赫依为病因而形成的痞瘤则为寒性。

一、食　痞

食痞系在胸口及胃部壅塞发硬，隐隐作痛为特征的一种胃病。是胃部糟粕不消化而聚集形成的积食性痞瘤病。

【病因机制】 起因主要胃火衰弱导致糟粕不能消化而滞留于胃内，日久则表层为巴达干黏液所包绕，在赫依作用下凝结成痞。其性虽属寒，但青壮年或希拉型体质者或在夏秋季发病者易合并希拉热。

【症状】 食痞病者多有消化不良病之病史，食欲不佳，剑突及胃部壅塞发硬，常隐隐作痛，胃部胀痛及喘促气逆，对犯病之食物尤为敏感。在病痛部位进行按诊，可在剑突或胃部摸到边缘不清而柔软的痞块，压痛不显而生长缓慢。胃常发凉，有时食后及居处寒时湿，即作痧症般疼痛。日久则颜面肿胀，肤色发青，消瘦，眼睑、小腿、足背均浮肿，行走时胃有下坠感并伴疼痛。脉象沉取濡或微。舌苔白，大便淋漓不畅。如合并希拉，则口干而涎苦，泛酸较甚。

【治疗】 治疗宜以扶助胃火，化痞、燥痞、破痞、泻痞为原则。药物宜选五味清浊散、白色丸剂、四味寒水散、泻痞剂、二十四味大鹏丸、十味破痞丸、十一味黑冰片散、六味安消散及十一味木香散等。

【临床病例】 王某，男，46岁，汉族，集宁市人，2013年10月26日就诊。

【主诉】 食欲不振，上腹不适、全身乏力，近10年，加重伴黑粪1年，呕血1个月。

【病史】 患者上腹不适，随之出现食欲不振，全身乏力，症状时轻时重，自购助消化药服用，纳食差，睡眠差，未予检查治疗。近半年上述症状加重，胃部胀痛及喘促气逆，腹胀，行走时胃有下坠感并伴疼痛，未进一步检查治疗。患者想用蒙医药诊治，便前来就诊。患者精神差，消瘦。患者否认肝炎、结核等传染病史，否认心脏病、糖尿病、高血压等病史，嗜好烟酒。

【蒙医检查】 精神一般，面色晦暗，消瘦，舌质淡红，舌苔白，尿黄，量少。脉象沉取濡或微，上腹剑突下可及包块。

【检查】 体温37℃，脉搏88次/分钟，呼吸20次/分钟，血压105/65mmHg。发育正常，营养差，神志清楚，面色晦暗，皮肤膜及双眼巩膜无黄染，食管居中，双肺呼吸音清晰，心律齐，未闻及异常杂音。上腹剑突下可及包块，压痛明显，脊柱四肢活动正常，双下肢轻度浮肿。

【蒙医诊断】 食痞。

【治法】

（1）处方：早：五味清浊散1.5g加白色丸等量温开水送服，午、晚：四味寒水散3g冰糖水送服。治疗3周后用泻痞剂泻之。

（2）辨证给药：病情较重时，取猛制之寒水石（先在火中煅烧，然后用醋或酸奶浆等酸性液淬之）、雕粪、诃子、荜茇各等分，共研细末，与上述药交替用白糖水送服。对合并希拉者加十味破痞丸或十一味黑冰片散，吐酸水者加六味安消散，疼痛较明显者加十一味木香散。然后按时给以适量易于消化之饮食，多饮食盐水。

（3）治疗期间在胃穴、脊椎第20节施以炒热之青盐热罨。

二、石　痞

石痞系在某些脏腑形成的结石性痞瘤。

【病因病机】　起因由于三根与七素相对平衡失调，因而在精华与糟粕分解过程受阻，使浊物瘀积于胆、肾、膀胱等器官，致使该器官清除浊物功能减退，所瘀积的恶血、黄水经胆汁与尿液的热气熏蒸而更加紧缩，同时在赫依的涡旋作用下结为痞块。石痞一般属巴达干热性病。但依患病部位之不同，亦表现不同的性质，如胆石痞偏希拉性，肾及膀胱石痞则偏巴达干、赫依性。此外，按患者之体质特征，亦有合并六基证中任何一症的可能。石痞有移动性与固定性两种。移动痞在其发病部位明显表现慢性病症状，同时移动则阵阵作痛或剧烈刺痛。临床多见胆结石痞、肾结石痞及膀胱结石痞。

（一）胆结石痞

胆石痞主要结成于胆囊或胆管内。性质属于希拉或赫依性。由多食油腻类，饮酒、吸烟等，引起消化不良和精华不消化；长期受精神刺激，烦闷悲哀，过度劳累，劳心过度等引起。

【症状】　患者表现消化不良，口干泛酸，上腹部及右季肋部不适或反复作痛。同时向第 10 节脊椎附近轻微窜痛，心神不安，易烦躁。如痞块移动则上腹部及右肋急剧阵痛，恶心，吐黄绿色液水，恶寒，发热。如石痞阻塞胆囊口或胆脉则疼痛加剧，弯腰打滚，面目及全身微黄。有时痛势虽可缓解，但仍反复发作。脉象细微，舌苔红黄色，尿黄，如黄染较甚，则大便呈灰白色。

【治疗】　治以调胃火，融化痞块或破除痞块，对症治疗为原则。药物宜选查干泵阿十八味散、五味清浊散、四味当药汤、十一味硝石散、芒硝三味汤、光明盐四味汤、二十五味大汤散及嘎日迪五味丸等。

【临床病例】　杜某，男，55 岁，蒙古族，达茂旗人，教师，2012 年 10 月 8 日就诊。

【主诉】　上腹部不适 3 年，右肋缘下疼痛 1 年，加重伴恶心 1 周。

【病史】　患者 3 年前开始上腹部不适，消化不良，之后大约在去年秋季开始右侧肋缘下疼痛，有时右背肩胛疼痛，时好时坏，反复发作，去年在医院 B 超检查确诊胆石症。近 1 周病情加重，并且在 3 天前饭后出现上腹部疼痛，为持续性疼痛，难以忍受恶心，想吐。患者不想手术治疗，前来就诊。既往无传染性疾病，无家族遗传性疾病，无药物过敏史，亦无其他不良嗜好。

【蒙医检查】　痛苦面容，体质偏胖，右上腹压痛、反跳痛，脉象细微，舌苔红黄色，尿黄。

【检查】　体温 37.3℃，脉搏 90 次/分钟，呼吸 18 次/分钟，血压 120/85mmHg。神志清楚，自动体位，痛苦面容，巩膜无黄染，双肺呼吸音清晰，心律齐，未闻及病理性杂音，腹部平软，右上腹压痛、反跳痛，肌肉紧张，肠鸣音正常，肝脾肋下未触及。

【辅助检查】　血常规 RBC $4.77×10^{12}$L，Hb 114g/L，WBC $12.7×10^9$/L。

肝胆 B 超：肝脏大小、形态正常，肝内外胆管不扩张，壁厚约 0.45cm，其颈部可见直径 1.5cm 的强光团。

【诊断】　蒙医诊断：胆石痞；西医诊断：胆石症。

【治法】

（1）处方：早：五味清浊散 1g 加查干泵阿十八味散 2g 温开水送服。午：十八味查干泵阿散 3g 用四味当药汤送服；晚：十一味硝石散 3g 温开水送服。

治疗 3 周胆热祛除后早晨查干泵阿十八味散 3g 用冰糖水送服，中午十一味硝石散 3g 温开水送服，晚上十一味硝石散用芒硝三味汤送服。

（2）辨证给药：消化不良者四味当药汤 1.5g 加光明盐四味汤服之；疼痛剧烈时嘎日迪五味丸 3~5 粒加贝齿灰各 3g 温开水送服或查干泵阿十八味散加嘎日迪五味 3~5 粒温开水送服；反酸者大黑散用冰糖水送服；呕吐者加服六味甘草散；胆囊区不适或疼痛时二十五味大汤散加四味当药汤服之。

（3）治疗期间忌食油腻不易消化之饮食。

（二）肾结石痞

肾结石痞可发生在单侧肾或双肾，也可与膀胱结石痞并发。下身长期受寒，肾和肾脉震伤，肾热遗留，肾伏热等肾痼疾等影响；过量饮酒，过用咸味饮食等是本病诱因。病性属巴达干热。

【症状】 肾结石痞初期无任何感觉，随发展症状显现，腰部俯仰不利，身体沉重，骑马、咳嗽、喷嚏等身体偶然震颤时感到坠痛。亦可出现小便淋漓、或尿闭或尿血等现象，此时疼痛难忍，全身发冷汗，干呕或呕吐。如石痞移动，腰骶部有突发性剧烈绞痛，并沿着肾脉有坠痛，下行入膀胱，则痛势立见缓解。热偏盛者伴有发热，尿赤或尿带脓样物，疼痛加重等症状。脉象沉而紧。

膀胱石痞一般情况下脊椎第 18 节及膀胱部坠痛，排尿时膀胱至腹股沟有不舒感或酸痛。发作则小便呈淋漓或尿闭，或小便带血。如石块随尿流至膀胱口，则小便偶然癃闭，或半闭而淋漓滴出，或尿血剧烈疼痛。乘骑车马，强力劳动，皆易引病发作。或有随尿排出小石块者。

【治疗】 治以调肾温，融化痞块或破除痞块，对症治疗为原则。药物宜选十味豆蔻散，五味清浊散，十一味硝石散，蒺藜四味汤，嘎日迪五味丸，八味黄柏散等。

【临床病例】 热某，男，57 岁，蒙古族，锡林郭勒盟多伦县人，2008 年 5 月 20 日就诊。

【主诉】 腰疼 3 天。

【病史】 3 天前不明诱因地突发右小腹疼痛伴右侧腰部胀痛，小便频，尿量不多，深黄色。坚持 1 天，无缓解。今晨起，症状加剧，乃到镇医院就诊，经仪器检查示右肾、输尿管结石，前来求诊。无畏寒发热，头痛，有恶心感，食欲不振，无呕吐腹泻，无咳嗽咯痰，无心悸气促，大便可，小便次多量少。既往体健，无特殊病史，无不良嗜好。

【蒙医检查】 营养良好，痛苦病容，面色苍白，额有汗出，舌质红，苔黄腻，脉沉、紧。腰背部、右肾区有叩击痛。

【检查】 体温 36.5℃，脉搏 88 次/分钟，血压 130/90mmHg。神志清晰，活动自如，发育营养可，痛苦病容，面色苍白，额有汗出。头、颈、四肢、脊柱无畸形，双肺呼吸音清晰，心律齐，无杂音，腹平坦柔软，有下腹压痛，无反跳痛，肝脾未扪及，腰背部、右肾区压痛不明显，有叩击痛，左肾区无异常，腹部右侧输尿管行程下段压痛明显。

【诊断】 蒙医诊断：肾结石痞；西医诊断：右输尿管结石。

【治法】

（1）处方：早服十味豆蔻散或五味清浊散1g加十一味硝石散2g温开水送服。午、晚：十一味硝石散3g用蒺藜四味汤送服。

（2）辨证给药：腰痛如甚，十味豆蔻散加五味嘎日迪丸3～5粒温开水送服；寒冷季节或体质虚弱者加日轮丸加三味那如丸3粒服之；如有热像者用四味姜黄汤加三红汤送服十三味菥蓂散；脓血尿者十味诃子清肾散加萨日嘎日迪丸等量服之。

（3）治疗期间密切观察尿之情况，是否有石块随尿排出。

三、血　　痞

本病系指人体某一部位恶血、黄水凝结而形成之痞瘤。

【病因病机】 起因凡由外伤或强烈震动及损伤等因素所产生的热邪渗于某部，以及胃火及七素之相对平衡失调等，导致精华不消化。在精华生化吸收过程中，愈呈浑浊，恶血激增，并逐渐扩散，瘀积于肝、脾、胃、大肠、子宫、血脉、白脉，再借赫依之作用即形成该部位之血痞。剧烈震荡，外伤，伤热，宝如热，难产及其他以血性为主的热症等是本病的主要诱因。血痞虽属热性，但依患病部位之不同而有不同程度的变化。如肝血痞则可合并希拉，脾胃血痞可合并黄水，白脉痞可合并巴达干赫依之外，根据患者体质特性、年龄、患病季节等的不同情况，可合并“六基证”之某一症。血痞分肝、脾、胃、大肠、子宫血痞。

（一）肝血痞

肝血痞属血希拉热为主的痞病。

【症状】 肝血痞多有肝热病病史，如肝宝如病等。在右上腹部灼痛之同时向脊椎第九节附近串痛。肝部摸到肿块并有压痛。食欲减退，腹胀，疲乏。若病情加重则胸口憋胀，气促，因痞块之黄水向外渗漏，腹腔水液积聚而腹部膨大。肤色发青，迅速消瘦。如果痞块进一步长达而挤压胆腑，则目及全身黄疸。脉象细数。舌苔黄色，尿深黄，大便不畅。如不及时治疗，病势将进一步加重，肿胀愈益扩展，可能变为肝血痞渗漏型水臌。

【治疗】 治以清希拉热，融化痞块或破除泻下痞块，对症治疗为原则。药物宜选五味清浊散、十八味查干泵阿散、七味红花散、当药四味汤、六味贝齿炭散、九味牛黄散、弱泻剂、大黑散及二十五味大汤散等。

【临床病例】 黄某，男，46岁，汉族，鄂尔多斯人，2012年10月2日就诊。

【主诉】 腹胀食欲不振、乏力半年。

【病史】 患者感腹胀乏力、食欲不振半年。曾经于2009年在当地医院就诊，诊断为轻度脂肪肝，未经治疗，近来感觉腹胀食欲不振、乏力，睡眠差前来就诊。有酒精性脂肪肝病史。已婚，生育1子1女，妻儿健康。无遗传病史。嗜烟史三十年，有饮酒习惯，每日半斤，生活环境尚可。

【蒙医检查】 营养一般，消瘦，面色暗，舌质红，苔黄腻，脉细、紧，小便黄。

【检查】 体温37℃，脉搏85次/分钟，呼吸20次/分钟，血压140/95mmHg。精神一般，形体消瘦，面色晦暗，五官端正无异常，四肢关节无红肿，活动自如。

【蒙医诊断】 肝血痞。

【治法】

（1）处方：早：五味清浊散加藏红花1g和七味红花散2g温开水送服。午：十八味查干泵阿散3g用当药四味汤送服。晚：六味贝齿炭散3g加九味牛黄散等量用当药四味汤送服。

（2）辨证给药：若有烧心则大黑散加六味安消散用冰糖水送服；体质虚弱者二十五味大汤散加当药四味汤温开水服之；若疼痛较甚则在晚上的药上加3～5粒五味嘎日迪丸服之。

（3）治疗期间可用肝弱泻剂泻之，并在肘内、外脉反复针刺微量放血。

（二）脾血痞

脾血痞属巴达干血为主的痞证。

【症状】 表现食欲不振，腹胀肠鸣，消化不良等，左上腹部灼痛，伴脊椎第11节处疼痛。以手触摸可见脾大而有压痛；病势加剧则由腹部左侧开始积水而腹部膨大；颜面发青，口唇燥裂或溃烂，脉象沉而紧，舌质青而有白灰苔。如不及时治疗，病势逐步加重，或可转变为脾痞渗漏型水臌症。

【治疗】 治以清巴达干热，破痞泻下或化痞燥湿，对症治疗为原则。药物宜选六味安消散、十九味草果散、七味诃子散、大黄三味汤、六味贝齿炭散、四味喜马拉雅大戟弱泻剂、大黑散及草果四味汤等。

【临床病例】 巴某，男，46岁，汉族，鄂尔多斯人，2012年10月2日就诊。

【主诉】 食欲不振，腹胀肠鸣，消化不良。

【病史】 患者食欲不振，消化不良，腹胀肠鸣，左上腹部灼痛，无遗传病史，有饮酒习惯，生活环境尚可。

【蒙医检查】 营养一般，消瘦，颜面发青，口唇燥裂，脊椎第11节有压痛。触摸可见脾大而有压痛。脉象沉而紧，舌质青而有白灰苔。

【检查】 体温37℃，脉搏80次/分钟，呼吸20次/分钟，血压130/95mmHg。精神一般，形体消瘦，面色发青，五官端正无异常，四肢关节无红肿，活动自如。触摸可见脾大而有压痛。

【蒙医诊断】 脾血痞。

【治法】

（1）处方：早：六味安消散1.5g加十九味草果散等量温开水送服。午：十九味草果散3g加贝齿炭2g用温开水送服。晚：七味诃子散3g用草果四味汤和大黄三味汤等量煎汤送服。后期用四味喜马拉雅大戟弱泻剂泻之。

（2）辨证给药：热象偏盛则六味贝齿炭散加红花七味散用温开水送服；消化不良者草果四味汤加五味紫硇砂汤等量口服之；若疼痛较甚则十九味草果散加3～5粒五味嘎日迪丸服之。

（3）治疗期间若有血热像者在脾脉和无名指后脉针刺微量放血。巴达干血象偏盛者选第11椎关节三穴行灸疗或温针刺疗。

（三）胃及大肠血痞

胃及大肠血痞属巴达干血和赫依血热，是血性为主的聚合性痞证。

【症状】 患病初期以食欲不振，消化不良明显，泛酸，偶尔胃部痉挛性疼痛，便秘或遇不适条件而易引起腹泻。随着病情加重，痞块局部有疼痛，可触及硬块，有触痛。大肠血痞则下腹部痞块局部有间歇性灼热刺痛，大便不规律，多为腹泻。食用凉或温性饮食、饥饿或饱食、受寒或保暖均能诱发疼痛，诱因不明是本病特征。

【治疗】 治以化燥，破泻痞及对症治疗为原则。药物宜选十一味黑冰片散、九味五灵脂散、六味木香散、四味喜马拉雅大戟弱泻剂、二十五味大汤散、十三味石榴散及十五味止泻木散等。

【临床病例】 吉某，男，50岁，蒙古族，锡林郭勒盟白旗人，2007年5月25日就诊。

【主诉】 胃痛6年，加重1个月。

【病史】 患者于2000年底开始出现上腹不适，食欲不振，消化不良明显，泛酸，等症状，到旗医院就诊，按慢性胃炎治疗，好转后没再服药。之后偶尔胃部痉挛性疼痛，便秘或遇不适条件而易引起腹泻，未进一步治疗。近1个月胃部疼痛加重，昨天前无明显诱因出现头晕眼花，心慌气紧，伴恶心，乏力，剑突下刺痛，便前就诊。在发病过程中无发热、头痛、无咳嗽、咳痰，小便正常。既往无肝炎和糖尿病史，无腹部手术史，有烟酒嗜好。

【蒙医检查】 身体消瘦，舌苔色白厚，尿黄，量少，味臭，脉象弦洪。

【检查】 体温36℃，脉搏85次/分钟，呼吸16次/分钟，血压110/70mmHg。发育正常，营养良好，神志清楚，自动体位，颈部和锁骨下淋巴结不肿大，全身皮肤无黄染及出血点，睑结膜苍白，巩膜无黄染，心律齐，各瓣膜听诊区无杂音。腹对称，无膨隆，腹壁静脉无怒张，剑突下疼痛明显，无反跳痛，扪及包块，肝浊音界存在，肝脾在无肿大，肠鸣音活跃，双肾区无叩击痛，双下肢无水肿。

【蒙医诊断】 胃血痞。

【治法】

（1）处方：胃血痞早晨十一味黑冰片散1.5g加九味五灵脂散等量温开水送服，晚上六味木香散1.5g加四味喜马拉雅大戟剂1g，熊胆、胡黄连、硼砂各0.5g；温开水送服。

大肠血痞早晨二十五味大汤散3g加芒硝、胡黄连等量温开水送服，中午十五味止泻木散3g用四味土木香汤1.5g，芒硝、胡黄连各1g；煎汤送服，晚上十三味石榴散1.5g加光明盐、沙棘、土木香、芫荽子各0.5g用温开水送服。

（2）辨证给药：胃痛则六味木香散加等量大黑散给予口服。内瘀血者用四味大戟缓泻剂导泻清除瘀血。腹胀、消化不良给予口服四味光明盐汤或采取宝如病常规疗法施治。巴达干热者给予六味木香散与六味寒水石散各1.5g温开水送服；恶心、呕吐则二十五味大汤散加等份六味甘草散开水沏服；腹胀给予六味木香散加六味安消散等量用温开水送服。

（四）子宫血痞

妇女生殖器任何部位的恶血瘀积成的痞块病变，其病性以赫依血为主。

【症状】 一般有赫依血相搏症状，腰疼、闭经和不调。赫依为主者头晕、心悸，心神不定，睡眠不牢，以下腹部病变部位为中心有非固定性疼痛，经血淡而浅红色；血为主者表现颜面潮红，下腹部病变处有疼痛等热证症状。经血黑红色，稠；病情加重，赫依血相搏时经血颜色多变，淡如水亦有之。行走、举重、咳嗽、打喷嚏时有剧烈疼痛。手掌和脚底阵阵灼热，全身不适或发冷，关节酸痛，双侧或单侧乳腺有触痛。尤其接近经期时疼痛加剧和痞肿增大，经期过后缓解。

【治疗】 治以滋生宫体，调整气血相搏，化燥或破除痞块及对症治疗为原则。药物宜选益母草丸、七味枸杞散、十七味三子汤、十八味吉祥丸、十三味牛黄散、红花八味丸、十七味沙棘散及二味枇杷叶汤等。

【临床病例】 格某，女，40 岁，蒙古族，锡林郭勒盟黄旗人，干部，2007 年 6 月 15 日就诊。

【主诉】 月经不调，腰部、下腹部疼痛 3 年余。

【病史】 患者 2004 年底开始月经不规律，经期延长，月经周期缩短，经血黑红色，稠，伴腰腹部疼痛或经前腰部、下腹部疼痛。近半年经血淋漓不断，有时小腹部疼痛加重。并伴有心悸、心慌、头痛、头晕、胸闷，有时失眠，乏力，手掌和脚底阵阵灼热，在当地医院诊治，效果不明显，前来就诊。无传染病等特殊病史，没有家族遗传病史，无过敏史，无烟酒不良嗜好。

【蒙医检查】 精神欠佳，体质消瘦，面色灰暗，营养差，舌苔白薄，脉弱、缓，尿色淡黄。

【检查】 体温 36℃，脉搏 80 次/分钟，呼吸 18 次/分钟，血压 105/70mmHg。患者营养差，体形消瘦。神志清楚，精神欠佳，自动体位，双肺呼吸音清晰，心律齐，大小便正常。

【蒙医诊断】 子宫血痞。

【治法】

（1）处方：早：益母草丸 3g 温开水送服。午、晚：七味枸杞散 3g 加十七味贝齿炭 1g 用十七味三子汤送服。

（2）辨证给药：若经血多则十三味牛黄散用二味枇杷叶汤送服，或者十八味吉祥丸加红花八味丸服之；寒性闭经者十七味沙棘散 3g 用苏木七送服；热性闭经者十七味沙棘散 3g 用四味当归汤送服；若白带多则五味清浊散加大托叶云实用温开水服之。

（3）治疗期间常用三红汤和四味文冠木汤 25g 加砖茶煎后在脊椎 13、14 及 18 关节处和下腹部疼痛处进行热敷。

四、希 拉 痞

希拉痞系恶血、黄水与希拉混合凝结而形成之痞瘤病。

【病因病机】 精华未能在血中生化之时过度进食锐热、油腻及酸性饮食，以及身心劳累过度，导致胆或肠中希拉偏盛，精华未消化之浊血由肝注入胆内，再与胆汁之精华"黄水"混合凝结而形成胆希拉瘤块。浊血注于小肠与希拉混合凝结则形成小肠希拉瘤瘤。此瘤属热性，但由于当时之致病因素、患者之体质特性等，可合并六基证之某一证而发生不同病变。本病属热性，多表现希拉热症状，瘤块生长较快，疼痛剧烈。

（一）胆希拉瘤

【症状】 消化不良，体力衰弱，食欲减退，右肋部不舒，阵发刺痛，伴恶心，有时土黄绿水，口干且苦，腹中灼热等类似胆石瘤症状，却无阵发性作痛现象。胆部按诊则有压痛，可摸到较软的瘤块。目及面部黄染，如病情加剧，则瘤瘤愈扩大，周身黄疸、瘙痒。肤色显黑，脉象紧，舌苔黄，尿黄，大便不畅。

【治疗】 治宜调理胃火，清希拉热，以化瘤燥湿为治则。药物宜选五味清浊散、查干泵阿十八味散、四味当药汤、十六味胡黄连散、八味黑冰片散、十一味黑冰片散、大黑散及八味当药散等。

【临床病例】 马某，女，35岁，回族，达茂旗人，工人，2006年10月8日就诊。

【主诉】 上腹部不适5年，右肋缘下疼痛2周。

【病史】 患者5年前开始上腹部不适，消化不良，有时右背肩胛疼痛，没有进行诊治。近2周病情加重，右肋缘下疼痛，并且饭恶心，想吐，大便不畅，前来就诊。既往无传染性疾病，无家族遗传性疾病，无药物过敏史，亦无其他不良嗜好。

【蒙医检查】 精神尚可，体质偏胖，右上腹压痛、反跳痛，脉象紧，舌苔黄，尿黄。

【检查】 体温36.8℃，脉搏75次/分钟，呼吸18次/分钟，血压120/80mmHg。神志清楚，自动体位，双肺呼吸音清晰，心律齐，未闻及病理性杂音，腹部平软，右上腹压痛、反跳痛，肠鸣音正常，肝脾肋下未触及。

【蒙医诊断】 胆希拉瘤。

【治法】

（1）处方：早：五味清浊散1.5g加十八味查干泵阿散等量冰糖水送服；中：十八味查干泵阿散3g用四味当药汤送服；晚：十六味胡黄连散1.5g加八味黑冰片散或十一味黑冰片散等量用四味当药汤2g加大黄三味汤1g送服。

（2）辨证给药：食欲不振和疼痛较甚者二十五味大汤散加四味当药汤服之；烧心者加大黑散冰糖水送服；消化不良则四味当药汤加光明盐四味汤服之；腹胀则六味木香散加六味安消散等量用温开水服之。

（3）治疗期间可用四味喜马拉雅大戟剂用大黄三味汤送服，并在希拉脉针刺微量放血。

（二）小肠希拉瘤

【症状】 小肠希拉瘤证见脐下或两侧经常不适宜拒按，用力行走坐卧或咳嗽、打喷嚏时瘤块处震痛或绞痛。当食物消化时可见腹泻，泻物带黏液，大便次数不定。恶心泛酸，口干苦，腹内灼热，烦渴，脉象细而紧，舌苔黄，尿色黄。

【治疗】 治宜以清希拉热，化瘤燥湿及破瘤泻下为治则。药物宜选六味安消散、十一味黑冰片散、十一味黑冰片散、大黑散、四味止泻木汤、七雄丸、四味喜马拉雅大戟剂、大黄三味汤及十五味甘草散等。

【临床病例】 斯某，女，53 岁，汉族，2007 年 10 月 23 日就诊。

【主诉】 腹部不适 10 年余，伴腹泻，加重 2 天。

【病史】 10 年前曾患痢疾治愈。之后经常出现腹部脐周围不适，有时按之疼痛。饮食不合适或受凉时容易腹泻。2 天前因身体受凉，再次出现腹痛、腹泻，前来就治。脉象细而紧，舌苔黄，尿色黄。平素身体健康情况一般，无家族遗传病史。

【检查】 体温 37℃，脉搏 70 次/分钟，呼吸 18 次/分钟，血压 90/60mmHg。发育正常，营养一般，痛苦面容，精神差，舌质红，舌苔黄。腹部平坦、压痛明显，拒按，肝脾不肿大。

【蒙医诊断】 小肠希拉痞。

【治法】

（1）处方：早：六味安消散 1.5g 加大黑散等量温开水送服。午：十一味黑冰片散 3g 用四味止泻木汤 2g 加胡黄连 1g 煎汤送服。晚：十一味黑冰片散 3g 加七雄丸 5～7 粒用四味止泻木汤送服。

（2）辨证给药：大便呈液性或腹痛较甚者十五味甘草散加七雄丸 5～7 粒服之；体质弱时二十五味大汤散 1.5g 加四味止泻木汤 1g、胡黄连 0.5g 温开水送服；腹内撑胀则六味木香散加六味安消散等量用温开水服之。

（3）治疗期间在希拉脉及小肠脉针刺微量放血。

五、水　痞

本病系身体某一部位潴积液体物质所形成的痞块，故称水痞。

【病因病机】 黏虫侵入身体并所产生之浊物流入血脉循行，滞留于某一脏腑之旁或腹腔内与黄水瘀积形成此痞，多发生于肺、心、肝及大小肠之旁。本病在性质上属于巴达干热型及黄水偏盛型，但按发生部位、患者之体质特性、年龄、季节等之不同，可合并六基证之任何一证。发病缓慢，疗效迟缓是本病特点。

【症状】 水痞多为病程缓慢，一般症状为眼睑和足背浮肿，痞瘤按之较硬而波动，疼痛不剧，压痛不甚。肺水痞表现呼吸急促，咳嗽频作，出少量泡沫样黏痰，由于咳嗽及喷嚏而身体震动时，痞块局部坠痛。迁延日久可致消瘦，颜面苍白而浮肿。如果病势加剧，则出现呼吸困难。心脏水痞表现胸部出现颗粒状小疹，心跳气憋，心情有急躁，自觉心肺有被浸煮于热水中之感，进而状若疯狂，出现类似赫依性心脏病症状。生于肝、大小肠之旁的水痞，虽多与肝脏之血痞、大小肠包如痞相似，但痞块之长势既缓，痛势亦轻按诊无痛感或微痛。按之则有气体波动感。如病情加重，从生痞部位开始，腹部逐渐膨大，腹壁血管显露如网状。偏血、黄水则呈热性黄水证症状；偏巴达干、黄水则呈寒性黄水证征象。

【治疗】 治宜助胃火，燥黄水，杀黏虫，化痞燥湿为主，结合泻剂对症治疗。药物宜选五味清浊散、七味犀角散、二十五味犀角散、四味文冠木汤、六味贝齿炭散、十八味孟根乌苏丸、新Ⅱ号剂及二十五味松石散等。

【治法】

（1）处方：早：五味清浊散 1.5g 加七味犀角散等量用四味文冠木汤送服。午：六味贝齿炭散 3g 用二十五味大汤散 1.5g 加四味止泻木汤 1g 煎汤送服，晚：七味犀角散 3g 加十八味孟根乌苏丸 7～10 粒用四味文冠木汤送服。

（2）辨证给药：肺水瘀二十五味犀角散用沙参四味汤送服；心脏水瘀新 Ⅱ 号剂用白檀香三味汤送服；肝水瘀二十五味松石散用益肝清热汤送服；小肠水瘀十五味止泻木散用四味止泻木汤送服；大肠水瘀十一味寒水石散，腹腔水瘀用四味文冠木汤加大黄三味汤服之。

如热性黄水及合并黏虫偏盛者，可取十九味清热金刚散（贝齿灰、诃子各 1.2 份，广木香、红花。香青兰各 0.3g 份，麝香、熊胆 0.1g 份，草乌、信筒子、可瓜子、青蒿灰各 0.6g。石菖蒲、干姜、荜茇、古月、莨菪子、红铜灰各 0.2g，焦炙鹿茸、花椒各 0.5g 研制），开水送服，可燥敛瘀块。治疗过程中应投藜芦通便十三味散，引用大黄三味汤送服，以泻瘀毒。

（3）在治疗期间可在相关穴位和瘀瘤穴进行针刺或灸疗。

六、脓 瘀

本病系指人体某一部位形成之脓疡病。

【病因病机】 病因主要有黏虫感染所致或各种热病之后遗滞留于某一部位，迁延日久而产生恶血与黄水，聚积于该部位化脓凝结而形成。脓瘀多发生于肺、肝、脾等脏腑和皮肉之间及肌肉深部。本病虽属热性，但依当时季节、病者体质特性、年龄等因素，亦可合并赫依或出现以血与黄水为主的聚合病症状。

（一）肺脓瘀

【症状】 多因肺热的治疗不彻底转化而发病。症见高热、咳嗽，病初无痰或微量泡沫黏液，后期出现黏性脓痰。病灶扩展则胸部刺痛，呼吸急促，脊椎第 4、5 节附近有压痛。一般不能睡矮枕，消瘦，颜面及下肢浮肿，脉象、舌苔、小便等均呈血热征象。

【治疗】 治宜清血热，化瘀破积，除脓毒为原则。药物宜选五味沙棘散、三味等量汤、二十五味犀角散、四十三味铜灰散、十三味铜灰散及十八味清肺散等。

【临床病例】 都某，女，36 岁，蒙古族，东乌珠穆沁旗人，牧民，1998 年 9 月 10 日就诊。

【主诉】 咳嗽、咳痰 1 个月，加重发热、胸痛、咳黏性脓痰 2 天。

【病史】 该病人 1 个月前曾患感冒，自购感冒药服用，卧床休息几天后仍咳嗽、咳痰，痰白质稠。前天开始发热、胸痛、咳黏性脓痰，感觉呼吸不畅，前来就诊。消瘦，颜面及下肢浮肿，脉象、舌苔、小便等均呈血热证征象。患者无其他特殊病史。

【检查】 体温 38.5℃，脉搏 98 次/分钟，呼吸 20 次/分钟，血压 120/80mmHg。神志清楚，自动体位，体形消瘦，皮肤膜未见黄染，口唇干裂，两肺呼吸音低，右侧明显，右肺可闻及干湿啰音，心律齐，未闻及病理性杂音，腹部平软，肝脾肋下未触及，无腹水，无下肢水肿。

【蒙医诊断】 肺脓痞。

【治法】

(1) 处方：早：五味沙棘散 3g 加碱面 0.5g、蜂蜜 5g 温开水送服。午：二十五味犀角散 3g 用三味等量汤 5g 煎汤送服。晚：四十三味铜灰散或十三味铜灰散 3g 三味等量汤 3g 煎汤送服。

(2) 辨证给药：若体质虚弱则早晨加牛奶 25ml，晚上加三红汤。

治疗 3~5 个疗程之后，取发芽期采集之大黄、肾叶囊吾、大小蓟等分研末，取 1~2g，加于五味沙棘散，空腹时开水送服，则可吐出脓毒。

（二） 肝脓痞

【症状】 食欲减退，腹胀，疲乏。在右上腹部灼痛，同时向背肩胛下串痛。肝部摸到肿块并有压痛。若病情加重则胸口憋胀，气促，因痞块之黄水向外渗漏，腹腔水液积聚而腹部膨大。如果痞块进一步增大而挤压胆腑，则目及全身黄疸。脉象细数。舌苔黄色，尿深黄，大便不畅。如不及时治疗，病势将进一步加重，肿胀扩展，可能变为肝血痞渗漏型水臌。

【治疗】 治以清希拉热，融化吸收痞块，对症治疗为原则。药物宜选五味清浊散、七味红花散、当药四味汤、四味文冠木汤、十六味红花散、六味贝齿炭散、九味牛黄散、二十五味松石散及八味松石散等。

【治法】

(1) 处方：早：五味清浊散加藏红花 1g 和七味红花散 2g 用当药四味汤 1.5g 加四味文冠木汤 1.5g 煎汤送服。午：十六味红花散 3g 用当药四味汤送服。晚：二十五味松石散 3g 温开水送服。

(2) 辨证给药：若有烧心则大黑散加六味安消散用冰糖水送服；可用肝弱泻剂泻之。

(3) 治疗期间在肘内、外脉针刺微量放血。

（三） 脾脓痞

【症状】 表现食欲不振，腹胀肠鸣，消化不良等，左上腹部和左背疼痛。以手触摸可见脾大而有压痛；病势加剧则由腹部左侧开始积水而腹部膨大；颜面发青，口唇燥裂或溃烂，脉象沉而紧，舌质青而有白灰苔。如不及时治疗，病势逐步加重，或可转变为脾痞渗漏型水臌证。

【治疗】 治以清巴达干热，化痞燥湿，对症治疗为原则。药物宜选六味安消散、十九味草果散、七味红花散、四味喜马拉雅大戟弱泻剂、草果四味汤及文冠木四味汤等。

【治法】

(1) 处方：早：六味安消散 1.5g 加十九味草果散等量用草果四味汤送服。午、晚：十九味草果散 3g 加贝齿炭 2g 用草果四味汤和文冠木四味汤煎汤送服。

(2) 辨证给药：热象偏盛则红花七味散加藏红花、牛黄、冰片各 1g 用温开水送服；消化不良、腹胀者草果四味汤加五味紫硇砂汤等量口服之。

(3) 治疗期间若有血热像者在脾脉和无名指后脉针刺微量放血。

（四）皮下或肌肉脓痞

【症状】　皮肉间或肌肉脓痞，多数有外伤或其他损伤史，局部痛剧烈、恶寒、高热，痞部周围红肿，按之柔软而波动。可用穿刺针穿刺诊断。

【治疗】　治宜清热化痞、功泻排脓、燥黄水为治则。药物宜选三红汤、文冠木四味汤、文冠木二十五味汤、泻黏红丸、黏病泻剂、十八味孟根乌苏丸、消肿散及希拉泻剂等。

【临床病例】　呼某，男，38岁，蒙古族，呼和浩特市人，2000年8月27日就诊。

【主诉】　左膝关节下疼痛6天，肿胀2天。

【病史】　1周前滑倒一次，左膝关节着地，当时稍微疼痛，无其他不适。之后左膝关节下部一直疼痛，有胀感。昨天发现起来包块，较软，发热，按之有痛感。既往体健，无传染病史，无不良嗜好。

【检查】　体温37℃，脉搏80次/分钟，血压120/80mmHg。发育营养可，神志清晰，周身浅表淋巴结不肿大，头、颈、四肢、脊柱、四肢无畸形，心肺检查未见异常，腹平坦柔软，肝脾未扪及，无压痛，无反跳痛，双肾区无叩击痛。

【蒙医诊断】　皮下脓痞。

【治法】

（1）处方：早、午三红汤、文冠木四味汤3~5g煎服。晚：文冠木二十五味汤3g用三红汤送服。

外敷消肿散使其成熟。

（2）辨证给药：脓痞切开排脓，口服十八味孟根乌苏丸、文冠木二十五味汤。

（3）治疗期间若痞瘤患于上身者在肘内、外脉针刺放血，痞瘤患于下身者在内踝脉和肌尖脉针刺放微量血。

第三节　水　肿　病

体内水分不正常增多和渗漏，聚集于某处引起水肿或臌胀总称为水肿病。

【病因病机】　本病没有原发性者，而肺、心、肾等脏腑痈疾之加重，或者长期营养不足，或者热病时过多服用泻剂、放血过量，或突然多服寒凉之药，在潮湿之处睡眠等，饮食不易消化及缺乏营养之物，以及受伤、中毒等均为导致水肿的因素。以上因素，均能导致胃火衰败，从而八巴达干偏盛。全身各部之分热能减弱及赫依血运行受阻，进而精华与糟粕之分解失常，饮食精华不能正常消化和不能转化为正精，反而引起浑浊之黄水充溢，特别是肾脏及病患脏腑的利水功能减退，则均可导致水液增积，在赫依之鼓动作用下溃散于全身而形成不同性质和不同特征的水肿病。因而本病属于继发于渗漏性痈疾的慢性疾患范围，其性质属寒性。根据其病程及病势，可分为浮肿、水肿、水臌三种。

一、浮 肿

本病系体内水分增多，在皮肤较薄部位出现浮肿，为水肿病之初期。

分型：在临床上将浮肿分为心源性浮肿、肺源性浮肿、肝性浮肿、脾性浮肿、肾性浮肿及妊娠浮肿等。从三根及所患脏腑之特点而言，心脏性者赫依偏盛，肺源性者巴达干、血偏盛，肝性者希拉偏盛，脾性者巴达干偏盛，肾性者巴达干与黄水偏盛，妊娠性者巴达干、赫依偏盛。但因所患之原发病症、患者之体质特性、年龄、患病季节、病程长短等因素之不同，可并发六基证之任何一证。浮肿发展则将成为水肿。

（一）心源性浮肿

本病是由心脏痼疾加重及心脏功能衰竭而导致。

【症状】 主要表现为心悸，呼吸急促，睡眠不牢，肤色灰滞，唇舌、齿龈等失去色泽，消化失常，体力衰竭，浮肿增减不定，小腿胫部足背较甚，按之凹陷，但复起亦速，脉象沉而不规律。

【治疗】 治以注意赫依，滋养心脏，排出或燥干浮肿之水。

药物选用十五味肉豆蔻丸、五味阿魏散、八味海金沙散、新Ⅱ号剂、三味檀香汤、十一味广枣散、七味红花清心散、三十五味沉香散及八味芫荽散等。

【临床病例】 特某，女，40岁，蒙古族，锡林郭勒人，2012年11月15日就诊。

【主诉】 劳累后心悸、气短2年余，双下肢水肿1个月。

【病史】 患者活动或劳累后心悸、气短2年，双下肢大浮肿1个月，病情逐渐加重，前来就诊。患者2009年底开始从事重体力劳动后出现气短，伴心慌，休息后可减轻，夜间病情反复，未到医院检查。今年9月开始上述症状频繁发生，从事轻松的日常家务感到气短，伴咳嗽，咯少量痰，每遇感冒后症状明显，可见双下肢浮肿。食欲不振，消化不良，尿量减少，大便如常。睡眠差，夜间休息不好，无发热、无胸痛、晕厥、无尿频、尿急。无传染病史，无药物过敏史。

【蒙医检查】 口唇发绀，双下肢中度水肿，按之凹陷，但复起亦速，舌质红而干裂，舌苔厚而白，尿量少，色黄，脉象沉不齐。

【检查】 体温36.6℃，脉搏105次/分钟，呼吸17次/分钟，血压120/80mmHg。神志清楚，精神较差，口唇发绀，眼陷，巩膜无黄染，扁桃体充血，胸廓对称，双肺叩诊清音，可闻及湿啰音，心律不齐，吸气时明显，未闻及病理性杂音，未闻及心包摩擦音，腹软，肝脾未触及，皮肤无红斑，无皮下结节，双下肢中度水肿。心电图示：心电轴右偏。

【蒙医诊断】 心源性浮肿。

【治法】

（1）处方：早：十五味肉豆蔻丸或八味阿魏散1.5g加等量的八味海金沙散用三味檀香汤2.5g加等量四味蒺藜汤送服。下午：七味红花清心散1.5g加三味檀香汤用温开水送服。

（2）辨证给药：若心赫依偏盛则十一味持命丸或新Ⅱ号剂用三味檀香汤送服。若有心脏瘤疾则二十五味冰片散用三味檀香汤送服。或八贵散用上诉汤剂送服。若睡眠差则三十五味沉香散煎沸带渣服用。若消化不好、腹胀则用八味芫荽散,下行赫依不通则用六味安消散或八味大黄顺气散,气短则用十五味沉香散。若浮肿加重,出现水肿或水臌症状则取大蒜改良泻剂 3g 用三味檀香汤 1.5g 加等份的三味大黄汤送服。

(二) 肺源性浮肿

本病是由肺脏瘤疾加重全身气血运行受阻而引起。

【症状】 其原发病明显加剧,出现胸憋、气短、咳嗽,呼吸困难,咳泡沫痰或痰带血丝,不能平卧。下肢水肿、眼睑、颜面等处浮肿明显。脉象虽沉而底、细数。

【治疗】 润肺,清巴达干热,排出或燥干浮肿之水,对症治疗。药物宜选十一味葡萄散、四味土木香汤、四味蒺藜汤、六味栀子汤、十八味沙棘散、二十五味冰片散、五味沙棘散、四味沙参汤、十六味冬青散及三十五味沉香散等。

【临床病例】 玛某,男,42 岁,蒙古族,锡林郭勒白旗人,2012 年 11 月 15 日就诊。

【主诉】 心悸、气短 5 年余,双下肢水肿 6 个月,加重 1 个月。

【病史】 患者心悸、气短 5 年,双下肢大浮肿 6 个月,病情逐渐加重,近一月以来病情进一步加重来就诊。患者 2007 年底开始从事重体力劳动后出现气短,伴心慌,休息后可减轻,夜间病情反复,未到医院检查。今年 6 月开始上述症状频繁发生,从事轻松的日常家务感到气短,伴咳嗽,咯少量痰,每遇感冒后症状明显,可见双下肢浮肿,经当地卫生院诊治,输液、吃药症状稍微缓解,未进一步治疗。此后每遇感冒和劳累病情反复,症状加重,到锡林郭勒盟蒙医研究所诊治,确诊为肺心病,经治疗后症状减轻回家。1 个月前生气等,出现心悸气紧,夜间无法平卧睡觉,眼睑、颜面、双下肢浮肿,稍微活动后即心悸气短,故专程来苏荣扎布门诊就诊。食欲不振,消化不良,尿量减少,大便如常。睡眠差,夜间休息不好,病人患关节炎多年。无发热、无胸痛、晕厥,无尿频、尿急。无传染病史,无药物过敏史。

【蒙医检查】 呼吸急促,口唇发绀,膝关节变形、变粗,双下肢中度水肿,舌质红而干裂,舌苔厚而白,尿量少,色黄,脉象细数沉,不齐。

【检查】 体温 36.8℃,脉搏 90 次/分钟,呼吸 20 次/分钟,血压 120/80mmHg。神志清楚,精神较差,端坐位,呼吸急促,口唇发绀,眼陷,巩膜无黄染,扁桃体充血,胸廓对称,双肺叩诊清音,可闻及湿啰音,心尖搏动于第 5 肋间,左锁骨中线外侧 0.6cm 处,搏动弥散,心界向左扩大,心律不齐,吸气时明显,心尖区可闻及隆样舒张期杂音,伴震颤,其他听诊区未闻及病理性杂音,未闻及心包摩擦音,腹软,肝脾未触及,膝关节变形、变粗,活动时略痛,皮肤无红斑,无皮下结节,双下肢中度水肿。心电图示:心电轴右偏,右心室肥厚。X 线示:心影增大。超声心动图示:右室增大,二尖瓣前后叶瓣稍增厚。

【蒙医诊断】 肺源性浮肿。

【治法】

(1) 处方:早:十一味葡萄散 3g 用四味土木香汤 1.5g 加等量四味蒺藜汤送服,或用六味栀子汤送服。下午:十八味沙棘散 3g 用上诉汤剂送服。晚:二十五味冰片散 3g 用上诉汤剂送服。

（2）辨证给药：观察病情若赫依偏盛则用八味阿魏散，痰难以咳出则五味沙棘散用四味沙参汤送服。痰带血丝则五味石膏散用四味沙参汤和三红汤送服。若气短则晚上的药引子换成三十五味沉香散或服用十六味冬青散。消化不好并腹胀用芫荽八味散，下行赫依不通则用六味安消散或十三味石榴散。

（3）治疗过程中在浮肿三穴位施灸；若巴达干、血偏盛可在肘外脉微量放血。若巴达干赫依偏盛则可在脊椎第4~5节施灸。

（三）肝性浮肿

本病由肝脏痼疾加重而引起。

【症状】 原发病逐渐加重，出现体质衰竭，极度疲劳，浮肿始发于右侧腹部逐渐扩大，甚至腹部水肿。眼睛与皮肤、尿液等皆呈黄色，脉象细数。

【治疗】 以调胃火，清希拉热，排除或燥干浮肿之水，对症治疗。药物选用八味芫荽散、九味牛黄散、二十五味大汤散、六味栀子汤、四味当药汤、八味海金沙散、大黑剂及七味红花散等药物。

【临床病例】 王某，男，46岁，汉族，武川县人，2006年10月26日就诊。

【主诉】 食欲不振，上腹不适、全身乏力，近8年，加重下肢和全身浮肿1个月。

【病史】 该病人1998年出现上腹不适，以右侧肋下区域不适为主，随之出现食欲不振，全身乏力，未予检查治疗。1年前上述症状加重，腹胀，下肢出现轻度水肿，到县医院按肾病诊治好转，仍坚持工作，未进一步检查治疗。3个月前上述症状突然加重，尿量比以往明显减少，进硬食感觉上腹不适，肝区持续性疼痛，时有呕吐，为胃内残余食物，排黑色粪便，下肢和全身浮肿。到集宁市医院，经B超等辅助检查后诊断为肝纤维化，用利尿剂、凝血酶、护肝药，病情稍稳定后转入内蒙古医院治疗1个月。最近下肢又开始浮肿，患者想用蒙医药诊治，便前来就诊。患者精神差，消瘦。肝区压痛阳性，纳食差，睡眠差。患者不清楚曾经是否患肝炎病，无结核等传染病史，无心脏病、糖尿病、高血压等病史，无手术及输血史，嗜好烟酒。

【蒙医检查】 面色晦暗，双眼赤黄，颈静脉怒张，腹部膨隆，脐周静脉轻度曲张，消瘦，舌质淡红，黄厚苔，尿黄，量少，味臭。脉象细数弦，上腹右侧可闻及肝脏，边缘钝，质硬，脾大。腹部移动性浊音明显，有液波震颤，双下肢浮肿。

【检查】 体温37℃，脉搏98次/分钟，呼吸20次/分钟，血压105/70mmHg。发育正常，营养差，神志清楚，面色晦暗，皮肤膜及双眼巩膜无黄染，双眼血丝，颈静脉怒张，压迫肝脏时更明显，食管居中，胸前可见蜘蛛痣，有肝掌、双肺呼吸音清晰，心律齐，未闻及异常杂音，脐周静脉轻度曲张，上腹右侧肋下可扪及肝脏，轮廓不规则，边缘钝，质硬，压痛明显，脾大肠鸣音活跃，腹部移动性浊音阳性，液波震颤，脊柱四肢活动正常，双下肢浮肿。B超示：肝脏轮廓不规整，表面呈锯齿状，密度减低，左肝叶增大，脾大。腹部可探及无回声液性暗区。血常规检查示，肝酶升高，白蛋白降低，凝血酶原时间延长。

【诊断】 蒙医诊断：肝性浮肿；西医诊断：肝硬化。

【治法】

（1）处方：早：八味芫荽散 1.5g 加等份的九味牛黄散用六味栀子汤送服。下午：二十五味大汤散 2g 加 1g 四味当药汤，加栀子、腊肠果各 1.5g 用开水沏服。晚：九味牛黄散 1.5g 加八味海金沙散等量用上诉汤剂送服。

（2）辨证给药：若反酸则大黑剂用糖水送服。肝火偏盛用七味红花清肝散，消化不好则用四味光明盐汤加等量四味当药汤，大便干燥用六味安消散，疼痛甚者晚上取九味牛黄散加五味嘎日迪丸 3 粒服用。

（3）治疗期间可以使用泻剂同时在肘外脉微量放血。

（四）脾性浮肿

本病是由脾脏痼疾加重所致。

【症状】　除原发病加重外，伴有腹胀、肠鸣、消化不良，浮肿始于左侧腹部，眼睑和面部浮肿。口干、口唇黏膜干燥呈灰白色或青紫。脉象沉弱而底促。

【治疗】　治以调胃火，防止巴达干偏盛，排除或燥干浮肿之水，对症治疗。药物选用八味芫荽散、十九味草果散、六味栀子汤、二十五味大汤散、四味草果汤、八味海金沙散及十一味铁屑散等药物。

【治法】

（1）处方：早：八味芫荽散加等量十九味草果散用六味栀子汤送服。下午：二十五味大汤散加 1/3 四味草果汤加栀子、腊肠果各 1.5g 沏服。晚：十九味草果散 1.5g 加等量八味海金沙散用上诉汤剂送服。

（2）对症治疗：若腹胀用六味木香散加六味安消散各 1.5g 煎服，消化不好用四味光明盐汤加四味草果汤，脾周疼痛则晚上用十九味草果散或七味诃子散加五味嘎日迪丸 3 粒用温开水送服。古籍记载治疗宜服用十一味铁屑散。

（3）治疗期间可在脊椎第 11、第 12 节进行艾灸。

（五）肾性浮肿

本病是由肾脏痼疾加重所致。

【症状】　除原发病加重外，出现腰肾部疼痛，头晕、耳鸣，从眼睑和颜面部开始浮肿，伴阴部浮肿并痛痒。脉象沉，尿液呈黄色，出现尿频。

【治疗】　治以调胃火，滋肾强肾，祛巴达干希拉，排除或燥干浮肿之水，对症治疗。药物选用八味芫荽散、七味红花消肿散、八味海金沙散、七味宝拉曼散、四味蒺藜汤、十味豆蔻散、七味肾脉汤、十三味菥蓂散、十味诃子清肾散、十八味诃子清肾丸及水轮丸等。

【临床病例】　高某，男，40 岁，满族，清水河县人，农民 2002 年 3 月 5 日就诊。

【主诉】　全身浮肿、尿少 2 周。

【病史】　患者 2 周前开始出现双眼睑浮肿，继而双下肢及全身浮肿，伴头痛，腰痛，烦躁，小便黄少，不思饮食，经呼市医院诊断为急性肾小球肾炎，住院 1 周，病情稍有好转，但浮肿未消，因经济原因要求出院，慕名前来求治。

【检查】　精神欠佳，营养一般，眼睑、四肢浮肿，脉象沉，舌质淡红，舌苔白腻，尿液呈黄色。

【诊断】 蒙医诊断：肾性浮肿；西医诊断：急性肾炎。

【治法】

(1) 处方：早：八味芫荽散 1.5g 加八味海金沙散或七味宝拉曼散等量用七味肾脉汤 1.5g 加等量四味蒺藜汤送服。午：十味豆蔻散 1.5g 加八味海金沙散等量用上诉汤剂送服。晚：十三味菥蓂散 1.5g 加八味海金沙散等量用上诉汤剂或用四味姜黄汤加等量红药汤送服。

(2) 辨证给药：肾虚用日轮丸，热象偏盛用十味诃子清肾散，腰肾部疼痛用十八味诃子治痹散，尿浑浊则晚上取萨日嘎日迪丸用四味姜黄汤送服。

(3) 治疗期间可以在脊椎第 1、13、14、18 节进行艾灸。

（六） 妊娠性浮肿

本病为随妊娠妇女胎儿长大而出现的肿肿，亦称妊娠浮肿。

【症状】 本病常见于巴达干、赫依型体质者，或胃火不调，或肾气虚弱，下身寒盛之妇女，或孕后缺乏营养，或受湿，罹患肾病等。始于壬辰第 8～9 月，主要表现为从足背，小腿开始浮肿，一般轻证表现为长时间垂腿而坐，或活动后加重，平卧可减轻为其特征者为妊娠期正常生理现象。若从妊娠 3～4 个月开始浮肿，无心、肝、肾疾病，则为妊娠浮肿症。重症者，下肢肿胀而发亮，个别人浮肿可扩张至外阴部，甚至全身。同时还可伴食欲减退，消化不良，气喘，烦躁，心悸，倦怠，或因下肢浮肿而行动受影响。尿频，脉象沉弱。

【治疗】 治以助胃火，滋肾强心，祛巴达干，对症治疗。

药物选用八味芫荽散、日轮丸、三味檀香汤、四味蒺藜汤、十一味广枣散及十味铁销散等。

【治法】

(1) 处方：早：八味芫荽散 1.5g 加日轮丸等量用三味檀香汤 1.5g 加等量四味蒺藜汤送服。午：十一味广枣散 3g 用当药汤引服。晚：十味铁销散或日轮丸 3g 用上诉汤剂送服。

(2) 辨证给药：经常服用滋养三骨汤或滋养四骨汤，以抑赫依之躁动。气短时八味沉香散加 1/3 四味土木香汤在滋养汤中煮沸服用。白带增多用五味清浊散加等量的云实用红糖水送服。

二、水　肿

水肿系浮肿病未及时治愈，日久加重转化而形成或其他原因引起的病症。特别是肾脏及病患脏腑的利水功能减退，导致水液增积成水肿。

分类：可分为心源性、肺源性、肝性、脾性、肾性及中毒性水肿。

【症状】 临床表现大多有浮肿之病史。主要颜面、胸部、腹部、膀胱部、阴部、胫部、足背等处皆肿胀，肌肉皮肤之间充盈黄水，向卧侧流注是本病特征，比如睡卧时下侧水肿尤甚。如系巴达干、赫依偏盛，则头晕、心跳、喘促、身体发凉颤抖，肌肉紧缩，皮肤粗糙，疲乏无力。水肿昼间严重，夜间较轻。舌干涩，脉象沉而数，尿液浅黄而量少。如系血、希拉偏盛，则肿势加剧愈速，胸内烦热，焦躁不安，口渴，眼睛与皮肤皆呈现黄色。脉象急速，脉管疼痛，尿色赤黄而量少，遇温暖则病情加重。

【治疗】 治宜在助胃火、疏通脉道及治疗原发病的前提下，以利水燥湿，断其水源，对症治疗为治则。药物选用八味芜荽散、五味冬葵果汤、四味藜芦散、三味大黄汤、八味海金沙散、二十八味水晶散、十七味石榴散、二十五味冰片散、十五味冬青散、四味文冠木汤、二十五味水苦麦散、十六味杜鹃散、十六味冬葵果散及大蒜改良泻剂等。

【治法】

（1）治疗方法参照浮肿病。

（2）辨证给药：通利水道八味芜荽散用五味冬葵果汤送服。利水时四味藜芦散用三味大黄汤送服或八味海金沙散用上诉汤剂送服。若热偏盛则二十五味冰片散加白云香、决明子、苘麻子、苦参等，用文冠木汤送服。寒偏盛则用十六味冬青散、二十五味水苦麦散及十六味杜鹃散等用四味文冠木汤送服。

（3）热偏盛可选特定的穴位放血，寒偏盛则找特定的穴位行艾灸。

（4）饮食方面宜食用新鲜羊肉粥、马奶、骆驼奶等温而富于营养的食物，适量饮用茶水，忌过热、过冷、变质、酸味、咸味、刺激性食物。起居方面忌过度劳累、久坐卧于潮湿之处，力求心情舒畅，防止怒暴。

三、水　臌

水臌是指以水肿遍及"水臌八位"为表现的水肿症加重所致。

【病因病机】 水肿病之加重，在精华与糟粕生化过程中精华不能正常消化和不能转化为正精，反而引起浑浊之黄水充溢，特别是肾脏及病患脏腑的利水功能减退导致水液增积，在赫依之鼓动作用下溃散于全身而形成不同性质和不同特征的水臌病。因而本病属于继发于水肿性瘟疾的慢性疾患范围，其性质属寒性。根据其病程及病势，可分为瘀积水臌、扩散水臌、渗漏水臌、渗出水臌和中毒水臌种等。

（一）瘀积水臌

瘀积型水臌为肾源性水肿加重而体内液体瘀积形成的病症。

【症状】 患者大多有精华消化不良及慢性肾病之病史，主要表现浮肿从颜面、眼睑开始，至手背、第16椎附近、胸下、会阴部、胫部、足背等八处（亦称水肿八位）均水肿膨满。肿势迅速加剧，身弱无力，骨骼肌肉无定处酸痛，口干渴，胃肠胀鸣，排气不利，并伴耳鸣、头晕、气短、心跳等症状。

如偏热性则心烦意躁，头痛，脉迟而紧，舌苔淡黄而燥，尿量少而赤黄。偏寒性则多出现巴达干、赫依症征象，脉象沉迟，舌苔白色而腻，尿量少而泡沫大，呈黄白色。

【治疗】 治宜在助胃火、疏通水液通路之前提下，遵循如下五项原则：如属热性则使之转变为寒性，而后治之；燥水于原发部位；通过脉泻或腹泻攻逐水湿；引水排外；断其水源等。药物选用六味栀子汤、八味芜荽散、四味蒺藜汤、十味诃子清肾散、八味海金沙散、水轮丸、五味清浊散、七味肾脉汤、十味豆蔻散、五味冬葵果散、四味熊胆散、巴豆改良剂、二十五味水苦卖散及十三味狼毒泻剂等。

【治法】

（1）处方：若是肾热性偏盛则早晨八味芫荽散3g用六味栀子汤加四味蒺藜汤等量送服，下午十味诃子清肾散1.5g加等量八味海金沙散用七味肾脉汤1.5g加四味蒺藜汤等量送服。晚上水轮丸3g用马奶送服。

（2）若是肾寒性偏盛则早晨取五味清浊散3g用七味肾脉汤1.5g加四味蒺藜汤等量送服。下午十味豆蔻散1.5g加八味海金沙散等量用上诉汤送服。晚上水轮丸3g用马奶送服。

（3）辨证给药：病势及水肿甚者，则以泻剂攻逐为主。首选在前一晚投花椒，小蜀葵子等份二味汤煎服，为用脉泻剂做准备。翌日早晨投对治水泻剂或硇砂五味丸5~7粒，用四味蒺藜汤3g送服。1~2小时后再服小蜀葵子、桂皮、荜茇三味汤，水臌便可随尿液排出。若同时使用脉泻剂和腹泻剂则前一晚三味大黄汤1.5g加等量的四味蒺藜汤煎服。翌日早晨取十三味狼毒泻剂或巴豆改良剂7~13粒用上诉汤剂服用。若单使用腹泻剂则前一晚服用三味大黄汤，翌日早晨十四味诃子散用巴豆改良剂或大蒜改良剂7~13粒，用三味大黄汤送服。根据病人身体及肿臌情况可隔日或2~3天再次服用，但要切记不能将水臌一次性泄出。

（4）服用泻剂后饮食方面忌过热，过冷，尤其对胃有刺激的，不易消化，咸、酸性食物。为保护胃肠可服用五味清浊散。为断水肿之水源可服用四味熊胆散的同时服用十味川楝子搅合剂。

（二）扩散水臌

本病是液体蓄积于体内，并扩散全身的水肿病之一种。根据其病变及症候，可分为血散水臌，胆散水臌和水散水臌三种。

当热病遗余渗与肝脏，肝脏受损而精华不能生化为血而恶血激增，恶血产生浑浊之黄水乘赫依煽动而散布于周身，形成血散水臌。由于肝脏受损而未能生化为正精的恶水流注于胆，致使胆汁浑浊增多而外溢，由此产生之浑浊黄水，亦在赫依在作用下，扩散于全身，形成胆散水臌。由于长期生活于阳光不足之潮湿居处，或在治疗热性疾病时，针刺放血过量，应用清凉药物及攻泻剂过度，劳累后饮水过量而伤肠胃，使胃火衰败，或在饮食方面过度食用冷水、酸奶、奶酪、劣质酒类、茶水等，均影响消化功能，足使寒性黄水增积，黄水在赫依之作用下扩散于全身，形成水散水臌。前两种水臌由于精华不消化，而损及肝胆，故具血、希拉性，属热性水臌范围。后者因由外治与药物谬误所致，与胃火衰败及水分不吸收有直接关系，故具巴达干、赫依性，属寒性水臌范围。

【症状】 病者大多在精华不消化及肝胆疾患以及治疗谬误之病史。而且病势加重之症候亦较明显。表现为身重疲倦，胸胁或全身骨肉以及皮肤游走性阵阵刺痛或酸痛。同时"水肿八位"均水肿胀满。

血散水臌，症见由右上腹开始肿胀逐渐扩大，弥漫于全身，但以腹部为甚。出现头昏头痛，不思饮食，肝部拘痛，体内微热，心神烦躁，口渴求饮，唇舌灰白，面目发赤等症状。脉象紧，舌苔赤黄，尿色赤而量少。

胆散水臌，从右上腹开始肿胀以至全身浮肿，但在腹部为甚。主要在肝胆作痛，并传到第十椎节附近。伴头痛、心跳、喘促，稍进饮食则胃腑胀满，面目发黄，偶感腹部不舒，泻黄色稀便。脉象细紧，舌苔黄白色，尿黄量少。

水散水臌，初期从眼睑、颜面开始肿胀，逐渐肿及全身，形如泥塑像，尤以四肢及头部较甚。病者感周身发凉，特别是胃发凉胀闷，消化力减退。并伴心跳气急，头晕等症状。脉象迟沉，舌苔灰白，尿色青而泡沫多。

【治疗】　血散水臌和胆散水臌首先清血、希拉热，疏通脉道，转热为寒性的前提下，依照治水臌五原则对症治疗。药物选用六味栀子汤、四味当药汤、二十五味冰片散、四味蒺藜汤、九味牛黄散、水轮丸、八味海金沙散、八味松石散及铜灰剂等。

【治法】

（1）处方：早：六味栀子汤 3~6g 加等量的四味当药汤煎服。下午：二十五味冰片散 3g 用四味蒺藜汤送服。晚：九味牛黄散 1.5g 加等量水轮丸或八味海金沙散用四味蒺藜汤送服。

（2）辨证给药：燥水主要用四味文冠木汤加四味当药汤，并服用铜灰剂等。

水散水臌首先助胃火、疏通脉道，利水燥湿，对症治疗。药物选用五味清浊散、四味蒺藜汤、二十五味苦荬散、水轮丸、日轮丸、大蒜改良剂、巴豆改良剂及灰剂等。

【治法】　早晨五味清浊散 3g 用四味蒺藜汤送服。下午及晚上取二十五味苦荬散或水轮丸 1.5g 加等量的日轮丸用上诉汤剂送服。之后可根据病人情况给予巴豆改良剂 1~3 次。待排下水臌后，再给以灰剂之类的燥湿剂，最后用绝水源之治法，可按"瘀积水臌"处理之。

（三）渗漏水臌

本病系由于某一脏腑积水灶之渗漏外泄溃散于周身而形成的一种水肿病。分为脏渗水臌、腑渗水臌、痞渗水臌三种。

1. 脏渗水臌

脏渗水臌有肝渗、脾渗和肺渗之分。这些脏器的慢性病灶是为发生本病的直接原因。因在精华与糟粕分解吸收过程中，精华不能生化为正精，反使恶血与黄水激增，并向外渗漏，随赫依之催动，散布于周身，形成具有该脏之特点的渗漏型水臌。脏性水臌属热性，但由于发病脏器，内因外缘及病者的生活环境等的不同，可与"六基证"之任何一证合并。如肝水臌易与血、希拉合并，脾、肺水臌则易与巴达干、血合并。

【症状】　肝脏渗漏型水臌，从右上腹开始水肿，逐渐波及全腹，腹部膨大，脐周围血脉呈网状显露，而四肢干瘦。脉象紧，尿色赤，最后转化为胭脂色；脾脏渗漏型水臌，则从左上腹开始水肿，脾周围积水，脾硬如石，胃胀肠鸣，消化功能显著减退。肺脏渗漏型水臌，从颜面及下肢开始浮肿，以下肢浮肿为重，咳嗽，心跳加快，气短，胃不适，精神不振等。

【治疗】　治以水臌五治则与原发病治则相结合，对症治疗。

肝脏渗漏性水臌可选用利肝退黄汤，七味红花清肝散，九味牛黄散和泻肝丸等，最后应服用断绝水源的药物，可根据病人情况在右臂肝脉行放血治疗。脾渗漏水臌选用六味橘子汤、四味草果汤、十九味草果散、七味诃子散及八味芫菱子散，可根据病情在右臂肝脉放血治疗。肺脏渗漏性水臌选十一味沙参汤、二十五味贵散、十三味檀香散、十一味葡萄散、二十五味铜炭散及十六味杜鹃散等。

2. 腑渗水臌

腑渗水臌有胃渗水臌和大肠渗水臌两种。主因胃、大肠慢性病加重，胃火衰败，精华不能消化吸收，导致巴达干黏液激增，阻塞精华之通道，从而浑浊之精华长久停留在胃、大肠内，终使胃、大肠功能衰败，犹如冷水注满泥缸，其水外渗，即形成腑性渗漏型水臌。腑性渗漏型水臌属寒性，但亦可与"六基证"之任何一证合并。

【症状】 本病表现为腹胀肠鸣，食欲不振，消化减弱，当饱食或受寒后，腹部如患痧症般绞痛。

【治疗】 治以水臌五治则与原发病治则相结合，对症治疗。但首先扶正胃火，注意赫依，疏通脉道。药物选用六味栀子汤、四味当药汤、二十五味冰片散、四味蒺藜汤、九味牛黄散、水轮丸、八味海金沙散、八味松石散及铜灰剂等。断绝水源选用四味熊胆散和十味诃子剂，同时可取"封水三穴"（脊柱第1、13、18）和胃、大肠总穴，施以艾灸或温针治疗。

3. 痞渗水臌

痞渗水臌分为脉痞渗水臌、血痞渗水臌和水痞渗水臌三种。其病因为肝、脾、膈及小肠等脏腑的脉痞和肝、脾、胃、大肠及子宫等脏腑的血痞以及肺、心、肝和小肠、大肠等之旁所生的胸腹腔水痞恶化，导致恶血和浑浊的黄水大量增积，逐渐外渗，即形成该部位的渗漏型水臌。肝、膈、小肠等之脉痞与血痞渗漏型水臌，易与血、希拉合并；脾脉痞与血痞及胃血痞渗漏型水臌则易与血和巴达干合并；大肠及子宫血痞渗漏型水臌则易与血和赫依合并为患。水痞渗漏型水臌，虽然大多属于巴达干热偏盛，但心和大肠水痞渗漏型水臌，可与赫依合并，肝和肺水痞渗漏型水臌，可与血合并，小肠水痞渗漏型水臌可与希拉合并。

【症状】 初期因水液渗漏缓慢，故不显，晚期则痞瘤脉口开，渗漏加快，肿势随之加重，由原发部位开始弥漫全身。

【治疗】 以治疗原发痞病为主，调胃火，通窍，同时采取利水消肿之法治之。肝、脾血痞性水臌和脉痞性水臌首先应多服用六味栀子汤等汤剂转热性为寒性；水痞性水臌应服用八味芜荽散以疏通脉道。后应酌情选用五味白硇砂散，对治泻剂，巴豆优化剂等泻剂。之后投骨制剂，颅骨制剂，灰制剂，蟾酥制剂和水轮丸，十五味铁屑丸等用四味文冠木汤或马奶、骆驼奶等送服，以燥湿利水。对以上三种渗漏型水臌之晚期可投五味熊胆散和五味黑冰片散以断其水源。

4. 中毒性水臌

中毒性水臌即中毒引起的一种水肿病。引发本病之毒类有配伍性毒，转化性毒，实物毒等。

【症状】 发病之初，由于中毒，胃火衰败，出现干呕、呕吐、烦躁，胃部发热绞痛，有时腹泻，便中带血或颜色各异之物，或呈痧症样绞痛症状。毒物随食物之精华而迅速散布，表现出各种各样症状。如血及肝脏中毒则全身酸痛，胸胁部为甚。目黄染或赤，口干或溃烂，口臭，有时干呕或吐黄水，头重作痛。心、肾等脏器中毒则语塞，舌苔发黑或绛斑，心神恍惚，腰肾寒凉坠痛，下肢发凉酸痛，耳鸣，小便淋漓，从头部开始浮肿，迅速弥漫全身，即水液泛滥于水肿八位。骨骼中毒则牙齿、指甲失去光泽，关节及脊椎骨酸痛。脑脊髓及骨髓中毒则头晕眼花，肌筋拘挛，重则昏厥，不耐日光。精血及精华中毒，则男子遗精，性欲消失；女子则月经淋漓不止，或回旋不下。精神委靡，面容憔悴，有时健忘或乱言妄语。脉象多为沉而紧，或细而紧，尿量少，色赤或褐，尿渣呈断裂状。本病属聚合症范畴，故其表现错综复杂，变化莫测。

【治疗】 治宜以助胃火，调理三根，通脉，敛毒解毒为原则，并结合"水臌五则"治之。通常选八味芜菱散，并取二十五味大汤散 3g 加 1/3 六味栀子汤煎服，可补益胃火而疏通水道。如有解毒之必要可用十六味牛黄散。并选十四味诃子泻剂、五味巴豆泻剂，二十五味塔黄散，水轮丸，七味宝拉曼散等；燥湿，断绝水源，根据病情酌情选用相应方剂。

第四章　五脏疾病的诊治经验

五脏属于阴阳学中的"阳"，其病因多为血、希拉热为主。在临床相对以热性为特征。

第一节　心　脏　病

心脏病分为心悸症、心刺痛、心热症、心黄水病、心蒙症、心虫病等。本章重点介绍心悸症、心刺痛、心热症、心黄水病、心蒙症以及高血压性心脏病、肺源性心脏病、先天性心脏病、克山病的诊治经验。

一、心　悸　症

系赫依偏盛型心脏病，以心悸为特征。

【病因病机】　赫依功能异常及气血运行传导受阻为主要病因。过食锐、热饮食及烟酒类，或食用性轻的饮食，心身过劳均为引发该病的因素。如心身过劳，尤其以心情烦躁，少运动者，受到突然刺激、过度惊吓、过度思虑引起的赫依偏盛后，与巴达干血相搏，导致心脏功能紊乱。体质偏赫依巴达干者，曾患过心隐伏热或感冒、浊热、黄水症、支气管肺疾病等均影响心脏正常功能。

【症状】　心悸心慌，胸闷气促，心前区不适，失眠，心神不安，嗳气等，剧烈运动后表现显著。过度劳累或受到刺激后心前区跳动剧烈、胸闷、气促、叹气为其特征。有时并发心刺痛，脉象以实数为主。

【治疗】　治宜以理赫依、活血养心为原则。药物选用三味檀香汤、三十五味沉香散、七味广枣散、十一味持命丸、十六味肉豆蔻散及珍宝丸等。

【临床病例】　巴某，男，54岁，蒙古族，巴彦淖尔人，2005年3月17日就诊。

【主诉】　心悸、心慌、失眠2年。

【病史】　患者2003初开始出现胸闷不适、心悸、心慌、经常失眠、消化不良。曾经在当地医院，内蒙古自治区医院心电图检查，大致正常心电图，慢性胃炎。但是仍然心悸、心慌、经常失眠，前来就诊。患者嗜好烟酒。既往无传染性疾病，无家族遗传性疾病，无药物过敏史，亦无其他不良嗜好。

【蒙医检查】　精神尚可，体质肥胖，脉象滑而空，舌苔白而淡，尿色淡黄。

【检查】　体温36.5℃，脉搏85次/分钟，呼吸20次/分钟，血压130/95mmHg。神志清楚，自动体位，双肺呼吸音清晰，心律不齐，未闻及病理性杂音，腹部平软，肝脾肋下未触及。

【蒙医诊断】　心悸症。

【治法】

（1）处方：早：十一味持命丸或十六味肉豆蔻散3g用肉汤或温开水送服。午：七味广枣散1.5g加六味安消散1.5g用温开水送服。晚：珍宝丸3g用三十五味沉香散3g送服。

（2）辨证治疗：希拉偏盛者用五味金诃子散代替六味安消散。睡眠差者用三味肉豆蔻汤引服。腹胀时给予六味木香散。合并血热者取七味红花清心散用三味檀香汤送服。下肢浮肿时，早晨宜投十一味广枣汤。

（3）在安静环境中疗养，外治可取脊椎第1、6、7节进行按摩。

二、心　刺　痛

该病系以心前区突发剧烈刺痛为特征的一种心脏病。

【病因病机】　普行赫依受损，精华与糟粕之分解紊乱，导致心脉内瘀积浑浊之血液所致。长期过度食用油腻甘厚味之饮食及烟酒，心身过劳，长期不运动，受凉，心情过于激动等均可诱发本病。

【分型】　赫依性刺痛、血热性刺痛、黏性刺痛、白脉性刺痛。

【症状】　该病可出现不同程度的心病综合症状，但以心剧烈疼痛为主要特征。刺痛程度因人而异，但都具有钝痛或胀痛。重者面色苍白，冷汗淋漓，胸闷喘息。疼痛一般持续1~5分钟，个别亦有持续15分钟者。凡疲惫劳倦，情志兴奋，饮酒吸烟，饮食过饱之后，易于发作。有些患者前无心前区疼痛症状，劳动后突发，或疼痛次数逐渐增多加重。如平时或休息时发作为病情加重的表现。

赫依性刺痛为游移性刺痛，头晕失眠心情烦躁，脉象芤而微。

血热性刺痛为心脏固定处疼痛，且口燥求饮，头痛，脸面及眼睛发红，发热，脉象滑、数而律不齐。

黏性刺痛以心前区固定处剧烈疼痛如针刺，心悸，寒战，胸闷，四肢出冷汗。脉象芤紧而微。

白脉性刺痛为出汗受凉后心脏周围随白脉的运行不稳定性刺痛。肩颈部，腰6~7关节及肋间不定性疼痛，从左肩胛骨至肱骨以及无名指小指麻木。

【治疗】　以促进气血运行的前提下，根据病情对症治疗。

药物选用三味肉豆蔻汤、四味肉豆蔻汤、十一味广枣汤、三味檀香汤、十味沉香散、十六味肉豆蔻散（新Ⅱ号）、六味镇痛散、八味沉香清心散、泻黏丸、珍宝丸、骚血普清散等。

【临床病例】　拉某，女，40岁，锡林郭勒盟蓝旗人，牧民，2006年11月5日就诊。

【主诉】　间断性胸闷、胸痛10年，加重6个月。

【病史】　1996年冬天有一次受冷后感觉胸闷、气短。之后经常感觉胸闷、胸痛已有10年，近3个月来出现胸闷、胸痛、较频繁，尤其劳累发作，休息后自行缓解。曾在蓝旗医院、锡林郭勒盟蒙医研究所就诊治疗，诊断为冠心病。无特殊病史，否认遗传病史，出生在本地，无不良嗜好。

【蒙医检查】 精神一般，体质肥胖，营养良好，舌苔黄，脉弱、缓慢，尿色淡黄。

【检查】 体温37℃，脉搏80次/分钟，呼吸18次/分钟，血压130/80mmHg。患者营养良好，肥胖。神志清楚，精神尚可，自动体位，双肺呼吸音清晰，心律齐，心尖部可闻及收缩期杂音，大小便正常，脉弱。

【诊断】 蒙医诊断：血热性心刺痛；西医诊断：心绞痛。

【治法】

处方：

赫依性心刺痛：早、午：十味沉香散1.5g加十六味肉豆蔻散1.5g用温开水或三味肉豆蔻汤2g加黑云香1g煎汤送服。晚：珍宝丸3g用三十五味沉香散送服。

外治可取头顶部、脊柱第1、6、7节涂油按摩。

血性心刺痛：早、午：十六味肉豆蔻散1.5g加骚血普清散等量用三味檀香汤3g加黑云香1g煎汤送服。日2~3次。晚：镇痛六味散3g用上述药引子送服。

外治可取十指指尖两角或肘内脉微量放血。

黏性心刺痛：早、午：十六味肉豆蔻散3g加泻黏丸3~5粒用肉豆蔻、黑云香、大黄等三药的汤送服，每小时1次，持续2~3次。晚：十六味肉豆蔻散1.5g加七味红花清心散1.5g用十一味广枣汤或三十五味沉香散煎汤送服。

白脉性心刺痛：早：十六味肉豆蔻散3g温开水送服。午：镇痛六味散3g用十三味大红散煎汤送服。晚：珍宝丸3g用三味豆蔻汤或三十五味沉香散煎汤送服。

三、心 热 症

心热症分为心脏炽盛热、心脏滞留热及心脏隐伏热。三个分型之间有较密切相关性。

1. 心脏炽盛热

发病急骤，血希拉之热侵袭心脏的一种病，又名为心新热病。曾患有重度感冒或重度热病史。

【症状】 病起类似感冒，全身不适、乏力、高热、烦躁不安、气短、心周刺痛，口干，胸部前后好似火烧。食欲不振，神志不清，甚至昏迷。睡眠不安，面部及踝部浮肿。脉象急、律不齐。

【治疗】 清热、促进气血运行。

药物选用三味檀香汤、十一味广枣汤、十六味肉豆蔻散、二十五味冰片散、八贵散、八味红花清心散、七味红花散。

【临床病例】 依某，女，40岁，锡林郭勒盟蓝旗人，牧民，2006年11月5日就诊。

【主诉】 胸闷气短、胸痛5个月。

【病史】 患者5个月前出现胸闷、气短。之后经常感觉胸闷、胸痛，全身不适、乏力、烦躁不安，口干，胸部前后好似火烧。食欲不振，睡眠不安，面部及踝部浮肿。脉象急、律不齐。无特殊病史，否认遗传病史，出生在本地，无不良嗜好。

【蒙医检查】 精神一般，体质肥胖，营养良好，舌苔黄，脉状、速、尿色淡黄。

【检查】 体温37℃，脉搏80次/分钟，呼吸18次/分钟，血压120/80mmHg。患者营养良好，偏胖。神志清楚，精神尚可，自动体位，双肺呼吸音清晰，心律不齐，心尖部可闻及收缩期杂音，大小便正常。

【蒙医诊断】 心脏炽盛热症。

【治法】

（1）处方：早：十六味肉豆蔻散3g用温开水送服。午、晚：冰片七味散3g用三味檀香汤送服。

（2）辨证治疗：热性不大则午投八贵散或八贵散加冰片微量用三味檀香汤送服；晚投八味红花清心散或红花八味散，如有浮肿宜用十一味广枣汤送服，睡眠差者用三十五味沉香散送服。

2. 心脏滞留热

该病是陈热的一种，主要是血、希拉偏盛，病情发展缓慢，心热未及时根治或五脏热及感冒之余热滞留于心脏而致本病。

【症状】 曾有感冒病史，心颤、心前区不适、乏力、食欲不振，偶尔无规律低热。口干、颜面部浮肿、睡眠不安、多梦。脉象急、虚、律不齐。

【治疗】 注意赫依的前提下，利气血、清热治疗。药物选用三味檀香汤、十一味广枣汤、十六味肉豆蔻散、二十五味冰片散、八贵散、八味红花清热散及珍宝丸。

【临床病例】 巴某，女，45岁，四子王旗人，牧民，2006年11月5日就诊。

【主诉】 心前区不适、心颤、乏力3年。

【病史】 患者3年前出现心前区不适、心颤、乏力、食欲不振，睡眠不安，多梦。偶尔无规律低热、颜面部浮肿。精神一般，体质肥胖，营养良好，舌苔黄，脉象急、虚、律不齐，尿色淡黄。无特殊病史，否认遗传病史，无不良嗜好。

【检查】 体温36.8℃，脉搏80次/分钟，呼吸16次/分钟，血压110/70mmHg。患者营养良好，偏胖。神志清楚，精神尚可，自动体位，双肺呼吸音清晰，心律不齐，大小便正常。

【蒙医诊断】 心脏滞留热证。

【治法】

（1）处方：早：十六味肉豆蔻散3g用温开水送服。午：八贵散3g用三味檀香汤送服。晚：二十五味冰片散3g用上述药引子送服。

（2）辨证治疗：如食欲不振，晚可加用1/3五味清浊散，用温开水送服。如睡眠不佳可用三十五味沉香散送服。血热偏盛则，中午投八味红花清心散用三味檀香汤送服。腹胀、便秘者投六味木香散、六味安消散。

3. 心脏隐伏热

该病为实质热而表现出寒证假象的一种心脏热症。主要是由心脏增盛热或感冒等疫热时治疗错误而热余遗留于心脏所致。

【症状】 间断心悸、气短、乏力、腹胀并嗳气，出现午后低热，喜寒凉，失眠多梦，心脏颤抖。头晕、口干、食欲不振、胸、背部出现小疹，有时鼻出血。脉象沉而低紧，尿色发青有沉渣。

【治疗】　治宜以揭除巴达干、赫依寒罩，根除余热为原则。

药物选用三味檀香汤、十一味广枣汤、五味清浊散、七味竹黄散、十六味肉豆蔻散、七味红花清心丸、二十五味冰片散及三十五味沉香散。

【临床病例】　依某，女，40岁，锡林郭勒盟蓝旗人，牧民，2006年11月5日就诊。

【主诉】　心悸、气短，失眠多梦4年。

【病史】　患者4年前出现间断心悸、气短，午后乏力不适，喜寒凉，失眠多梦，自感心脏颤抖。伴头晕、口干、食欲不振、有时鼻出血。精神尚可，体质肥胖，营养良好，舌苔黄，脉象沉而紧，尿色发青有沉渣。无特殊病史，否认遗传病史，无不良嗜好。

【检查】　体温36.5℃，脉搏80次/分钟，呼吸18次/分钟，血压120/80mmHg。患者营养良好，偏胖。神志清楚，精神尚可，自动体位，双肺呼吸音清晰，心律齐，未可闻及杂音，大小便正常。

【蒙医诊断】　心脏隐伏热证。

【治法】

（1）处方：早：五味清浊散3g用温开水送服。午：七味竹黄散3g用白糖水送服。晚：七味红花清心丸3g用三味檀香汤送服。

（2）辨证治疗：如肺部具有巴达干热证时，可用九味竹黄散根除滞留隐伏热或用十一味冰片散。

（3）治疗期间取舌脉、肘内脉放微量血治疗。

四、心脏黄水病

心脏黄水病系由病变黄水侵及心脏而引起的一种心脏病。

【病因病机】　由于精华与糟粕分解生化功能受损，由此而生的恶血、黄水侵及关节、皮肉，最终侵入心脏引起本病。长期处于阴凉潮湿的环境，受凉劳累而伤及筋腱和营养不良，冬春季感冒后治疗不彻底均可诱发本病。

【症状】　起初症状不明显，既往有关节黄水热证，不同程度关节疼痛，剧烈活动后胸闷气短，心悸，心前区疼痛。夜不安眠，心慌，易惊易气等。舌质粗糙，胸前区起疹，脉象不规律。病情加重时出现双颊和嘴唇发绀，气短，双下肢浮肿等。如出现心包积液可伴有心前区不适、心悸气短、全身浮肿、肝大、颈静脉曲张等症状。

【治疗】　治宜以燥黄水强心为原则。药物选用三味檀香汤、四味文冠木汤、广枣十一味散、八味沉香强心散、十一味司命丸、十六味肉豆蔻散、七味广枣散、日轮丸、三十五味沉香散、七味红花清心散、珍宝丸及十味白云香丸。

【临床病例】　特某，男，40岁，锡林郭勒盟黄旗人，牧民，2000年11月5日就诊。

【主诉】　劳累后心悸、气促10年，咯血1天。

【病史】　1990年冬天开始出现劳累后心悸、气促，无胸痛及咳嗽。平时易患感冒，间断服用感冒药和抗生素等。昨天下午在劳动中突然咯血 3 次，总量约 40ml，鲜红色，伴乏力、心悸及气短，前来就诊。患者患病以来精神、食欲尚可，无发热及胸痛，睡眠可，大小便正常。既往有双肩疼痛及膝关节肿痛、活动稍受限。无其他特殊病史，否认糖尿病、高血压及遗传病史，无不良嗜好。

【蒙医检查】　精神尚可，体质中等，营养可，舌苔黄，脉弱、缓慢，尿色淡黄。

【检查】　体温 37℃，脉搏 80 次/分钟，呼吸 18 次/分钟，血压 130/80mmHg。神志清楚，精神尚可，自动体位，全身皮肤膜无皮疹、出血点、皮下结节。浅淋巴结未触及，咽无充血，扁桃体不大。双肺呼吸音清晰，未闻及干湿啰音。心界不大，心率 98 次/分，心律不齐，心音强弱不等，心尖部可闻及吹风样杂音。腹平软，无压痛和反跳痛，肝脾肋下未触及，双下肢无水肿。

【蒙医诊断】　心脏黄水病。

【治法】

（1）处方：早：十一味司命丸或十六味肉豆蔻散 3g 用广枣十一味散煎汤送服。午：八味沉香散 3g 用三味檀香汤、四味文冠木汤各 1.5g 送服。晚：珍宝丸 3g 用三十五味沉香散送服。

（2）辨证治疗：如有发热感，给予八味红花清心散或八贵散加用少量的冰片用三味檀香汤送服。如浮肿较严重时早上药加八味芫荽子散用十一味广枣汤送服。便秘时可用六味安消散。消化不良或嗳气腹胀可用五味清浊散或六味木香散或八味大黄散煎汤送服。咳血时十八味清肺丸用三均汤送服。咳痰不利时可服十六味肉豆蔻散加五味沙棘散用沙参止咳汤送服。后期治疗可长期服用二十五味大汤散加沙参止咳汤或三味檀香汤，也可用三十五味沉香散。

（3）取黑白际穴、脊椎第七节艾灸，用三子油剂或文冠木油剂燥黄水。

五、心 蒙 症

心蒙症系以心境沉重为特征的一种慢性心脏病。

【病因病机】　随着身体三根七素平衡失调，热能减弱、巴达干偏盛与气血相搏侵于心脏而导致。过度精神刺激、失眠、巴达干热滞留、过度食用高脂、寒性食品，均为诱发该病的因素。

【症状】　乏力、间断性心悸、嗜眠或失眠、心不安、多愁善感、健忘，食欲不振。心前区有石头悬吊感、胸闷、身躯沉重。脉象弱而沉，过于生气激动将危及生命。该病起病较慢，病程较长，疗效差。

【治疗】　疏通气血运行，增强胃火，根据病者体质辨证治疗。药物选用三味檀香汤、四味光明盐汤、五味清浊散、六味安消散、十六味肉豆蔻散、七味广枣散、十一味司命丸、八味沉香强心散、三十五味沉香散、珍宝丸。

【临床病例】　苏某，男，45 岁，锡林郭勒盟白旗人，牧民，2006 年 9 月 5 日就诊。

【主诉】　间断性心悸、不安 8 年，健忘 3 年。

【病史】　患者 8 年前出现间断性心悸、乏力、失眠、心里总是不安有石头悬吊感，近 3 年记性变得很差，丢三落四。食欲不振、身躯沉重，有时面部及踝部浮肿。患者精神尚可，体质偏胖，营养良好，舌苔黄，脉象弱而沉，尿色黄。无特殊病史，否认遗传病史，无不良嗜好。

【检查】 体温37℃，脉搏80次/分钟，呼吸18次/分钟，血压130/80mmHg。患者营养良好，偏胖。神志清楚，精神尚可，自动体位，双肺呼吸音清晰，心律齐，未闻及杂音，大小便正常。

【蒙医诊断】 心蒙症。

【治法】

（1）处方：早：七味广枣清心丸3g加四味光明盐汤1g用温开水送服。午：十六味肉豆蔻散1.5g加六味安消散等量用温开水送服。晚：珍宝丸3g用三味檀香汤或三十五味沉香散煎汤送服。

（2）辨证治疗：消化不良、腹胀口服五味清浊散加光明盐四味汤用温水送服。热性症状较明显者给予七味红花清心散用三味檀香汤送服。

（3）治疗期间可取脊椎第1、3、7节进行艾灸。

六、高血压病

动脉压增高引起的头晕、头痛、失眠、乏力等症状的疾病。

【病因病机】 蒙医经典虽未记载该病，但临床多见，且损害心肾脑眼等器官，出现复杂的症状，甚至危及生命。根据起病急缓、症状轻重分急、慢性两种，且慢性较常见。蒙医整体论分析，长期不运动、过度伤感、高脂饮食等因素引起巴达干赫依偏盛，热能减弱引起消化不良，血液分解、生化受阻，血热布于血管，气血紊乱，引起血压升高，甚至损害脑心、肾、眼等器官，导致相关性疾病。根据起病部位及体质分为赫依型、血热型、黄水型、心源型、肾源型等。

【症状】 病程缓慢，20～40岁多见，逐渐损害心、肾、眼等器官。起初无明显症状，40～50岁人常规体检时血压升高（>140/90mmHg），舒张压升高较多。出现头晕、头疼、耳鸣、失眠、眼花、乏力等症状，心悸、健忘、腰酸背痛，活动后减轻。有些患者出现手指麻木、变硬，有的可出现颈肩部麻木、发痒。病情进一步加重影响心、肾、脑、眼等器官，引起萨病、高血压性心脏病、冠心病、肾功能不全、尿毒症等疾病。有些患者数小时至数日内突发血压升高、头痛、易怒、心颤、大汗淋漓、恶心呕吐、颜面潮红或苍白、视力减退甚至神志模糊、抽搐等症状，甚至危及生命。如患者较年轻，病情加重较快。

【治疗】 调胃火，抑赫依血热紊乱，根据病情对症治疗。药物选用栀子汤、十三味红药汤、十一味广枣汤、五味清浊散、三味檀香汤、十六味肉豆蔻散、珍宝丸、三十五味沉香散、骚血普清散、查格得尔、六味镇痛散、十味土木香汤、十三味红花丸、二十五味大汤散及八味黄柏散。

【临床病例】 黄某，男，60岁，蒙族，西苏旗人，2011年1月5日就诊。

【主诉】 无明显诱因出现头痛、头晕、乏力，曾在某医院就诊时诊断为高血压病，曾多方治疗均无效，为求蒙医治疗而来诊。头痛、头晕、乏力，舌苔淡黄，脉弦。平素体健，无其他传染病，父母健在，有家族高血压病史，无不良嗜好。

【蒙医检查】 精神尚可，体形偏胖，面色红，颈部及胸腹未见异常，下肢未见浮肿等，舌苔黄，脉弦数。

【检查】　体温 37.5℃，血压 160/100mmHg，脉搏 90 次/分钟，呼吸 20 次/分钟。患者营养良好，肥胖。精神尚可，自动体位，双肺呼吸音清晰，心电图有缺血表现，大小便正常。

【诊断】

蒙医诊断：高血压。

西医诊断：高血压病。

【治法】

（1）处方：早：五味清浊散 1.5g 加十六味肉豆蔻散等量温开水送服。午：十三味红花丸 3g 用十三味红汤送服。晚：珍宝丸 3g 用上述药引子送服。

（2）辨证治疗：赫依偏盛型晚上用三十五味沉香散送服；血热偏盛型投十三味红花丸加嘎洛红药散用十三味红汤送服；黄水偏盛型选用十三味红药汤；心源型高血压中午投十六味肉豆蔻散用十一味广枣汤送服。肾型高血压中午投八味黄柏散用七味益肾汤和四味姜黄汤送服。

七、高血压性心脏病

长期高血压影响心脏功能而引起的一种心脏病，高血压病加重的一种表现。

【病因病机】　高血压性心脏病与长期高血压有直接关系，且与高血脂、肥胖、饮酒等内外因素直接相关。长期过用烟酒及肥厚饮食，过度劳累，心情过于激动，极度惊惧，身、心、言语过度引起的气血紊乱，累及心血管，阻碍气血运行，血压升高，影响心脏正常功能所致。用蒙医治疗该病疗效显著。

【症状】　既往有高血压病史 10～40 年，出现心悸、心慌、心颤、心脏刺痛、气短、乏力、头痛、头晕、失眠等症状。病情加重后出现气短胸闷、脸面苍白、冷汗淋漓、咳嗽、咳血丝痰；食欲不振、恶心、口唇发绀、胸腹腔积水、双下肢浮肿。浮肿晨起较轻，下午较重等特征。过度疲劳、心情激动后病情加重，心悸、胸闷、气短、活动后气短加重。脉象实洪，出现心脏偏大等变化。

【治疗】　调胃火，利气血对症治疗。药物选用栀子汤、十三味红药汤、十一味广枣汤、三味檀香汤、四味土木香汤、三子汤、三红汤、五味清浊散、八味沉香散、三十五味沉香散、七味广枣散、十六味肉豆蔻散、珍宝丸、十三味红花丸、查日得尔。

【临床病例】　达某，男，70 岁，锡林郭勒盟东乌珠穆沁旗人，2005 年 7 月 12 日就诊。

【主诉】　胸闷、心悸 5 月余，加重半个月。

【病史】　自诉 5 年前体检时确诊高血压，今年初开始胸闷、心悸、气短，神疲乏力，出虚汗等，曾在旗医院就诊，诊断为高心病，曾多方治疗无明显好转，前来就诊。食欲尚可，睡眠差。有高血压病史，否认家族遗传病史，出生在本地，烟酒多年，无其他不良嗜好。

【蒙医检查】　精神尚可，体形肥胖，面色潮红，颈部及胸腹未见异常，下肢未见浮肿等，舌苔黄厚，脉实洪。

【检查】 体温37.5℃，血压180/90mmHg，脉搏90次/分钟，呼吸20次/分钟。患者营养良好，肥胖。精神尚可，自动体位，双肺呼吸音清晰，心电图有缺血表现，大小便正常。

【诊断】

蒙医诊断：高血压性心脏病；西医诊断：高心病。

【治法】

（1）处方：早：十六味肉豆蔻散3g用十一味广枣汤送服；午：十三味红花丸3g用三味檀香汤或十三味红药汤送服；晚：珍宝丸3g三十五味沉香散煎汤送服。

（2）辨证治疗 老年或赫依偏盛型早晨口服七味广枣散；血热偏盛型早晨药加1/3骚血普清散用栀子汤或三子汤送服。黄水偏盛型者中午投珍宝丸，晚投十三嘎日迪丸用三十五味沉香散或四味土木香汤送服。合并肾病者选十三味菥蓂子散用七味益肾汤加四味蒺藜汤送服；巴达干偏盛型投五味清浊散温开水送服。

（3）治疗期间取前额脉和肘内脉微量放血。

八、肺源性心脏病

急慢性肺部疾病加重影响心脏而致的一种心脏病。该病根据起病急慢及病程长短可分为急性和慢性两种，临床上慢性较多见。

【病因病机】 肺部感染、慢性支气管炎、支气管哮喘、肺气肿、肺结核等疾病加重引起巴达干偏盛，使肺通气功能减弱影响心脏引起该病。年老者多见。

【症状】 既往有慢性支气管炎、支气管哮喘等病史，咳嗽咳痰、心悸、气短乏力、口唇发绀，且夏季减轻，冬季加重为特征。感冒或受凉受累时咳嗽，咳黄黏痰，气短胸闷、心悸等症状加重。随着病情加重，出现双下肢不同程度浮肿，腹胀腹痛，食欲不振，口唇发绀，腹部及"水肿八位"不同程度水肿及肺水肿，稍微活动气短、心悸加重。脉象洪、沉、律不齐，尿量少。

【治疗】 治宜以镇赫依，除巴达干热，润肺强心为原则。药物选用三味檀香汤、七味沙参汤、十一味广枣汤、十五味沉香散、八味芫荽子散、十八味沙棘散、十一味葡萄散、七味广枣清心散、十六味肉豆蔻散、二十五味冰片散、三十五味沉香散、六味安消散。

【临床病例】 于某，男，60岁，汉族，农民，呼和浩特市人，2000年7月31日就诊。

【主诉】 反复咳嗽、咳痰20年，气短5年，伴下肢浮肿半个月。

【病史】 患者20年前咳嗽每遇冬季咳嗽、咳痰，晨起明显，5年前出现气短和心悸，间断下肢浮肿，近半个月加重，下肢肿胀不适，周身疲软无力，尿少。患者营养一般，消瘦。精神尚可，自动体位，眼部及眼睑无浮肿及下垂，结膜无充血，巩膜无黄染，双侧瞳孔等大等圆，对光反射灵敏，耳鼻通畅，无异常分泌物，舌质淡红苔薄白，脉细。有吸烟史30年，既往无传染病史，无药物过敏史。

【检查】 体温36.5℃，脉搏80次/分钟，呼吸18次/分钟，血压120/80mmHg。神志清楚，查体合作，咽无充血，扁桃体无肿大，颈软，胸廓对称，桶状胸，心律齐，第一心音弱，各瓣膜听诊区未闻及病理性杂音，心肺无异常，腹软，无压痛及反跳痛，肝脾无肿大，双下肢浮肿，按之凹陷，四肢无畸变。

【蒙医诊断】 肺源性心脏病。

【治法】

（1）处方：早：八味芫荽子散、清心七味广枣散各1.5g用十一味广枣汤送服。午：十八味沙棘散1.5g加十六味肉豆蔻散2g用十一味广枣汤送服。晚：二十五味冰片散3g用三十五味沉香散煎汤送服。

（2）辨证治疗：有热证或咳黄痰者投十八味清肺止咳丸3g用三剂等量汤或四味沙参汤和三红汤送服。腹胀便秘者六味木香汤加六味安消散温开水送服。赫依偏盛型投三十五味沉香散用葡萄汤送服。血热偏盛型投八味红花清心丸用三味檀香汤和四味沙参汤送服。

（3）治疗期间取脊椎第四、五节并列三穴进行温针施治。

九、先天性心脏病

先天性心脏病系指先天性心脏结构畸形或出生后本应闭合的某些循环通道未能闭合所致心脏病。

【病因病机】 根据蒙医整体论的受孕学，主因是母体内胚胎形成过程中"胚胎形成所需36根"成分不足或妊娠母体饮食及身心不规律影响胎儿心脏发育所致。

【症状】 临床表现的轻重与心脏缺陷的大小相关。缺陷不大时，症状不明显或较晚出现症状。缺陷部位较大时，症状较早出现，身体发育差，心悸、气短、咳嗽、乏力、头晕、面色苍白，两颊口唇及十指发绀。活动较激烈或感冒等时上述症状加重。除咯血外，可出现乏力、胸闷、气短、反复感冒等症状。畸形严重者，可出现心悸、气短、心刺痛、晕厥。有些易合并肺心热症，出现杵状指，胸廓变形等。脉象不规律、弱、颤、弦、律不齐、停顿。可进一步行相关检查确诊。

【治疗】 预防合并心热症，改善气血运行，强心益气，对症治疗。药物选用三味檀香汤、十五沉香味散、七味广枣散、十六味肉豆蔻散、清肺止咳丸、十一味广枣汤、珍宝丸、三十五味沉香散及二十五味贵药散。

【治法】

（1）处方：早、午：十六味肉豆蔻散3g温开水送服。晚：珍宝丸3g用三味檀香汤送服。

（2）辨证治疗：感冒、肺心余热、痰中带血时，早晨的药用三味檀香汤或三剂等量汤送服；午间可给予清肺止咳丸；晚上二十五味贵药散用三味檀香汤送服。心悸伴双下肢浮肿者早晨给予七味广枣散、八味芫荽子散各一半，用十一味广枣汤送服；晚上用三十五味沉香散加十一味广枣汤煎服。

十、克 山 病

克山病系以心肌损伤病变为特征的一种地方性心脏病。

【病因病机】 长期对一些饮食、空气过敏或处于水土之毒，营养缺乏等因素，致使巴达干、赫依偏盛侵及心、血管引起。该病具有地方性或季节性。哈尔滨北部主要在最寒冷时发病，云南等地方主要在最炎热时发病。多在东北部发病，患者以儿童及育龄妇女为多，临床上可分为急性和慢性两种。

【症状】 根据病情变化，有急慢性两种表现，且按病者体质表现出不同症状。急性克山病多在冬天寒冷季节发病，常因受凉、暴饮暴食、精神受刺激、分娩等诱发条件，起病急骤、发展快。患者发病早期全身不适、四肢发软、头晕恶心、呕吐，晨起或夜间心悸、胸闷、气短、面色灰暗、四肢发冷，脉象不齐。后期出现上腹部绞痛或憋闷，心前区不适疼痛，甚至晕厥死亡。有些患者出现心悸伴有寒战、心神不安、气短、咳嗽等症状。儿童患者出现腹痛伴咳嗽、气短、精神差、食欲不振、全身浮肿。有些患者发热伴神志模糊、心悸、病情加重，脉象弱。

慢性克山病由急性克山病治疗不彻底所致。四季均发生，春季较多见。现头晕、心窝区不适、心悸、气短乏力、消化不良、腹胀、呕吐、咳嗽、双下肢浮肿等。脉象沉、律不齐。

【治疗】 调理巴达干、赫依相搏，补心益气，对症治疗。药物选用五味紫硇砂汤、十一味广枣汤、四味光明盐散、三味檀香汤、四味草果散、七味广枣散、十一味司命丸、十六味杜鹃散、珍宝丸、十六味肉豆蔻散、七味广枣清心散、六味安消散及二十五味大汤散。

【治法】

（1）处方：早：五味紫硇砂散 3g 用檀香三味汤送服。午：七味广枣散 1.5g 加六味安消散等量温开水送服。晚：十六味肉豆蔻散 3g 用上述汤药或温开水送服。

（2）辨证治疗：恶心、呕吐投壮西六味散 3g，用石斛加三味檀香汤送服。或投六味甘草散，用草果四味汤送服。双下肢浮肿宜投十六味肉豆蔻散，用十一味广枣汤送服。浮肿较严重，宜投八味黄柏散。慢性克山病宜投八味芫荽子散或十六味杜鹃散，用十一味广枣汤送服。头晕、睡眠差、颈肩四肢酸痛宜投珍宝丸，用三十五味沉香散送服。心热症给予七味红花清心散；出现中毒症状，宜投二十五味大汤散用光明盐四味汤送服。

（3）治疗期间饮食起居方面，宜食营养丰富、易于消化之饮食，在空气新鲜的地方疗养。避免过劳，受寒、烟熏及潮湿等。

第二节 肺 脏 病

根据临床经验可将肺脏病分为支气管疾病、肺赫依症、肺热症、肺刺痛症、肺脓肿、肺结核、肺结核性胸膜炎、肺癌。

一、肺 赫 依 症

该病系由早晚咳嗽、咳泡沫痰为特征的一种肺病。

【病因病机】 肺热偏盛型疾病的余邪热积聚后引起的赫依偏盛影响肺的疾病。体弱者长期吸入烟、尘、毛絮三类，过度食用过凉、咸、刺激性食品，赫依偏盛型或治疗年老者的肺炎，感冒等疾病时过度应用凉性食品。

【症状】　具有疾病诱因病史，清晨或夜晚频繁咳嗽、干咳或咳泡沫痰、咳痰不利、疲乏无力、心悸、气短、失眠或嗜眠、游走性刺痛、眼睑脸面部浮肿，脉象芤虚，舌苔红糙。

【治疗】　补益润肺、抑赫依，对症治疗。药物选用十一味司命丸、五味肉豆蔻散、五味沙棘散、十一味葡萄散、八味沉香散、十八味清肺止咳丸、北沙参十一味汤、十五味沉香散．

【临床病例】　孟某，男，68 岁，蒙古族，巴林右旗人，2002 年 3 月 26 日就诊。

【主诉】　咳嗽、咳痰、气短 5 年。

【病史】　平时易感冒，清晨或夜晚频繁咳嗽、咳泡沫痰 5 年。失眠、疲乏无力，有时伴有心悸、气短。精神一般，脉象芤虚，舌苔红糙。

患者吸烟 40 余年，无其他传染性、家族遗传性疾病，也无药物过敏史及其他不良嗜好。

【检查】　体温 36.5℃，脉搏 75 次/分钟，呼吸 15 次/分钟，血压 140/95mmHg。神志清楚，自动体位，可闻及支气管呼吸音，心律齐，未闻及病理性杂音，腹部平软，肝脾肋下未触及。

【蒙医诊断】　肺赫依症。

【治法】

（1）处方：早：五味肉豆蔻散 1.5g 加五味沙棘散等量用肉骨汤送服。午：十一味葡萄散 3g 用十一味北沙参汤送服。晚：十八味清肺止咳丸 3g 用十五味沉香散送服。

（2）辨证治疗：腹胀、食欲不振，投五味清浊散加六味木香散；热势陈旧，投二十五味冰片散，用十五味沉香散送服。便秘，投六味安消散。气短、睡眠减退，投十一味司命丸加七味马钱子散，用八味沉香散送服。

（3）取脊椎第四、五节进行艾灸治疗。

二、肺　热　症

肺热症系血、希拉亢盛所致肺部热性病。

【病因病机】　严重感冒等热疾使希拉热炽盛于肺内所致。主要诱因为受寒着凉或感冒后治疗不规范或饮食起居不规律。如感冒没有按未成熟热治疗原则治疗，过度食用热性食物或过度吸入烟尘，过度运动劳累等。

【症状】　有发热、寒战、胸闷气短、口干等感冒症状。胸部胀痛、频繁咳嗽，起初无痰或咳少量咸痰，逐渐变黄黏稠痰。有时咳黄色泡沫痰或血丝痰。后期可出现头痛、四肢寒冷、脸面部通红，口唇发绀起疹。脉象数弦紧。

【治疗】　清肺热，对症治疗。药物选用北沙参七味汤、三剂等量汤、苦参七味汤、八贵散、檀香八味散、十八味清肺止咳丸、清肺十三味散、六味荆芥散、二十五味犀角散、二十五味冰片散、十二味漏芦花散、十八味冰片散。

【临床病例】　黄某，男，28 岁，蒙古族，呼和浩特市人，2002 年 9 月 26 日就诊。

【主诉】 寒战、高热、头痛、周身疼痛 2 小时。

【病史】 前几天有点咽喉痛，今早晨因淋雨着凉后突发寒战、发热，伴头痛、乏力、周身酸痛，前来就诊。精神一般，脉象细速而紧，尿色黄而气味大。患者无其他传染性、家族遗传性疾病，也无药物过敏史及其他不良嗜好。

【检查】 体温 40℃，脉搏 115 次/分钟，呼吸 28 次/分钟，血压 120/80mmHg。急性面容，呼吸急促，鼻翼煽动，口唇发干。神志清楚，自动体位，右上肺叩诊呈浊音，可闻及支气管呼吸音及细湿啰音。心律齐，未闻及病理性杂音，腹部平软，肝脾肋下未触及，血常规检查示，白细胞升高。

【蒙医诊断】 肺热症。

【治法】

（1）处方：早：八贵散 3g 用三剂等量汤 3～5g 沸煮送服。午：十八味清肺止咳丸 3g 用温开水或上述汤药送服。晚：十八味冰片散 3g 用苦参七味汤送服。

（2）辨证治疗：热炽盛，宜投八贵散加牛黄、冰片、石膏或投十八味冰片散，用苦参七味汤送服。出现感冒症状，宜投二十九味藁本散。咳血丝痰，投二十五味犀角散 3g 加三七和少量熊胆，用三红汤或栀七味子汤送服。或投十八味清肺止咳丸加八味红花止血散加三七和少量熊胆，用上述汤药送服。咳嗽较严重，宜投六味茵陈散，且给予十三味清肺散加五味沙棘散，七味北沙参散送服祛痰。热陈积，给予二十五味冰片散，用三剂等量汤送服；退热后给予八味沉香散或三十五味沉香散预防热余迁延变空虚热。

儿童患该病时可参考上述治疗，可选用三臣丸或肺热普清散。

（3）可取肘内脉放血治疗。

三、肺 刺 痛

黏热侵及肺脏引起的一种急性热症，又名热刺痛。

【病因病机】 血希拉热偏盛，合并黏虫侵及肺部，肺内气滞血瘀，阻碍气血运行所致。

【症状】 多数患者突发寒战、高热、面色苍白、头痛、全身酸痛。且出现舌干口渴等未成熟热症状。起初咳少量痰、胸肋刺痛、气短、进而咳黄黏痰或血丝痰，有的咳铁锈色或黄褐色痰。随病情进展出现胸肋刺痛，患侧位躺时刺痛缓解。脉象数洪而短促，尿色赤黄而气味大。

【治疗】 清肺热，杀黏，对症治疗。药物选用三剂等量汤、七味北沙参汤、七味苦参汤、四味黑云香汤、八贵散、十二味漏芦花散、八味檀香散、十八味清肺止咳丸、十三味清肺散、十八味冰片散、八味清血散、二十五味犀角散、六味镇痛散、二十五味冰片散、二十五味石膏散。

【临床病例】 达某，男，35 岁，蒙古族，呼和浩特市人，2002 年 10 月 26 日就诊。

【主诉】 高热、寒战、咳嗽、胸背疼痛 2 天。

【病史】 前几天患感冒，没有诊治。前天开始突发寒战、发热、咳嗽，伴头痛、乏力、周身酸痛。起初咳少量痰、气短、进而咳黄黏痰或血丝痰，有的咳铁锈色或黄褐色痰。随病情进展出现胸肋刺痛。前来就诊。精神一般，脉象数洪而短促，尿色赤黄而气味大。患者无其他传染性、家族遗传性疾病，也无药物过敏史及其他不良嗜好。

【检查】 体温40℃，脉搏105次/分钟，呼吸25次/分钟，血压120/80mmHg。急性面容，呼吸急促，鼻翼煽动，口唇发干。神志清楚，自动体位，右上肺叩诊呈浊音，可闻及支气管呼吸音及细湿啰音。心律齐，未闻及病理性杂音，腹部平软，肝脾肋下未触及，血常规检查示，白细胞升高。

【治法】

（1）处方：早：八贵散1.5g加冰片1g、六味镇痛散1.5g用三剂等量汤送服。午：十八味冰片散3g用七味苦参汤送服。晚：泻黏丸3g用四味黑云香汤送服。

（2）辨证治疗：血热势盛者早投八味清血散加冰片，六味镇刺痛散，用三剂等量汤送服。频繁咳嗽则投十八味清肺止咳丸，用四味北沙参汤送服。痰中带血则宜二十五味犀角散加三七和少量熊胆，用七味栀子汤或三红汤送服。或投十八味清肺止咳丸、八味红花止血散等，用上述汤药送服。也可用五味石膏散。祛痰宜投十三味清肺散、五味沙棘散等，用七味北沙参散送服。刺痛消退后宜投二十五味犀角散，用三红汤送服。高龄或体弱者用牛奶送服。后期预防变为空虚热。

（3）治疗期间取六头脉、肘内、外脉微量放血。

四、肺脓肿

肺脓肿以咳嗽、咳脓血痰为特征的热性肺病。

【病因病机】 肺刺痛等较严重的肺热症，治疗不彻底或饮食起居出错引起或热病余毒渗浸肺部合并黏虫感染，恶血、黄水偏盛形成肺蜂窝状改变和肺内化脓导致肺脓肿。

【症状】 发病初期出现犹如肺热和气管热证的征候，突发高热、咳嗽、胸痛，一周后咳嗽加重，咳大量脓黏痰，有血腥味。玻璃器皿里可见上层是泡沫，中层是清液，底层沉着脓血。一般情况下，咳大量脓痰后病情减轻。如咳嗽持续，病情将延迟，出现咳脓痰伴低热，消瘦、冷汗淋漓。脉象病初粗大，后期则细微而紧数。

【治疗】 清肺热，燥黄水，祛脓液，益肺，对症治疗。药物选用北沙参七味汤、三红汤、四味文冠木汤、二十六味犀角散、十二味清瘟丸、八味檀香散、泻黏丸、十八味清肺止咳丸、十八味冰片散、十味茵陈散、六味铜灰散、四十三味铜灰散、八味铜灰散、五味沙棘散、六味北沙参散。

【临床病例】 嘎某，男，55岁，蒙古族，锡林郭勒盟阿巴嘎旗人，2002年11月26日就诊。

【主诉】 发热、咳嗽、胸痛1周，加重咳脓黏痰2天。

【病史】 1周前因感冒发热，咳嗽，伴头痛、胸痛。近2天病情加重，气短、咳脓黏痰，有血腥味。前来就诊。精神一般，脉象细数而紧，尿色赤黄而气味大。患者吸烟多年，无其他传染性、家族遗传性疾病，也无药物过敏史及其他不良嗜好。

【检查】 体温38.3℃，脉搏95次/分钟，呼吸20次/分钟，血压120/80mmHg。急性面容，呼吸急促，口唇发干。神志清楚，自动体位，肺部可闻及支气管呼吸音及细湿啰音。心律齐，未闻及病理性杂音，腹部平软，肝脾肋下未触及。

【治法】

（1）处方：早：十八味清肺止咳丸 3g 用三红汤送服；午：二十六味犀角散 3g 用三红汤或牛奶送服；晚：十八味冰片散 1.5g 加十二味清瘟丸 1.5g 用三红汤送服。

（2）辨证治疗：外引出脓液、营养肺脏，可投沙棘五味散加远志、碱花、紫草各 1.5g，开水送服。亦可给二十五味冰片散加三角（鹿角、盘羊角、黄羊角密封煅制），加熊胆可燥脓水；咯血，宜投五味石膏散或二十五味犀角散加三七和熊胆，用栀子七味汤送服；发高热，投十八味冰片散，用苦参七味汤送服；除后遗症，投二十八味犀角散，用三红汤或牛奶送服。

（3）治疗期间病者体质强者，取肘内外脉、六头脉脉微量放血。

五、肺结核病

肺结核病系结核菌感染引起以咳嗽、咳痰带血、乏力、低热为症状的慢性传染病。

【病因病机】 结核分枝杆菌感染引起的肺部疾病，可侵及多脏器，以肺结核多见。结核分枝杆菌经呼吸道传至身体后，病者身体虚弱时出现症状，且发展较慢，可传至脑、骨、肝、肾等器官，引起相应结核病。过度劳累，长期吸烟饮酒，营养不良和既往患有肺热、糖尿病、麻疹、百日咳等疾病使患者体弱抗病能力低下时结核菌经呼吸道传至肺脏，局部恶血、黄水积聚，肺脏化脓，引起肺结核病。有些经支气管及淋巴结传至肺脏、纵隔淋巴结，病灶扩散至胸膜，引起结核性胸膜炎。结核菌经血循环传染至全身，引起脑、骨、肝、肾等器官的结核病。根据病情演变过程可分为原发性和继发两种。肺脏初次感染结核菌为原发性肺结核病，儿童多见。继发性肺结核病为再次感染，成人多见，肺脏化脓形成空洞，病情较重，症状较复杂。

【症状】 患者结核病灶大小、体质、年龄不同，出现不同症状。病灶小时症状不明显，经胸部 X 线可诊断。病灶大，病情重时出现咯血等中毒症状。少数患者只出现咳嗽、咳少量白黏痰等慢性支气管炎症状。

（1）全身症状：低热、乏力、食欲不振、消瘦、体重减轻、盗汗等症状，病情加重则高热、胸痛、女性患者出现月经不调等肺结核病中毒症状。

（2）呼吸道症状：干咳或咳少量黏痰。1/3 患者出现不同程度的咳血，伴有持续低热，病情加重可出现坐立不安、胸闷气短、高热气逆、口唇发绀的严重的症状。结合胸部 X 线，血、痰检验可明确诊断。

【治疗】 补益肺脏、清肺杀黏、燥黄水，对症治疗。药物选用四十三味铜灰散、二十八味犀角散、五味沙棘散、十八味清肺止咳丸、北沙参七味汤、十一味葡萄散、二十五味大汤散、四味文冠木汤、二十五味狐肺散．

【临床病例】 乌某，女，36 岁，汉族，清水河县人，2004 年 9 月 10 日就诊。

【主诉】 消瘦、疲乏、咳嗽、咳痰 3 年。

【病史】 该病人 3 年前因长途旅行自感疲惫，回来后感冒，自购感冒药服用，卧床休息几天后仍咳嗽、咳痰，伴乏力，到乡村卫生所按"感冒"输液治疗，症状减轻。从此每遇感冒则引起咳嗽，咳痰，痰白质稠，时感发热，下午较甚。1 年前咳嗽、咳痰加重，活动后气短，关节疼痛，食欲不振，伴消瘦，到呼和浩特市医院就诊，怀疑肺结核，到结核病医院确诊肺结核，给予抗结核、止咳等治疗，病情有所好转，由于家庭经济等问题出院回家养病。近期自觉疲乏，食欲不振，消瘦，前来就诊。患者无其他特殊病史。

【蒙医检查】 睑结膜苍白，口唇干裂，舌质淡红，薄白苔，身体极度消瘦，脉象细数。

【检查】 体温38.5℃，脉搏98次/分钟，呼吸20次/分钟，血压130/70mmHg。神志清楚，自动体位，极度消瘦，皮肤膜未见黄染，睑结膜苍白，口唇干裂，两肺呼吸音低，右侧明显，左肺可闻及散在干啰音，右肺可闻及干湿啰音，心律齐，未闻及病理性杂音，腹部平软，肝脾肋下未触及，无腹水，无下肢水肿。胸部X线示：右上肺见浸润影及纤维条索影，肺纹理呈垂柳样改变，见钙化影。痰检：结核菌阳性。

【诊断】

蒙医诊断：肺结核。

西医诊断：肺结核。

【治法】

（1）处方：早：二十八味犀角散3g用三红汤送服（体弱者引用牛奶送服）。午：四十三味铜灰散3g用七味北沙参汤送服。晚：四十三味铜灰散1.5g加五味沙棘散等量用温水送服。

（2）辨证治疗：咯血投五味石膏散，用七味北沙参汤送服；赫依偏盛型宜投八味沉香散；体弱、食欲不振，宜投二十五味大汤散或五味清浊散；咳嗽较频繁宜投十八味清肺止咳丸；祛痰给予五味沙棘散；腹胀宜投六味木香散和六味安消散；失眠宜投三十五味沉香散。

（3）治疗期间食用易消化、营养高食品，注意休息。

六、结核性胸膜炎

胸腔感染结核菌或肺结核病加重后影响胸腔引起的胸膜病。蒙医经典未记载结核性胸膜炎，但临床常见，目前蒙医治疗疗效显著。

【病因病机】 病者营养不良、长期劳累三根失调，免疫力低下或肺结核病加重等结核菌侵及胸膜，恶血、黄水瘀积胸腔引起。

【症状】 起病快，病情轻重不一。干咳、乏力、全身不适、冷汗淋漓、发热（大多数是低热和中度发热，有些出现高热），腋前胸肋刺痛，咳嗽，活动或深呼吸时疼痛加重和触压时疼痛难忍，胸痛严重者出现气短。随病情加重形成胸腔积液，随着积液增多，气短加重气逆，不能平躺，口唇发绀，刺激性咳嗽。听诊可闻及胸膜摩擦音，可行X线检查确诊。

【治疗】 杀黏，除黄水热，对症治疗。药物选用八味檀香散、十一味文冠木汤、四味文冠汤、七味北沙参汤、十八味清肺止咳丸、八贵散、二十五味冰片散、十五味云香散、五味沙棘散。

【临床病例】 赵某，男，34岁，汉族，和林县人，2006年9月10日就诊。

【主诉】 发热伴右侧胸痛1个月。

【病史】 患者1年前咳嗽、咳痰，活动后气短，关节疼痛，食欲不振，伴消瘦，到呼和浩特市医院就诊，怀疑肺结核，到结核病医院确诊肺结核，给予抗结核、止咳等治疗，病情有所好转，出院回家养病。近 1 个月自觉疲乏，右侧胸痛，前来就诊。睑结膜苍白，口唇干裂发紫，舌质淡红，薄白苔，身体消瘦，脉象细数。患者无其他特殊病史。

【检查】 体温 37.5℃，脉搏 85 次/分钟，呼吸 18 次/分钟，血压 130/70mmHg。神志清楚，自动体位，消瘦，皮肤膜未见黄染，浅淋巴结未触及肿大，睑结膜苍白，口唇干裂，右侧胸廓稍隆起，右下肺语颤消失，叩击呈实音，呼吸音消失。心律齐，未闻及病理性杂音，腹部平软，肝脾肋下未触及，无腹水，无下肢水肿

【蒙医诊断】 结核性胸膜炎。

【治法】

（1）处方：早：檀香八味散 3g 用温开水送服；午：二十三味冰片散 3g 用四味文冠汤或七味北沙参汤送服；晚：八贵散 1.5g 加十五味云香散等量用十一味文冠木汤送服。

（2）辨证治疗：频繁咳嗽宜投十八味清肺止咳丸；发热宜投二十五味冰片散，用十一味文冠木汤送服；干咳宜投十三味清肺散、五味沙棘散等，用三剂等量汤送服；胸腔积液宜投十八味孟根乌苏丸、八味黄柏散等，用十一味文冠木汤送服。

（3）治疗期间注意营养饮食，忌锐热性饮食，适当休息。

七、肺　癌

肺癌系肺部毒性肿瘤。45～75 岁男性较多见，近年该病的致病率及病死率逐渐增高。

【病因病机】 病因及机制尚未明确。长期大量吸烟者、空气污染、接触石棉、砷、铬等化学物质和铀、镭等辐射物有关；病毒、真菌毒素影响身体，维生素 A 缺乏症、免疫力低下、内分泌紊乱、家族遗传等均为该病发病因素。根据发病位置分为中央型和周围型两种。

【症状】 肺癌的临床表现与其部位、大小、类型及发展的阶段等有密切相关，且与有无并发症或转移而症状不同。多数患者发病起初咳嗽、咳少量白泡沫痰或干咳、咯血、胸痛、胸闷气短。继发感染时出现发热，影响咽喉部、吞咽困难、声音嘶哑、发言困难、头痛头晕和眼花。病情加重时出现乏力、面色苍白、食欲减退、消瘦、体重减轻等不同症状，且扩散至不同部位。如转移至脑、中枢神经，出现头痛、恶心、头晕，一侧肢体无力甚至半身不遂等症状。转移至骨骼出现局部疼痛或压痛。如转移至肝，肝区疼痛、肝大、黄疸和腹水等。转移至锁骨上淋巴结和腋下淋巴结时，淋巴结增大。通过胸部 X 线、CT 检查能初步诊断。经支气管镜组织活检可确诊。

【治疗】 清热、解毒、燥黄水，对症治疗。药物选用北沙参七味汤、三红汤、四味文冠木汤、二十六味犀角散、十二味清瘟丸、八味檀香散、泻黏丸、十八味清肺止咳丸、十八味冰片散、十味茵陈散、六味铜灰散、四十三味铜灰散、八味铜灰散、五味沙棘散、六味北沙参散。

【临床病例】 陈某，男，57 岁，蒙古族，锡林郭勒盟多伦县人，2010 年 9 月 10 日就诊。

【主诉】 咳嗽、咳痰 2 个月，痰带血伴右侧胸痛 1 周。

【病史】 患者有断断续续干咳史，咳嗽、咳痰，食欲不振近 2 个月，最近痰中带血，到附属医院就诊，诊断右上支气管肺癌。患者意用蒙医治疗，前来就诊。睑结膜苍白，

舌质淡红，薄黄苔，身体消瘦，脉象细数。患者无其他特殊病史。

【检查】　体温 36.5℃，脉搏 80 次/分钟，呼吸 18 次/分钟，血压 130/70mmHg。神志清楚，自动体位，消瘦，皮肤膜未见黄染，浅淋巴结未触及肿大，睑结膜苍白，右上肺可闻及干性啰音。心律齐，未闻及病理性杂音，腹部平软，肝脾肋下未触及，无腹水。可见杵状指，下肢无水肿。胸部 X 线片报告：右上肺前段有直径为 3cm×4cm 的团块状阴影，边缘模糊，可见毛刺影。

【诊断】

蒙医诊断：肺癌。

西医诊断：右上支气管肺癌。

【治法】

（1）处方：早：十八味清肺止咳丸 3g 用三红汤送服；午：二十六味犀角散 3g 用三红汤或牛奶送服；晚：十八味冰片散 1.5g 加十二味清瘟丸 1.5g 用三红汤送服。

（2）辨证治疗：外引出脓液、营养肺脏，可投沙棘五味散加远志、碱花、紫草各1.5g，开水送服。亦可给二十五味冰片散加三角（鹿角、盘羊角、黄羊角密封锻制），加熊胆可燥脓水；咯血，宜投五味石膏散或二十五味犀角散加三七和熊胆，用栀子七味汤送服；发高热，投十八味冰片散，用苦参七味汤送服；除后遗症，投二十八味犀角散，用三红汤或牛奶送服。

八、慢性支气管炎

该病出现咳嗽、气短、喘鸣，冬季加重，夏季减轻为特征的慢性气管疾病。

【病因病机】　主要因三根平衡失调巴达干、希拉相搏，侵及气管，巴达干液滞留于气管，致使气管功能减退引起。感冒、瘟疫等热病的遗余滞于肺，高热后饮大量凉水，过度吸烟、长期接触粉尘等均为诱发因素。年老多见，加重后可发展为肺气肿、肺源性心脏病。

【症状】　喘息性咳嗽、气短、喘鸣，胸前区疼痛，咽喉部可闻及气喘音。冬季加重，夏季减轻，白天见好，夜间加重，甚至不能平躺。感冒后加重。血希拉偏盛者出现低热、咳少量黄痰。巴达干希拉偏盛者出现消化不良，咳大量黄黏痰，心悸。

【治疗】　调胃火、清除巴达干热、祛痰平喘，对症治疗。药物选用五味沙棘散、七味石膏散、十八味沙棘散、二十五味冰片散、十八味清肺止咳丸、三剂等量汤、十五味沉香散。

【临床病例】　巴某，男，67 岁，蒙古族，锡林郭勒盟白旗人，2010 年 9 月 10 日就诊。

【主诉】　咳嗽、气短、喘鸣 20 年。

【病史】　患者有喘息性咳嗽、气短、喘鸣 20 年。冬季加重，夏季减轻，感冒后加重。伴胸前区疼痛，前来就诊。舌质淡红，苔薄白，身体消瘦，脉象细数。患者无其他特殊病史。

【检查】　体温 36.5℃，脉搏 75 次/分钟，呼吸 18 次/分钟，血压 140/90mmHg。神志清楚，自动体位，消瘦，皮肤膜未见黄染，浅淋巴结未触及肿大，咽喉部可闻及气喘音。

心律齐，未闻及病理性杂音，腹部平软，肝脾肋下未触及，无腹水，下肢无水肿。

【蒙医诊断】 慢性支气管炎。

【治法】

（1）处方：早：五味沙棘散或十八味沙棘散 3g 用温开水送服。午：十八味清肺止咳丸 3g 用北沙参四味汤送服。晚：二十五味冰片散 3g 用十五味沉香散煎汤送服。

（2）辨证治疗：咯血，宜投五味石膏散，用三剂等量汤或栀子七味汤送服。消化不良，宜投五味清浊散、六味安消散等方，温开水送服。赫依偏盛型者宜投十一味葡萄散，用牛奶送服；气短，宜投七味马钱子散加五味沙棘散，用四味土木香汤送服。病情加重可参见肺气肿、肺源性心脏病治疗。

（3）治疗期间取茵陈、艾蒿、碱各 100g，放入 1500ml 水，温火慢煮 30 分钟，用纱布包住，放胸部及脊椎第 4、5 节热敷治疗。取脊椎第 1、4、5 节温针或艾灸治疗。

九、肺 气 肿

肺气肿主要以胸闷气短为症状，间断发作的呼吸道慢性疾病。

【病因病机】 慢性气管疾病加重，赫依血与巴达干相搏，阻碍赫依运行，影响肺部通气功能，正常呼吸受阻引起。

【症状】 胸前区、肋骨酸痛或不适，咳嗽气短、气喘、甚至出现呼吸困难而张嘴提肩等重度缺氧症状。稍微活动、爬楼梯或饱饭后气短加重。病情加重可见脸面浮肿，口唇发绀，影响心脏。脉搏偶有停顿。

赫依偏盛者出现心悸、气短、头晕、全身酸痛、梦多、失眠等症状。

血热偏盛者出现气短、咳黄黏痰、口干，大便干燥等症状。

【治疗】 改善赫依运行，改善通气，化痰祛痰，对症治疗。药物选用九珍汤、八味沉香散、七味马钱子散、四味土木香汤、五味沙棘散、三十五味沉香散、十九味沉香散、十五味沉香散。

【临床病例】 任某，男，60 岁，汉族，农民，呼和浩特市人，2000 年 7 月 31 日就诊。

【主诉】 反复咳嗽、咳痰 30 年，气短 8 年，伴下肢浮肿 2 年。

【病史】 患者 30 年前咳嗽每遇冬季咳嗽、咳痰，晨起明显，8 年前出现气短和心悸，近 2 年加重，下肢浮肿不适，周身疲软无力，尿少。患者营养一般，消瘦。精神尚可，自动体位，眼部及眼睑无浮肿及下垂，结膜无充血，巩膜无黄染，双侧瞳孔等大等圆，对光反射灵敏，耳鼻通畅，无异常分泌物，舌质淡红苔薄白，脉细。有吸烟史 40 年，既往无传染病史，无药物过敏史。

【检查】 体温 36℃，脉搏 70 次/分钟，呼吸 18 次/分钟，血压 140/85mmHg。神志清楚，查体合作，咽无充血，扁桃体无肿大，颈软，胸廓对称，桶状胸，心律齐，第一心音弱，各瓣膜听诊区未闻及病理性杂音，心肺无异常，腹软，无压痛及反跳痛，肝脾无肿大，双下肢浮肿，按之凹陷，四肢无畸变。

【蒙医诊断】 肺气肿病。

【治法】

（1）处方：早：九珍汤 3g 煎服；午：八味沉香散 1.5g 加七味马钱子散等量用温开水或四味土木香汤送服；晚：三十五味沉香散煎服。

（2）辨证治疗：频繁咳嗽，祛痰不利，给予五味沙棘散；咳黄黏痰，宜投十八味清肺止咳丸，用四味土木香汤送服。

（3）治疗期间取脊椎第 6、7 节、黑白际温针治疗或艾灸。血偏盛型取肘内脉微量放血。取赫依穴位涂油按摩和拔罐治疗。

十、支气管哮喘

支气管哮喘以胸憋、气短、甚至窒息或呼吸停止样发作为特征的呼吸道急性疾病。

【病因病机】　气候、烟尘、水土、花粉、药物和其他刺激性物质致使三根七素平衡失调，影响呼吸道，甚至影响赫依血运行引起该病。蒙医经典记载：间断胸闷、气短、呼吸困难、气喘等症状。

【症状】　间断发作性胸憋气短、夜间气喘、不能平躺。病因、条件、体质不同，发作情况不同。突发气短，且自行缓解。有些患者发病前出现咽喉发痒，病情较轻时发作数分钟或数小时自行缓解；病情危重时出现胸憋气短，延续至数天。咳嗽、声音嘶哑、祛痰不利，加重后间断气紧、气逆、心悸、口唇发绀、全身不适。祛痰后上述症状减轻。脉象短促、速虚。热偏盛型出现口干舌燥、头痛、脸面发红。寒偏盛型出现失眠、心悸、腹胀等症状。

【治疗】　改善赫依运行，祛痰通窍，对症治疗。药物选用沉香熏剂、催吐剂、十五味沉香散药浴、七味葡萄散、十一味葡萄散、日月剂、四味土木香汤、十一味丁香散、二十五味大汤散、五味土木香汤。

【临床病例】　巴某，男，67 岁，蒙古族，锡林郭勒盟白旗人，2010 年 9 月 10 日就诊。

【主诉】　发作性胸憋、气短、气喘 5 年。

【病史】　患者间断发作性胸憋气短 5 年。尤其夜间气喘、气短，一般数分钟到半小时自行缓解。有时发作前咽喉发痒。脉象短促、速虚。患者无其他特殊病史。

【检查】　体温 36.5℃，脉搏 75 次/分钟，呼吸 18 次/分钟，血压 130/90mmHg。神志清楚，自动体位，消瘦，皮肤膜未见黄染，浅淋巴结未触及肿大，咽喉部可闻及气喘音。心律齐，未闻及病理性杂音，腹部平软，肝脾肋下未触及，无腹水，下肢无水肿。

【蒙医诊断】　支气管哮喘。

【治法】

（1）处方：早：十一味丁香散 3g 用四味土木香汤送服；午：二十五味大汤散 2g 加 1g 五味土木香汤送服；晚：五味沙棘散 3g 用四味土木香汤送服。

（2）辨证治疗：热偏盛型八味沉香散加木香、胡黄连、土木香、毛连菜煎服，在肘源脉针刺微量放血。寒偏盛型投三十五味沉香散，取第 6、7 椎关节穴、黑白际穴进行温针刺和灸疗。

（3）治疗期间施拔罐或相关穴位涂油按摩。

第三节 肝 病

本病系以食欲减退，腹胀，右肋部不舒为特征的一种疾病。三根失调，赫依与希拉相搏而伤及肝脏，导致肝脏功紊乱，恶血激增所致。饮食不洁，起居失常，如过食葱、蒜等辛辣酸味之品，饮酒吸烟过度，强力劳作，长期在高温中或强烈日射下劳动，或过食寒凉性饮食等，均为引发本病至因素。

一、肝 热 症

本病系以发热，右肋部胀痛，肌肤发黄为特征的一种肝病。

【病因病机】 三根相对平衡失调而希拉偏盛降于肝，与血相搏并兼夹黏邪所致。饮食起居不洁，而感染粘毒，过食辛酸味及性锐热而油腻饮食，过度烤火、日晒，强力劳作，从马或高处摔下致使肝脏震伤，因身体虚弱而外感黏邪等，均为引发本病之因素。多见于希拉型体质者或儿童及青壮年人。

【症状】 初病如患感冒，全身不适，低热或高热，食欲减退，口苦，腹胀，目赤，身体疲乏沉重。继而出现恶心，或吐苦水，右上腹及肝区疼痛，并传至脊椎右侧第9、10椎关节疼痛；颜面及全身发黄，病势加重则肝区刺痛明显或有压痛，鼻衄，脉象数细有时微弱；舌体两侧浅红，中央着黄台，尿呈黄色逐渐转为褐色；大便病初无变化但不规律，后呈灰白色。本病如不及时予以有效治疗，则病邪进而扩散于肝脉要害而转变为肝肿大症。

【治疗】 治以调胃火及解毒清热。药物首选以清肝汤、解毒汤、五味金色诃子散、七味红花益肝散、九味牛黄散、大黑散、六味安消散、十三味红花散、二十五味大汤散、十味诃子散、八味当药散、四味当药汤等。

【临床病例】 额某，女，25岁，蒙古族，四子王旗人，2000年5月10日就诊。

【主诉】 发热、食欲不佳、伴恶心2周，呕吐2次，乏力纳差、巩膜黄染3天。

【病史】 患者2周前感冒发热，没有就诊和休息，自购克感灵和索米痛片服用，而后身感乏力纳差，厌油腻，食欲不佳、伴恶心，并呕吐2次，尿黄色。前天发现双眼黄染，逐日加重至皮肤和指甲变黄前来就诊。患者无明显腹痛，无鼻和齿龈出血，尿黄，尿量少，大便稀糊状，无脓血，色黄。无传染病史，无药物过敏史。

【蒙医检查】 面容和皮肤黄染，双眼巩膜黄染，全身皮肤膜和指甲变黄，舌质红，黄色裂纹苔，尿量适中，色黄，脉象细数紧。

【检查】 体温38℃，脉搏80次/分钟，呼吸18次/分钟，血压120/80mmHg。发育良好，营养中度，急性面容，烦躁不安，皮肤膜重度黄染，未见皮疹，双眼巩膜黄染，鼻和口腔未见出血迹象，两肺呼吸音清，心音清晰、律齐，心界不大。腹平柔软，肝大肋下3cm，质软，腹部移动性浊音阴性，肠鸣音存在，脊柱和四肢无畸形，双下肢无水肿，四肢肌张力较高，末梢循环良好，四肢腱反射存在。转氨酶升高ALT200U，胆红素升高175μmol/L，凝血因子减少，HBsAg（+）、HBeAg（+），甲胎蛋白正常。

【诊断】

蒙医诊断：肝脏黏疫病（肝热）。

西医诊断：病毒性肝炎。

【治法】

（1）处方：早：七味红花益肝散 3g 用清肝汤送服。午：大黑散 1.5g 加牛黄、熊胆、藏红花、麝香各 0.2～0.3g 用冰糖水送服。晚：七味红花益肝散 1.5g 加九味牛黄散 1.5g 用四味当药汤 3g 加栀子 1g 煎汤送服。

（2）辨证治疗：如热势炽盛则二十三味冰片散用四味当药汤送服。体黄不消则宜五味金色诃子散及十六味胡连散加熊胆、牛黄各 0.1g，用开水交替服用。肝痛剧烈则投九味牛黄散 3g 加五味嘎日迪丸 1～3 粒温开水送服，对泛酸吐苦水投六味安消散加六味甘草散等量，每次 3g 用白糖水送服，消化力减弱则宜投四味当药汤 3g 加四味光明盐汤 2g 内服。最后按病者身体情况，可投利肝缓泻剂以清余邪。

（3）外治可取肘外脉或肝胆脉微量放血。饮食忌油腻、辛酸而热性之食，宜用牛乳、冰糖水及新鲜羊肉白米粥或面汤，新鲜蔬菜，水果等营养丰富而易于消化之饮食，应避免劳累过度及恼怒。宜在凉爽寂静而湿气湿度之处疗养。

二、肝中毒症

此为毒邪侵入导致肝脏中毒之一种热性肝病。

【病因病机】 黏虫感染或毒热引起肝脏之造血功能受损所致。凡食用腐败变质之食品，或不习惯或与身体不适应之饮食，皆为诱发本病之因素。

【症状】 中毒症状明显，目赤面青，右肋下作痛，饮食不消化，胃腹胀满，肝脏肿胀，食后作痛，大便干燥，足背浮肿，颜面及手掌足心呈黄色。后期则肝脏腐烂，恶血郁积，咳吐烟汁样黑褐色痰。病势加重则引起肝昏厥或吐血。

【治疗】 治以解毒清热为原则。药物选用解毒汤、二十五味绿绒蒿散、七味松石丸、二十五味大汤散、八味牛黄散、十八味牛黄散、七味红花散、八贵散、五味金诃子散、十八味麦冬散、七味红花散、十味藜芦散泻剂等。

【临床病例】 诺某，男，50 岁，蒙古族，锡林郭勒盟黄旗人，2007 年 3 月 26 日就诊。

【主诉】 右上腹后背疼痛，食欲不振，消化不良 2 年。

【病史】 以右上腹及后背疼痛，食欲不振，食物不化，2 年余，伴有腹胀、大便干燥、全身乏力。经常吃药，时好时坏。曾经在第一附属医院检查确诊慢性胃炎、肝大、脂肪肝。家族无类似疾病，无传染、遗传、药物过敏史。饮酒、吸烟多年，无其他不良嗜好。

【蒙医检查】 精神尚可，体质胖，脉象沉而弦，舌苔黄而厚，尿色黄。

【检查】 体温 36.5℃，脉搏 75 次/分钟，呼吸 18 次/分钟，血压 130/95mmHg。神志清楚，自动体位，双肺呼吸音清晰，心律齐，未闻及病理性杂音，腹部平软，肝大肋下 3cm。

【蒙医诊断】 肝中毒。

【治法】

（1）处方：早：解毒汤 3g 煎服。午：二十五味绿绒蒿散 3g 用解毒汤送服。晚：七味松石丸或十八味牛黄散 3g 用二十五味大汤散煎汤送服。

（2）辨证治疗：有希拉热症状者投大黑散用冰糖水送服；黄染者投五味金诃子散加八味当药散，再加熊胆、麝香用三味栀子汤送服。

三、肝血溢症

本病系肝血上下渗血为症状的一种热性肝病，亦称肝血异行。

【病因病机】　肝脏功能紊乱而恶血激增，热势炽盛，致使积血上达肺溢血或下注胃渗血于腰部及足部所致。过食酒等辛辣、热性饮食，剧烈劳动，跌倒损伤等，均为诱发本病之因素。

【症状】　肝血上溢则胸憋气短，咳嗽频作，咳痰带血或咳血，面目发红，音哑，下肢发凉，胸部刺痛，身倦无力，食后稍感舒安。肝血下渗则出现腹胀，腹部膨隆，胃胀刺痛，呕血或便血，食欲不振，体质虚弱，心悸头晕，面色苍黄，眼睑浮肿，脉象空、速。

【治疗】　以清血热为原则。药物选用八味石榴益肝散、七味红花益肝散、四味草果汤、十三味牛黄散、八味红花止血散、五味石膏散、大黑散、二十五味大汤散、七味栀子汤等。

【临床病例】　秦某，男，43 岁，汉族，桌子县人，2004 年 11 月 26 日就诊。

【主诉】　食欲不振，上腹不适、全身乏力 15 年，加重伴黑粪 1 年，呕血 1 个月。

【病史】　该病人有 15 年上服不适和消化不良病史，1 年前症状加重，腹胀，下肢出现轻度水肿，到县医院就诊，口服消炎利尿剂后好转，仍坚持工作，未进一步检查治疗。3 个月前上述症状突然加重，进硬食感觉上腹不适，肝区持续性疼痛，时有呕吐，为胃内残余食物，排黑色粪便，服中药 1 周，症状稍缓后未进一步治疗。1 个月前突然心慌，头晕，出冷汗，伴吐血，急送内蒙古自治区医院，经 B 超等辅助检查后诊断为肝硬化，用利尿剂、凝血酶、护肝药，病情稍稳定，已经出院。患者想用蒙医药诊治，便前来就诊。患者精神差，消瘦。肝区压痛阳性，纳食差，睡眠差。曾经患肝炎，无结核等传染病史，否认心脏病、糖尿病、高血压等病史，嗜好烟酒。

【蒙医检查】　面色晦暗，双眼赤黄，颈静脉怒张，腹部膨隆，脐周静脉轻度曲张，消瘦，舌质淡红，黄厚苔，尿黄，量少，味臭。脉象细数弦，上腹右侧可闻及肝脏，边缘钝，质硬，脾大。腹部移动性浊音明显，有液波震颤。

【检查】　体温 36.8℃，脉搏 80 次/分钟，呼吸 20 次/分钟，血压 105/65mmHg。发育正常，营养差，神志清楚，面色晦暗，皮肤膜及双眼巩膜无黄染，双眼血丝，颈静脉怒张，压迫肝脏时更明显，食管居中，胸前可见蜘蛛痣，有肝掌、双肺呼吸音清晰，心律齐，未闻及异常杂音，脐周静脉轻度曲张，上腹右侧肋下可扪及肝脏，轮廓不规则，边缘钝，质硬，压痛明显，脾大，肠鸣音活跃，腹部移动性浊音阳性，液波震颤，脊柱四肢活动正常，双下肢浮肿。B 超示：肝脏轮廓不规整，表面呈锯齿状，密度减低，左肝叶增大，脾大。腹部可探及无回声液性暗区。血常规检查示，肝酶升高，白蛋白降低，凝血酶原时间延长。

【蒙医诊断】 ①肝血溢症；②肝脏宝如病。

【治法】

（1）处方：早：八味石榴益肝散1.5g加十三味牛黄散1.5g用七味栀子汤送服。午：大黑散3g加麝香、熊胆、藏红花各0.5g用冰糖水送服。晚：八味石榴益肝散1.5g加十三味牛黄散1.5g用七味栀子汤送服。

（2）辨证治疗：出血不止者投五味石膏散用七味栀子汤送服；若合并赫依者投三十五味沉香散；对肝性干喘宜投诃子十八味散，用姜黄四味汤送服。

（3）外治可取肘外脉放血。饮食禁锐热性之品，宜投性凉富于营养之物。

四、肝宝如病

宝如余热沉积于肝脏所致肝脏慢性病变。

【病因病机】 清浊生化分解过程中，因外缘作用肝内精华消化吸收受阻，恶血偏盛与巴达干、希拉、赫依相搏，引起以肝脏为主要病变部位的宝如病病理变化。宝如病的病理变化中必定有血的病理变化，同样也必定有肝脏的病理变化。宝如病发病过程中因其四个本位的主要发病部位不同而表现的特征有所不同。肝脏宝如病多因希拉偏盛体质者和青壮年，长期超量进食酒、肉、油类等锐热性饮食，突然改变饮食生活习惯，或者过度用力、受到撞击而致脏腑器官震荡内伤，刀类锐器致伤等，尤其"上结宝如病"外缘作用于机体而发病。宝如病病质虽为聚合性，但肝脏宝如病随其部位特性而血热偏盛为主，且其发病快、治疗奏效慢，常常加重成为瘀积型宝如。有的最终加重而变为肝血痞、漏出性水臌、或成为渗血宝如而出现出血症状。

【分型】 按病因分型为肝瘀积型宝如、肝盛型宝如、肝散型宝如、肝滞留型宝如四型，临床上前三型常常前后合并出现。肝宝如病按其病理进程分：在发病初期血希拉热势偏盛，第二阶段巴达干、血偏盛，最后阶段赫依血偏盛。但是随着病变部位的特性，在疾病演变三个阶段中均易有血希拉热偏盛和黄水偏盛。

【症状】 初期表现与胃希拉热证状相似，即食欲不振，恶心，泛酸，有时吐少量酸水，全身乏力，心口灼热，腹胀、便秘、右上腹肝区及后背部反射痛或第10脊椎关节处疼痛。病情加重则肝脏稍肿大、触痛明显。疾病后期肝脏明显肿大、变硬、腹腔水臌、肚脐周围腹壁血管怒张，出现轻微活动则气短不适等症状。轻按压胸腰椎关节可缓解疼痛。因营养缺乏患者体重减轻、消瘦，并出现面部及巩膜黄染，少尿，全身浮肿症状。进食热性、酸、咸味食物或遇热性条件使病情加重。脉粗、弦，舌质深黄、尿量减少、色浅黄。若转涡旋瘀积则表现肝血痞症状；如进展为渗血型宝如，则出现呕血和便血症状。

【治疗】 治以调和三根，滋补肝脏，清除宝如余热的前提下，依据病情变化对症治疗。药物选用二十五味大汤散、四味当药汤、清肝七味红花散、钦那得绲斯勒、清肝汤、十八味牛黄散等。

【临床病例】 吴某，男，46岁，汉族，集宁桌子县人，2003年10月26日就诊。

【主诉】 食欲不振，上腹不适、全身乏力，近10年，加重伴黑粪1年，呕血1

个月。

【病史】 该病人10年前出现上腹不适，以右侧肋下区域不适为主，随之出现食欲不振，全身乏力，症状时轻时重，自购助消化药服用，未予检查治疗。1年前上述症状加重，腹胀，下肢出现轻度水肿，到县医院就诊，口服消炎利尿剂后好转，仍坚持工作，未进一步检查治疗。3个月前上述症状突然加重，尿量比以往明显减少，进硬食感觉上腹不适，肝区持续性疼痛，时有呕吐，为胃内残余食物，排黑色便，自认为是胃病，再次口服甲氧氯普胺等，症状稍缓后未进一步治疗。1个月前突然心慌，头晕，出冷汗，伴吐血，急送到集宁市医院，经B超等辅助检查后诊断为肝硬化，用利尿剂、凝血酶、护肝药，病情稍稳定后转入内蒙古医院治疗20天，已经出院。患者想用蒙医药诊治，便前来就诊。患者精神差，消瘦。肝区压痛阳性，纳食差，睡眠差。否认肝炎、结核等传染病史，否认心脏病、糖尿病、高血压等病史，否认手术及输血史，嗜好烟酒。

【蒙医检查】 面色晦暗，双眼赤黄，颈静脉怒张，腹部膨隆，脐周静脉轻度曲张，消瘦，舌质淡红，黄厚苔，尿黄，量少，味臭。脉象细数弦，上腹右侧可闻及肝脏，边缘钝，质硬，脾大。腹部移动性浊音明显，有液波震颤。

【检查】 体温37℃，脉搏88次/分钟，呼吸20次/分钟，血压95/60mmHg。发育正常，营养差，神志清楚，面色晦暗，皮肤膜及双眼巩膜无黄染，双眼血丝，颈静脉怒张，压迫肝脏时更明显，食管居中，胸前可见蜘蛛痣，有肝掌、双肺呼吸音清晰，心律齐，未闻及异常杂音，脐周静脉轻度曲张，上腹右侧肋下可扪及肝脏，轮廓不规则，边缘钝，质硬，压痛明显，脾大，肠鸣音活跃，腹部移动性浊音阳性，液波震颤，脊柱四肢活动正常，双下肢浮肿。B超示：肝脏轮廓不规整，表面呈锯齿状，密度减低，左肝叶增大，脾大。腹部可探及无回声液性暗区。血常规检查示，肝酶升高，白蛋白降低，凝血酶原时间延长。

【诊断】
蒙医诊断：①肝脏宝如病；②渗漏性宝如。
西医诊断：①肝硬化；②食管静脉曲张破裂出血。
【治法】
（1）处方：早：二十五味大汤散加四味当药汤各1.5g水煎服。午、晚：七味红花清肝散或钦那得绲斯勒3g用清肝汤送服。
（2）辨证治疗：病势重者十八味牛黄散味散3g用冰糖水送服；胃酸、吐酸水者大黑散3g用冰糖水送服；有渗出或散型宝如趋向者同胃宝如病的治疗。发热者七味红花清肝散加冰片、牛黄用七味苦参汤加四味当药汤各1.5g水煎送服。巴达干热盛者投秘诀凉剂，消化不良者给予四味光明盐汤和四味当药汤各1.5g水煎送服。疼痛厉害者晚睡之前给予口服九味牛黄散3g加五味嘎日迪丸3~6粒；大便干燥则二十五味大汤散3g加皂角1g水煎服或大黑散加六味安消散各1.5g白开水送服。
（3）治疗期间可在脏腑总脉、肝脉穴位微量放血。体质好者四味黎芦散泻下治疗。

五、肝 衰 症

本病系肝病而身体消瘦的一种热性肝病。

【病因病机】　肝病迁延日久，肝脏之精华与精粗的分解生化功能衰弱而营养极度缺乏所致。凡过食辛辣及酸味之品及长期苦力劳作，或黏毒感染，体质衰弱等，均为诱发本病之因素。

【症状】　消瘦，体力衰弱，关节松弛，睡眠不安，不思饮食，或进食后肝区疼痛，头晕，全身发痒，身体沉重，口渴引饮，吐口水，打呵欠，面目及肌肤发黄等症状。

【治疗】　治以助消化，补益正精为原则。药物选用八味石榴益肝散、五味清浊散、四味光明盐汤、四味当药汤、五味金诃子散、二十五味大汤散、九味牛黄散、六味甘草散等。

【临床病例】　王某，男，56岁，汉族，呼和浩特市人，2003年10月26日就诊。

【主诉】　食欲不振，上腹不适、全身乏力，近6年

【病史】　该病人患肝炎6年，一直上腹不适，食欲不振，全身乏力，症状时轻时重，口服护肝药和中药，坚持工作，纳食差，睡眠差，未进一步检查治疗。患者想用蒙医药诊治，便前来就诊。患者精神差，消瘦。肝区压痛阳性，否认结核等传染病史，否认心脏病、糖尿病、高血压等病史，吸烟多年，不饮酒。

【检查】　体温37℃，脉搏88次/分钟，呼吸20次/分钟，血压95/60mmHg。发育正常，营养差，神志清楚，面色灰白，双眼微黄，消瘦，舌质淡红，黄厚苔，尿黄。脉象沉、弦，上腹右侧可闻及肝脏，边缘钝，质稍硬，脾大，有肝掌。双肺呼吸音清晰，心律齐，未闻及异常杂音，脊柱四肢活动正常，双下肢浮肿。

【蒙医诊断】　肝衰病

【治法】

（1）处方：早：五味清浊散3g加藏红花微量用温开水送服，或八味石榴益肝散3g加藏红花微量用温开水送服。午：二十五味大汤散和六味甘草散各1.5g开水沏送服。晚：八味石榴益肝散1.5g加九味牛黄散1.5g用温开水送服。

（2）辨证治疗：若有浮肿可投八味大黄散，并针对病情可取百合、秦艽花、苣麦各1g共煎内服，最后用牵牛子泻剂攻逐之。

（3）外治可取肘外脉放血，服用奶油配制之五味油丸，脊椎第9节艾灸。

六、肝 血 痞

肝血痞属血希拉热为主的痞症。

【症状】　肝血痞多有肝热病病史，如肝宝如病等。在右上腹部灼痛之同时向脊椎第九节附近串痛。肝部摸到肿块并有压痛。食欲减退，腹胀，疲乏。若病情加重则胸口憋胀，气促，因痞块之黄水向外渗漏，腹腔水液积聚而腹部膨大。肤色发青，迅速消瘦。如果痞块进一步长达而挤压胆腑，则目及全身黄疸。脉象细数。舌苔黄色，尿深黄，大便不畅。如不及时治疗，病势将进一步加重，肿胀愈益扩展，可能变为肝血痞渗漏型水臌。

【治疗】　治以清希拉热，融化痞块或破除泻下痞块，对症治疗为原则。药物宜选五味清浊散、十八味查干泵阿散、七味红花散、四味当药汤、六味贝齿炭散、九味牛黄散、弱泻剂、大黑散及二十五味大汤散等。

【临床病例】 黄某，男，46岁，汉族，鄂尔多斯人，2012年10月12日就诊。

【主诉】 腹胀、食欲不振、乏力半年。

【病史】 患者感腹胀乏力、食欲不振半年。曾经于2009年在当地医院就诊，诊断为轻度脂肪肝，未经治疗，近来感觉腹胀食欲不振、乏力，睡眠差前来就诊。有酒精性脂肪肝病史。已婚，生育1子1女，妻儿健康。无遗传病史。嗜烟史三十年，有饮酒习惯，每日半斤，生活环境尚可。

【蒙医检查】 营养一般，消瘦，面色暗，舌质红，苔黄腻，脉细、紧，小便黄。

【检查】 体温37℃，脉搏85次/分钟，呼吸20次/分钟，血压140/95mmHg。精神一般，形体消瘦，面色晦暗，五官端正无异常，四肢关节无红肿，活动自如。

【蒙医诊断】 肝血痞。

【治法】

（1）处方：早：五味清浊散3g加藏红花1g和七味红花散2g温开水送服。午：十八味查干泵阿散3g用四味当药汤送服，晚：六味贝齿炭散3g加九味牛黄散等量用四味当药汤送服。

（2）辨证给药：若有烧心则大黑散加六味安消散用冰糖水送服；体质虚弱者二十五味大汤散加四味当药汤温开水服之；若疼痛较甚则在晚上的药上加3～5粒五味嘎日迪丸服之。

（3）治疗期间可用肝弱泻剂泻之，并在肘内、外脉反复针刺微量放血。

七、肝性浮肿症

本病由肝脏痼疾加重而引起。

【症状】 原发病逐渐加重，出现体质衰竭，极度疲劳，浮肿始发于右侧腹部逐渐扩大，甚至腹部水肿。眼睛与皮肤、尿液等皆呈黄色，脉象细数。

【治疗】 以调胃火，清希拉热，排除或燥干浮肿之水，对症治疗。药物选用八味芫荽散、九味牛黄散、二十五味大汤散、六味栀子汤、四味当药汤、八味海金沙散、大黑剂及七味红花散等药物。

【临床病例】 王某，男，46岁，汉族，武川县人，2006年10月26日就诊。

【主诉】 食欲不振、上腹不适、全身乏力，近8年，加重下肢和全身浮肿1个月。

【病史】 该病人1998年出现上腹不适，以右侧肋下区域不适为主，随之出现食欲不振，全身乏力，未予检查治疗。1年前上述症状加重，腹胀，下肢出现轻度水肿，到县医院按肾病诊治好转，仍坚持工作，未进一步检查治疗。3个月前上述症状突然加重，尿量比以往明显减少，进硬食感觉上腹不适，肝区持续性疼痛，时有呕吐，为胃内残余食物，排黑色便，下肢和全身浮肿到集宁市医院，经B超等辅助检查后诊断为肝纤维化，用利尿剂、凝血酶、护肝药，病情稍稳定后转入内蒙古医院治疗1个月。最近下肢又开始浮肿，患者想用蒙医药诊治，便前来就诊。患者精神差，消瘦。肝区压痛阳性，纳食差，睡眠差。患者不清楚曾经是否患肝炎病，无结核等传染病史，无心脏病、糖尿病、高血压等病史，无手术及输血史，嗜好烟酒。

【蒙医检查】 面色晦暗，双眼赤黄，颈静脉怒张，腹部膨隆，脐周静脉轻度曲张，消瘦，舌质淡红，黄厚苔，尿黄，量少，味臭。脉象细数弦，上腹右侧可闻及肝脏，边缘钝，质硬，脾大。腹部移动性浊音明显，有液波震颤，双下肢浮肿。

【检查】　体温37℃，脉搏98次/分钟，呼吸20次/分钟，血压105/70mmHg。发育正常，营养差，神志清楚，面色晦暗，皮肤膜及双眼巩膜无黄染，双眼血丝，颈静脉怒张，压迫肝脏时更明显，食管居中，胸前可见蜘蛛痣，有肝掌、双肺呼吸音清晰，心律齐，未闻及异常杂音，脐周静脉轻度曲张，上腹右侧肋下可扪及肝脏，轮廓不规则，边缘钝，质硬，压痛明显，脾大，肠鸣音活跃，腹部移动性浊音阳性，液波震颤，脊柱四肢活动正常，双下肢浮肿。B超示：肝脏轮廓不规整，表面呈锯齿状，密度减低，左肝叶增大，脾大。腹部可探及无回声液性暗区。血常规检查示，肝酶升高，白蛋白降低，凝血酶原时间延长。

【蒙医诊断】　肝性浮肿。

【治法】

（1）处方：早：八味芫荽散1.5g加等量九味牛黄散用六味栀子汤送服。下午：二十五味大汤散2g加1g四味当药汤加栀子、腊肠果各1.5g，用开水沏服。晚：九味牛黄散1.5g加八味海金沙散等量用上诉汤剂送服。

（2）辨证给药：若反酸则大黑剂用糖水送服。肝火偏盛用七味红花清肝散，消化不好则用四味光明盐汤加四味当药汤，大便干燥用六味安消散，疼痛甚者晚投九味牛黄散加五味嘎日迪丸3粒服用。

（3）治疗期间可以使用泻剂同时在肘外脉微量放血。

八、肝损伤症

本病系由肝脏要害损伤而其功能障碍的一种热性肝病。又称肝脉扩散症。

【病因病机】　肝脏要害部损伤后所生恶血扩散于全身、关节及血脉所致。凡用力过度或跌倒震伤等，均为发病因素。

【症状】　胸部胀满而刺痛，眼睛不睁，肩头疼痛，颈脉僵硬作痛，胃肝不适，尤其咳嗽时肝如虚悬，疼痛难忍。面色青紫，鼻衄，任何食物都感不适。

【治疗】　治以清血热为原则。药物选用清肝汤、四味当药汤、七味红花清肝散，九味牛黄散、九味冰片散、十三味红花散、大黑散、二十五味大汤散等。

【临床病例】　那某，男，38岁，蒙古族，西乌旗人，2009年8月26日就诊。

【主诉】　右上腹部及后背痛5天。

【病史】　患者5天前骑摩托摔伤后右上腹部及后背疼痛，在附属医院检查没查出有内部脏腑损伤，前来就诊。患者无其他传染性、家族遗传性疾病，也无药物过敏史及其他不良嗜好。患者精神尚可，脉象细速而紧，尿色黄而气味大。

【检查】　体温36.5℃，脉搏95次/分钟，呼吸19次/分钟，血压120/80mmHg。神志清楚，自动体位，双肺呼吸音清，心律齐，未闻及病理性杂音，腹部平软，肝脾肋下未触及，肝区稍有压痛，血常规检查示，白细胞升高。

【蒙医诊断】　肝震伤。

【治法】

(1) 处方：早：七味红花清肝散 3g 用清肝汤送服。午：九味冰片散 3g 用温开水送服。晚：十三味红花散 3g 用四味当药汤送服。

(2) 辨证治疗：若反酸投大黑散用冰糖水送服；身体虚弱者投二十五味大汤散用冰糖水送服；饮食方面多食大米、汤面、新鲜蔬菜等营养丰富。忌烟、酒等刺激性物。起居方面调节好心、身活动及生活习惯，心情愉快，适当的运动之佳。

(3) 外治可取外肘脉，肝胆脉、肾脉微量放血，并用三子攻泻剂攻逐之。

九、肝赫依症

本病系以赫依性症象为特征的一种寒性肝病。

【病因病机】 三根平衡失常，特别是赫依功能紊乱而累及肝脏所致。过食粗糙或不习惯、不适应之饮食，过度劳累而身体衰弱，或长期坐卧潮湿之处，或受寒风吹袭等均为引发本病之因素。

【症状】 自觉肝脏与腹后壁相连感，疼痛浮悬，夜晚及空腹时加剧，寒冷时噫气，全身拘挛，消化不良，呵欠频多，流眼泪，视力减弱等症状。如合并巴达干，则表现消化不良，食后胃痛，口流清水，舌质发青、中央有灰白苔，脉尿均显赫依征象。

【治疗】 治以抑赫依，防希拉热为原则。药物选用八味石榴肝赫依散、金诃子五味散、大黑散、十三味红花散、四味草果汤、五味清浊散、二十五味大汤散等。

【临床病例】 琪某，女，36 岁，蒙古族，白旗人，2008 年 9 月 10 日就诊。

【主诉】 右上腹部不适、食欲不振 2 年。

【病史】 该病人 2 年来经常右上腹部不适、腹胀、反酸，食欲不振，晨起肝区疼痛，全身僵硬不适，自感疲惫。曾经在当地按胃病诊治，病情有所好转。近期自觉疲乏，食欲不振，消瘦，视力下降，前来就诊。患者无其他特殊病史。舌质淡红，薄黄苔，身体消瘦，脉象空、芤。

【检查】 体温 36.7℃，脉搏 80 次/分钟，呼吸 18 次/分钟，血压 130/70mmHg。神志清楚，自动体位，消瘦，皮肤粗糙，未见黄染，睑结膜充血，口唇干裂，两肺呼吸音清，心律齐，未闻及病理性杂音，腹部平软，肝脾肋下未触及，无腹水，无下肢水肿。

【蒙医诊断】 肝赫依症。

【治法】

(1) 处方：早：五味清浊散 3g 加藏红花微量用温开水送服。午：二十五味大汤散 3g 用冰糖水送服。晚：八味石榴肝赫依散 1.5g 加十三味红花散 1.5g 用温开水送服。

(2) 辨证治疗：若反酸投五味金诃子散；合并希拉热者投大黑散用冰糖水送服；心悸失眠者投三十五味沉香散沏服；腹胀者投四味草果汤或六味安消散加六味木香散用温开水送服。

(3) 外治可取脊椎第 9 节、剑突下平行三穴施灸治疗。

十、肝 肿 瘤

肝肿瘤指肝脏恶性肿瘤。

【病因病机】　三根失常，精华不消化，变色希拉功能紊乱，而肝脏中热邪郁结日久所致。凡过用热、酸、锐性饮食及腐败变质之品以及强力劳作，黏毒感染，某一热病余邪残留，包如病扩散等，均为诱发本病之因素。

【症状】　病初无明显症状，只是睡眠减少，身感沉重倦怠，心神不稳，疲乏，不思饮食，在右上腹摸到肿大之肝脏，身体日益干瘦。后期出现黄染，面色灰暗，极度消瘦，脾大，腹水等。

【治疗】　治以清血热为原则。药物选用解毒汤、二十五味大汤散、八味绿松石丸、二十五味绿松石丸、清肝汤、七味红花清血热散、十三味红花散、十三味牛黄散、八味石榴散、十味诃子汤及八味大黄下清赫依散等。

【治法】

（1）处方：早：解毒汤 3g，或二十五味大汤散 3g 煎服。午：十味诃子汤 3g 煎服。晚：八味绿松石丸 3g 用解毒汤送服。

（2）辨证治疗：病势重者选诃子十味汤，或常用泻剂攻下之。有腹水者投八味大黄下清赫依散，也可投三味大黄汤和四味蒺藜汤；发热者投七味冰片散或九味牛黄散用七味苦参汤加四味止泻木汤送服；黄染者投五味金诃子散加当药、栀子、止泻木、苦参、红花等用四味当药汤送服；脾脏肿大者投十九味草果散用十味诃子汤送服；呕血或便血者投十三味牛黄散或八味止血红花散用七味栀子汤送服；饮食方面宜用甘味、营养丰富之品，在寂静、清净之环境休养，禁忌过劳。

第四节　脾　　病

本病系以左胁刺痛、腹胀、消化不良为特征的病症。脾为促进水谷消化之重要脏器，居于希拉之区，亦是病变巴达干循行之道。因而脾脏患病，以巴达干性寒证者多见。本病之起因主要由于三根失调巴达干偏盛，又与希拉相搏而降于脾脏，致使其功能紊乱所致。饮食不节，时饱时饥，或过食重，凉性及锐热性油腻而不易消化之饮食，以及生冷食物，或起居失常，受寒朝湿，过度劳累等，均为引发病之因素。临床上根据病情变化可分为巴达干赫依盛型和血、希拉盛型两种。

一、脾　热　症

主要以腹胀，腹部左侧疼痛，消化不良等症状为特征的巴达干热性脾病。

【病因病机】　三根与体素平衡失调，胃火失衡，清浊生化异常，胃和脾受累，脾内血偏盛并与巴达干相搏所致。凡劳力过极，饮食不节，过食锐，热性饮食，食物不化或药物中毒等均为诱发本病之因素。

【症状】　消化功能紊乱，腹胀，脾区作痛，足部麻痛或浮肿，左腿关节作痛较甚，体力衰弱，有时血泻。烤火日晒，饮酒时病情发作。虽多现胃病寒性希拉征象，但相应的饮食、药物却无所补益。脉象数而沉。舌呈青黑之纹，味觉不良，口唇发紫或现水疱。

【治疗】　治以健脾胃，助消化，清热为原则。药物选用四味草果汤、七味红花清脾散、五味清浊散、七味诃子散、十九味草果散、六味安消散等。

【临床病例】　俞某，男，35 岁，汉族，清水河县人，农民，2007 年 11 月 8 日就诊。

【主诉】　左上腹部不适 2 年，腹胀、消化不良 1 个月。

【病史】　患者 2 年前开始左腹部不适，消化不良，时好时坏，反复发作，没有进行诊治。近 1 个月病情加重，并且腹胀腹痛，前来就诊。既往无传染性疾病，无家族遗传性疾病，无药物过敏史，亦无其他不良嗜好。患者精神尚可，体质中等，左上腹有压痛，脉象沉而数，舌苔黄，尿色淡黄。

【检查】　体温 36.8℃，脉搏 80 次/分钟，呼吸 18 次/分钟，血压 120/85mmHg。神志清楚，自动体位，双肺呼吸音清晰，心律齐，未闻及病理性杂音，腹部平软，左上腹压痛，肠鸣音正常，肝脾肋下未触及。

【蒙医诊断】　脾热证。

【治法】

（1）处方：早：五味清浊散 1.5g 加七味诃子散 1.5g 温开水送服。午：七味红花清脾散 3g 用四味草果汤送服。晚：十九味草果散 3g 用温开水送服。

（2）辨证治疗：腹胀腹痛甚者晚上投七味诃子散加五味嘎日迪丸 1～3 粒温开水送服；身体虚弱，食欲不振则投二十五味大汤散 2g 加四味草果汤 1g 沏服；热势盛者可在七味红花清脾散加冰片温开水送服。

（3）外治可取脾脉，无名指背水土脉放血。饮食应忌锐热性之品。

二、脾　寒　症

本病主要以腹胀肠鸣为特征之一种寒性脾病。

【病因病机】　病因由三根与体素平衡失调，巴达干赫依偏盛相搏，热衰导致饮食不消，脾功能受损所致。

【症状】　腹胀肠鸣，消化失常，饮食未及全消化而泄泻，暖气或排气后腹胀缓解。唇部经常溃烂而多垢，恶寒，夜晚左胁脾部刺疼，如逢气候变冷，则腹胀不舒，有时大便失禁等。脉象沉。病势加重则出现浮肿征象。

【治疗】　治疗宜升胃火，助消化为原则。

药物选用四味光明盐汤、四味草果汤、五味清浊散、十九味草果散、五味嘎日迪丸、八味冬青散、五味金诃子散等。

【临床病例】　郑某，女，35 岁，汉族，土左旗人，农民，2007 年 11 月 8 日就诊。

【主诉】　胃部发凉、腹胀、消化不良 2 年。

【病史】　患者 2 年前开始上腹部不适，胃部发凉、腹胀、消化不良，反复发作。受寒则病情加重，排气后腹部感觉舒适，不能吃凉东西。没有进行诊治，前来就诊。既往无传染性疾病，无家族遗传性疾病，无药物过敏史，亦无其他不良嗜好。患者精神尚可，体质中等，脉象沉而缓，舌苔灰白，尿色淡黄。

【检查】　体温 36.6℃，脉搏 80 次/分钟，呼吸 18 次/分钟，血压 120/80mmHg。神志清楚，自动体位，双肺呼吸音清晰，心律齐，未闻及病理性杂音，腹部平软，无压痛，肠鸣音正常，肝脾肋下未触及。

【蒙医诊断】　脾寒症。

【治法】

（1）处方：早：四味光明盐汤 1.5g 加四味草果汤 1.5g 煎服。午：十九味草果散 3g 用温开水送服。晚：五味清浊散 3g 加五味嘎日迪丸 1~2 粒用温开水送服。

（2）辨证治疗：若腹泻则投五味清浊散加光明盐、紫硇砂等温开水送服；反酸者投五味金诃子散；口唇部溃烂者投二十五味大汤散加四味文冠木汤煎服；痛势剧者，可投四味石榴散加五味嘎日迪丸用开水送服。

（3）外治可取脊椎十一节艾灸。饮食应忌寒凉之品。

三、脾　血　肿

本病主要以巴达干热象为特征的一种血热性脾病。

【病因病机】　脾脏在五源中虽属土和具巴达干寒性，但在造血及其运行方面与肝脏有密切关系，故精华不消、中毒及血液功能紊乱等，可成为其发病的原因。饮食不节，长期坐卧潮湿之地，劳累过极，均为发病之因素。

【症状】　腹胀肠鸣，腹部左侧疼痛或沉重，腹泻并便中带血，颜面浮肿，发青或发黄，口唇发紫干燥，下唇肿胀，脉象及尿均显巴达干热相搏之象。

【治疗】　治以建脾消食，清血热为原则。药物选用七味诃子益脾散、七味红花清脾散、四味草果汤、五味清浊散、十九味草果散、六味安消散等。

【临床病例】　斯某，男，35 岁，蒙古族，黄旗人，牧民，2007 年 11 月 8 日就诊。

【主诉】　左上腹疼痛，腹胀、消化不规律 1 年余。

【病史】　患者 1 年前开始左腹部疼痛，消化时好时坏，反复发作，并且有时腹胀腹痛和腹泻，没有进行诊治，前来就诊。既往无传染性疾病，无家族遗传性疾病，无药物过敏史，亦无其他不良嗜好。患者精神尚可，体质中等，左上腹有压痛，脉象沉而数，舌苔白厚，尿色淡黄。

【检查】　体温 36.5℃，脉搏 80 次/分钟，呼吸 18 次/分钟，血压 120/85mmHg。神志清楚，自动体位，双肺呼吸音清晰，心律齐，未闻及病理性杂音，腹部平软，左上腹压痛，肠鸣音正常，肝脾肋下未触及。

【蒙医诊断】　脾血臌症。

【治法】

（1）处方：早：五味清浊散 1.5g 加七味诃子散 1.5g 温开水送服。午：七味红花清脾散 3g 用四味草果汤送服。晚：十九味草果散 3g 用温开水送服。

（2）辨证治疗：腹泻并便中带血者投十九味草果散加九味五灵脂散用四味连翘汤送服；合并黏虫者投七雄丸和十三味五灵脂散；腹胀腹痛甚者晚上投七味诃子散加五味嘎日迪丸 1~3 粒温开水送服；血热势盛者可在七味红花清脾散上加冰片温开水送服。

（3）外治脾脉放血。饮食宜忌酒类及锐热性之品。

第五节 肾 病

本病系因三根失调，肾气受损，以腰痛、耳鸣、尿闭或尿频以及遗精为特征的病症。

肾脏居于巴达干之区，为调节体内水液，补养生殖之精的脏器，也是病变巴达干循行之道。由于巴达干、赫依偏盛降于肾脏，并与希拉相搏，引起肾脏功能紊乱致病。故患病以巴达干性者为多。强力劳作，负重劳累，久病体弱，房劳过度，或受寒冷潮湿，或跌打受伤等，均为引发本病之因素。

一、肾赫依痼疾

以耳鸣头晕，腰肾部重坠作痛，下身发冷，失眠为特征的一种寒性肾病。

【病因病机】 赫依亢盛，肾、三舍火温衰竭所致。过食寒凉性饮食，久居阴凉潮湿之地等为诱发本病之因素。

【症状】 症见下身寒冷，腰肾部及髋骨经常不固定疼痛，脊椎肌肉抽搐、疼痛，跛行。阴囊发凉出冷汗，小便闭塞或白浊淋漓，遗精。有时表现耳鸣、头晕、失眠、眼花等赫依偏盛症状。脉芤而沉，阴冷天气病情加重。

【治疗】 治宜镇赫依，补益肾为原则。药物选用日轮丸、七味槟榔散、十味豆蔻散、十四味蒺藜子散、三十七味佛手参散、六味苏木汤、九味槟榔散、五根油剂等。

【临床病例】 阿某，男，40岁，蒙古族，2007年4月5日就诊。

【主诉】 腰骶酸痛、阴囊发凉、大腿内侧僵痛1年余，加重1个月。

【病史】 患者自述1年前无明显诱因出现腰骶疼痛、大腿内侧僵痛、阴囊发凉等症状，有时无尿频、尿急，滑精，患者未行任何治疗。近1个月以来，上述症状明显加重，并出现乏力，影响睡眠及工作，前来诊治。患者饮食尚可，睡眠差，尿量减少，大便正常。既往体健，否认传染病史，否认家族性遗传病史。

【检查】 体温36.4℃，脉搏75次/分钟，呼吸18次/分钟，血压120/80mmHg。患者神志清楚，精神欠佳，发育正常，体形消瘦，肤色苍白，脉空、芤，舌苔白色，尿清，大便无特殊异常情况。皮肤抚摸有冷的感觉，双肾区无压痛及叩击痛。

【蒙医诊断】 肾赫依痼疾。

【治法】

（1）处方：早：日轮丸3g用骨头汤或温开水送服。午：十味豆蔻散3g用温开水送服。晚：日轮丸3g加三味那如丸2~3粒用温开水送服。

（2）辨证治疗：若尿不利者投九味槟榔散用四味蒺藜汤送服；冬季或由于肾寒引起耳鸣可将七味槟榔散放入绵羊肾脏内蒸熟后食之；肾、三舍虚弱者投三十七味佛手参散用骨头汤送服；遗精者投萨日嘎日迪用四味姜黄汤加三红汤等量送服；下身寒冷投六味苏木汤加入奶茶中饮之。饮食方面多食大米、汤面、黄油、红糖、骨头汤、新鲜蔬菜等营养丰富。忌烟、酒等刺激性物。起居方面调节好心、身活动及生活习惯，心情愉快，适当的运动为佳。

（3）外治可在五味甘露汤沐浴。取第 14 椎平行三点穴施以灸疗和按摩。

二、肾达日干

本病系由肾病扩散引起，以脊柱变形、第 14 椎等椎体向外突出为特征的一种疾病。

【病因病机】　肾脏寒证迁延日久转变为赫依性痼疾，进而引起血、希拉相搏累及肾脏而形成寒性黄水症，继而在赫依之催动作用下，病邪黄水向外扩散，瘀积于脊柱关节部，致使关节松弛而软骨变厚，遂成本病。本病显著特点是第 14 椎，即第 2 腰椎椎体向外突出，身体俯屈，背呈佝偻状。以此特征与赫依性佝偻病和赫依性达日干等病相鉴别。

【症状】　腰背部及两胁痛，腰椎向外突出而身体俯屈，不能后仰，运动受限。由于白脉受压和髋骨头衔接处之黑脉发胀而刺痛，咳嗽、喷嚏时痛不可忍；第 14 椎关节松弛而变形，下肢发麻，小便淋漓，有的病者尿末有乳样白色尿滴淋。脉象粗而芤，或沉而搏动不显，尿色发青而尿渣白色。

【治疗】　治以强肾利尿，燥黄水，止痛为原则。药物选用日轮丸、七味槟榔散、月光宝凤丸、五味润僵汤、四味文冠木汤、二十五味驴血散、十六味达日干散等。

【治法】

（1）处方：早：日轮丸 3g 用温开水送服。午：二十五味驴血散 3g 用四味文冠木汤送服。晚：十六味达日干散 3g 用四味文冠木汤送服。

（2）辨证治疗：疼痛重者选十六味达日干散加三味那如丸 1～3 粒用润僵五味汤或文冠木四味汤送服；热性黄水偏盛者晚上投二十五味文冠木散；赫依偏盛者晚上投二十五味阿魏散加三味那如丸用十味文冠木汤送服。

（3）可在突出之椎体上下穴位或三组穴位施以火针治疗或灸疗，或在肾穴施以艾灸治疗。

三、肾　热　症

本病系因血、希拉热邪降于肾脏而引起的一种热性肾病。

【病因病机】　三根失调，希拉热炽盛并与血热混合侵及肾脏，遂生此病。凡剧烈劳动，勉力负重，从高处或马上跌落而致腰肾震伤，或过食锐热饮食等，均为诱发本病之因素。

【症状】　发病之初，出现恶寒、发热、头痛、恶心，犹如伤风感冒症状，继而腰肾部疼痛，当饮酒、久坐或行走时腰肾部疼痛加剧，尿道口灼痛，骨骼及肌肉间刺痛，颜面及眼睑、足背等处浮肿。病势加重则影响心脏，出现心跳，呼吸急促等赫依性心病征象，脉呈热像，尿中带血，舌短缩而两缘发黑。热势陈旧则表现腰肾部疼痛，骨骼与肌肉间灼热，小便艰涩或淋漓、遗精、尿道灼痛，口干舌燥，耳中作跳，得热则碍，遇寒则舒，脉象细而紧，尿黄等症状。

【治疗】　治以清热、益肾为原则。药物选用三红汤、四味蒺藜汤、八味黄柏散、五味清浊散、萨日嘎日迪、七味刀豆汤、十三味菥蓂子散、四味姜黄汤、十味诃子散、七味红花清肾散、十八味诃子散、十味豆蔻散、二十五味冰片散、八味海金沙散等。

【临床病例】 邬某，男，9岁，汉族，土左旗人，2002年3月就诊。

【主诉】 浮肿、尿少1个月。

【病史】 患儿半月前开始出现双眼睑浮肿，继而面部和双下肢浮肿，伴头痛，腰痛，烦躁，小便少，不思饮食，经呼和浩特市医院诊断为急性肾小球肾炎，住院20周，病情稍有好转，经他人介绍前来就诊。

【检查】 一般情况尚好，眼睑、四肢浮肿，舌质红，舌苔白腻，脉象细、数。

【蒙医诊断】 肾炽热症。

【治法】

（1）处方：早：五味清浊散3g用三红汤加四味蒺藜汤送服。午：十味诃子散或八味黄柏散3g用三红汤加四味蒺藜汤送服。晚：十味诃子散2g加萨日嘎日迪2g用四味姜黄汤加三红汤送服。

（2）辨证治疗：对浮肿可投蒺藜三味汤；疼痛剧烈时可给十七味肾热宝凤丸；待热势消退后，宜佐以五根油剂内服，以补益肾脏。如合并黏邪则投月光宝凤散与主剂交替服用。

（3）外治可按病情分别进行冷水浴、五味甘露汤浴，或服利尿剂。

四、肾 伏 热

本病系因血、希拉热邪降于肾脏迁延隐伏的一种热性肾病。

【病因病机】 三根失调，希拉热偏盛并侵及肾脏，未及时诊治，病势迁延隐伏于肾脏，遂生此病。

【症状】 出现患感冒样身体不适，腰肾部疼痛，身体衰弱，手掌足心发热，颜面及双目、胫部足背等处浮肿，夜间口干尤甚，口苦，偶尔鼻出血和阵阵出汗，夜间觉少，白天嗜睡，下午身上感觉发热。病情加重则可转变为水臌，甚至引起尿毒而危及生命。

【治疗】 治以先揭除巴达干寒罩，其次清热邪为原则。药物选用五味清浊散、十一味石膏散、三红汤、四味蒺藜汤、十味诃子散、十八味诃子散、八味黄柏散、七味刀豆汤、十豆蔻味散、十二味牛黄散、四味姜黄汤等。

【临床病例】 樊某，男，45岁，汉族，呼和浩特市人，2005年5月28日就诊。

【主诉】 腰部酸痛，疲乏无力，倦怠纳差1个月多。

【病史】 患者出现肾腰部疼痛和酸痛，疲乏无力症状1个多月，伴有食欲不振，纳差，倦怠，晨起眼睑明显浮肿。无明显诱发因素。患者既往无传染性疾病，无家族遗传性疾病，无药物过敏史，亦无其他不良嗜好。

【蒙医检查】 精神一般，消瘦，口唇苍白，脉象洪而紧，尿色红而气味大，量少。

【检查】 体温36.5℃，脉搏80次/分钟，呼吸20次/分钟，血压120/90mmHg。神志清楚，自动体位，消瘦型，皮肤膜未见异常，睑结膜苍白，双肺呼吸音清晰，心律齐，未闻及病理性杂音，腹部平软，肝脾肋下未触及，无腹水，无下肢水肿。尿常规检查示，蛋白升高，镜下血尿，BUN升高。

【诊断】 蒙医诊断：肾伏热病；西医诊断：慢性肾小球肾炎。

【治法】

（1）处方：早：五味清浊散1.5g加十一味石膏散1.5g用温开水送服。午：十味诃子散3g用三红汤加四味蒺藜汤送服。晚：十八味诃子散3g用七味刀豆汤送服。

（2）辨证治疗：年老者投十豆蔻味散加八味黄柏散用四味姜黄汤加四味蒺藜汤送服；若有浮肿投十豆蔻味散加八味海金沙散用四味姜黄汤加四味蒺藜汤送服；疼痛甚者晚上药加三味那如丸1~3粒；热偏盛者投十二味牛黄散加微量冰片或二十五味冰片散用七味刀豆汤送服。

（3）可肾脉或内踝脉放血治疗。

五、肾伤热

本病系以肾脉受损为主的一种损伤性肾脏热病。

【病因病机】　主要由于从高处坠落，马上跌下等损伤肾脉或伤及白脉而引起血希拉热和黄水热增盛，并向上身扩散，或向躯干增盛，或向下身坠落等所致。起居不当，过度劳累，受寒冷潮湿为诱发因素。

【症状】　腰部牵痛，颈项拘强而艰于转动，从脊柱两侧肌肉至两腿肌肉均感坠痛或足部发麻、跛行。有时目、耳等感觉器官功能减弱。脉象及尿均现热像。根据症状可分为扩散型、增盛型、下坠型等三种。

扩散型肾损伤：出现肾损伤症状外，由于损伤热已散布于上半身，脖筋与面颊皆痛，颈项僵硬不能转动而前俯，行走弯曲。

增盛型肾损伤：表现肾损伤症状外，由于损伤热邪增盛于躯体中部，故腰部转动时坠痛，髋骨处肿胀或刺痛，咳嗽、喷嚏则疼痛难忍。脊椎关节松弛，行走时腰部弯曲。

下落型肾损伤：表现肾损伤症状同时，因损伤热邪降落于下体，故足部麻痛而跛行，大腿肌及膝关节、小腿肌肉等处均感疼痛。

【治疗】　治以燥黄水，除恶血，益肾为原则。药物选用三红汤、四味蒺藜汤、八味黄柏散、五味清浊散、萨日嘎日迪、七味刀豆汤、十三味菥蓂子散、四味姜黄汤、十味诃子散、七味红花清肾散、十八味诃子散、十味豆蔻散、二十五味冰片散、八味海金沙散等。

【临床病例】　道某，男，58岁，蒙古族，黄旗人，2008年5月20日就诊。

【主诉】　腰疼、伴小腹痛5天。

【病史】　5天前驰马摔地后右侧腰部胀痛，伴小腹牵拉疼痛，咳嗽时震痛；小便频，尿量不多，深黄色。坚持2天，无缓解。到镇医院就诊，经仪器检查无异常，前来就诊。起病以来，无畏寒发热，无头痛身痛，有恶心呕吐和腹泻，小便次多量少，食欲略减。既往体健，无其他病史，无不良嗜好。舌质红，苔黄腻，脉弦数。

【检查】　体温36.8℃，脉搏82次/分钟，血压130/90mmHg。发育营养可，神志清晰，活动自如，皮肤、巩膜无黄染，周身浅表淋巴结不肿大，痛苦病容，面色苍白，头、颈、四肢、脊柱无畸形，肺部听诊无异常，心律齐，无杂音，腹平坦柔软，肝脾未扪及，腰背部、右肾区压痛不明显，有叩击痛，左肾区无异常。

【蒙医诊断】　肾震荡热。

【治法】

（1）处方：早：五味清浊散 3g 用三红汤加四味蒺藜汤送服。午：十味诃子散或八味黄柏散 3g 用三红汤加四味蒺藜汤送服。晚：十味诃子散 2g 加萨日嘎日迪 2g 用四味姜黄汤加三红汤送服。

（2）辨证治疗：对浮肿可投蒺藜三味汤；疼痛剧烈时可给十七味肾热宝凤丸；如合并黏邪则投月光宝凤丸与主剂交替服用；出现黄水热证状者投十五味诃子散，或投十八味诃子散，或投八味黄柏散用四味蒺藜汤送服。

（3）扩散型肾损伤宜行五味甘露汤浴沐浴，枕脉放血。增盛型肾损伤宜投泻脉剂。下落型肾损伤宜取肾脉及踝脉放血。

六、肾痹病

本病系痹病热邪降于肾脏的一种肾病。

【病因病机】 受痹病之影响，三根七素功能失调，精华未能生化为正精而转化为黄水并与热邪相混合渗入肌、骨、筋、脉所致。凡长期居住潮湿之处，水中劳作过度等，均为诱发本病之因素。

【症状】 主要在腰肾部以下疼痛，咳嗽或喷嚏时髋骨关节周围刺痛，脊椎与后颈僵硬，不能转动，伴头痛、恶寒等全身症状。前半夜病痛较剧，后半夜稍觉安适，当饮酒或进食油腻、热性食物则身体发热而疼痛加剧，四肢关节郁积黄水则痛势加重。

【治疗】 治以益肾，燥黄水，清热为原则。药物选用五味清浊散、五味润僵汤、十三味蒡蒉子散、二十五味驴血散、十八味孟根乌苏丸、十味诃子散、十八味诃子祛痹散、十味豆蔻散、七味清肾汤、十味文冠木汤等。

【临床病例】 热某，男，48 岁，蒙古族，蓝旗人，2008 年 9 月 10 日就诊。

【主诉】 腰骶部僵痛、活动受限 1 个月。

【病史】 患者 1 个月前由于寻找马群而在野外过夜受凉，腰部骶骨酸痛，咳嗽、打喷嚏时疼痛加重；由于腰疼活动有所受限和影响睡眠，后半夜疼痛缓解；疼痛不太严重所以一直没有诊治，今专程前来就诊。既往体健，无其他病史，无不良嗜好。舌质红，苔黄腻，脉弦数。

【检查】 体温 35.8℃，脉搏 80 次/分钟，血压 120/90mmHg。发育营养可，神志清晰，活动自如，头、颈、四肢、脊柱无畸形，肺部听诊无异常，心律齐，无杂音，腹平坦柔软，肝脾未扪及，腰背肾区有叩击痛。

【蒙医诊断】 肾痹症。

【治法】

（1）处方：早：十三味蒡蒉子散 3g 加五味清浊散 1g 用五味润僵汤送服。午：二十五味驴血散 3g 用五味润僵汤送服。晚：十八味诃子祛痹散或十味诃子散 3g 用七味清肾汤送服。

（2）辨证治疗：若颜面浮肿则投十味豆蔻散用四味蒺藜汤加三红汤送服；腰、骶疼痛甚者投十味豆蔻散 3g 加五味嘎日迪丸 1~2 粒用五味润僵汤送服；黄水热症状明显者投萨日嘎日迪用四味文冠木汤送服。

（3）可施药浴或踝脉放血，第 14 脊椎穴和脚趾根上 1 寸处行灸疗。

七、肾 脉 痞

系恶血聚集肾脉而致痞病。分肾外脉痞和肾内脉痞。

【病因病机】 外伤、骨折、震伤、难产等所致伤热和搏热入肾，放血治疗不彻底而使恶血瘀积于脉等原因，导致恶血和黄水偏盛，滞留于脉结集而致此病。

【症状】 多有受伤、震伤病史。期初常在腰骶部轻微疼痛，长痞处震痛，做重活、用力则疼痛加重，颜面和眼睑浮肿。若是血痞则头痛、疲乏、疼痛腰较甚；若是水痞则疼痛较轻，腰部僵痛，疲乏，偶尔颜面浮肿。脉数，尿红、量少。

【治疗】 治以清除血黄水热，化痞泻下，对症治疗。药物选用五味清浊散、七味清肾汤、四味文冠木汤、十味当药散、十味豆蔻散、十三味菥蓂子散、萨日嘎日迪、十味诃子散、十一味火硝散、四味蒺藜汤等。

【临床病例】 阿某，男，49岁，蒙古族，黄旗人，于2007年11月9日就诊。

【主诉】 腰骶部酸痛、尿频6个月余，加重1周。

【病史】 患者自述2007年5月始，出现腰部不适、夜间小便次数增多、尿频，有时尿色发红等症状。患者未行任何检查及诊疗，当症状逐渐加重，并有腰部酸痛、乏力后，在当地医院就诊，服4~5天后，未见效果。近1周以来上述症状更加重，前来就诊。患者神志清，精神尚可，体质消瘦。既往体健，无急慢性传染病史，无糖尿病、高血压病史，无输血史。有烟酒嗜好史。

【检查】 体温36.7，脉搏80分钟，呼吸18分钟，血压120/80mmHg。患者神志清，精神尚可，发育正常，营养差，查体合作，体形 瘦，脉细数，舌淡红，小便色黄，大便无异常。舌苔白色，肾区有叩击痛，左肾可触及包块。

【蒙医诊断】 肾脉痞。

【治法】

（1）处方：早：五味清浊散1.5g加十三味菥蓂子散1.5g用温开水送服。午：十味诃子散1.5g加十味当药散1.5g用七味清肾汤送服。晚：十味豆蔻散1.5g加十一味火硝散1.5g用四味文冠木汤和四味蒺藜汤送服。

（2）辨证治疗：热势偏盛者投十二味牛黄清肾散；肾脉外痞者取三子、文冠木、刀豆等量粉碎取10~20g水煎后渗于蓝布，趁热敷于腰部肾区，然后在踝脉放血。腰骶部疼痛甚者投十味豆蔻散加萨日嘎日迪用四味文冠木汤送服。

八、肾 石 痞

肾结石痞可发生在单侧肾或双肾，也可与膀胱结石痞并发。

【病因病机】 下身长期受寒，肾和肾脉震伤，肾热遗留，肾伏热等肾痼疾影响，过量饮酒，过用咸味饮食等是本病诱因。本病性属巴达干热。

【症状】 肾结石痞初期无任何感觉，随发展症状显现，腰部俯仰不利，身体沉重，骑马、咳嗽、喷嚏等身体偶然震颤时感到坠痛。亦可出现小便淋漓、或尿闭或尿血等现象，此时疼痛难忍，全身发冷汗，干呕或呕吐。如石痞移动，腰骶部有突发性剧烈绞痛，并沿着肾脉有坠痛，下行入膀胱，则痛势立见缓解。热偏盛者伴有发热，尿赤或尿带脓样物，疼痛加重等症状。脉象沉而紧。

膀胱石痞一般情况下脊椎第十八节及膀胱部坠痛，排尿时膀胱至腹股沟有不舒感或酸痛。发作则小便聚呈淋漓或尿闭，或小便带血。如石块随尿流至膀胱口，则小便偶然癃闭，或半闭而淋漓滴出，或尿血剧烈疼痛。乘骑车马，强力劳动，皆易引病发作。或有随尿排出小石块者。

【治疗】 治以调肾温，融化痞块或破除痞块，对症治疗为原则。药物宜选十味豆蔻散，五味清浊散，十一味硝石散，蒺藜四味汤，嘎日迪五味丸，八味黄柏散等。

【临床病例】 柳某，男，50岁，汉族，呼和浩特市人，2010年3月26日就诊。

【主诉】 腰疼1年余，加重1周。

【病史】 患者1年前不明诱因地突发右侧腰部胀痛，不影响工作，没有诊治。近一周症状加剧，到市医院就诊，经仪器检查示右肾结石，前来求诊。既往体健，无特殊病史，无不良嗜好。患者营养良好，痛苦病容，面色苍白，舌质红，苔黄腻，脉沉、紧。腰背部、右肾区有叩击痛。

【检查】 体温36.5℃，脉搏85次/分钟，血压135/90mmHg。神志清晰，活动自如，发育营养可，痛苦病容，面色苍白。头、颈、四肢、脊柱无畸形，双肺呼吸音清晰，心律齐，无杂音，腹平坦柔软，肝脾未扪及，腰背部、右肾区压痛不明显，有叩击痛，左肾区无异常。

【蒙医诊断】 右肾结石痞。

【治法】

(1) 处方：早：十味豆蔻散或五味清浊散1g加十一味硝石散2g温开水送服。午、晚：十一味硝石散3g用蒺藜四味汤送服。

(2) 辨证给药：腰痛如甚，十味豆蔻散加五味嘎日迪丸3~5粒温开水送服；寒冷季节或体质虚弱者选日轮丸加三味那如丸3粒服之；如有热像者取四味姜黄汤加三红汤送服十三味菥蓂散；脓血尿者选十味诃子清肾散加萨日嘎日迪丸等量服之。

(3) 治疗期间密切观察尿之情况，是否有石块随尿排出。

九、肾 水 肿

本病是由肾脏痼疾加重所致。

【病因病机】 肾病未及时诊治，病势迁延成肾脏痼疾，肾脏功能失调，遂生此病。

【症状】 除原发病加重外，出现腰肾部疼痛，头晕、耳鸣，从眼睑和颜面部开始浮肿，伴阴部浮肿并痛痒。脉象沉，尿液呈黄色，出现尿频。

【治疗】 治以调胃火，滋肾强肾，祛巴达干希拉，排除或燥干浮肿之水，对症治疗。

药物选用八味芫荽散、七味红花消肿散、八味海金沙散、七味宝拉曼散、四味蒺藜汤、十味豆蔻散、七味肾脉汤、十三味菥蓂散、十味诃子清肾散、十八味诃子清肾丸及水轮丸等。

【临床病例】 吉某，女，40岁，蒙古族，西苏旗人，牧民，2006年3月5日就诊。

【主诉】 全身浮肿、尿少 1 周。

【病史】 患者患慢性肾病 10 余年。本次因感冒病情加重，开始出现双眼睑浮肿，继而双下肢及全身浮肿，伴头痛，腰痛，烦躁，小便黄少，不思饮食 1 周左右，慕名前来求治。

【检查】 精神欠佳，营养一般，眼睑、四肢浮肿，脉象沉，舌质淡红，舌苔白腻，尿液呈黄色。

【蒙医诊断】 肾性水肿。

【治法】

（1）处方：早：八味芫荽散 1.5g 加八味海金沙散或七味宝拉曼散等量用七味肾脉汤 1.5g 加四味蒺藜汤等量送服。午：十味豆蔻散 1.5g 加八味海金沙散等量用上诉汤剂送服。晚：十三味菥蓂散 1.5g 加八味海金沙散等量用上诉汤剂或用四味姜黄汤加等量红药汤送服。

（2）辨证给药：肾虚用日轮丸，热象偏盛用十味诃子清肾散，腰肾部疼痛用十八味诃子治痹散，尿浑浊则晚上投萨日嘎日迪丸用四味姜黄汤送服。

（3）治疗期间可在脊椎第 1、13、14、18 节进行艾灸治疗。

十、腰 痛 病

本病系由白脉及肾脏受损而引起的以腰痛、运动障碍为特征的一种病症。

【病因病机】 病因主要由于巴达干赫依偏盛与血、希拉相搏，侵入肾脏及白脉，或渗入其周围骨肉所致。长期生活于寒冷潮湿的环境中，或经常涉水雨淋或以不适当的体位进行劳动以及过度劳作伤及腰椎等，均为诱发本病之因素。年老体弱者相对多见。临床上根据病情变化分为寒性、热性和黄水性三种；又按发病部位可分肾性和白脉性二类。

【症状】

寒性腰痛：表现腰背部发凉疼痛，运动受限制，虽卧床休息也不见效，阴雨天或遇寒冷刺激时病情加重，给以热敷或在温暖条件下则稍觉舒适，脉象沉而缓，尿灰白色等症状。

热性腰痛：表现腰部刺痛如刀割针刺，并牵涉于髋、臀部及大腿，局部肌肤间灼热，活动后稍感减轻，炎热气候或在温热环境疼痛加剧，给以冷敷或在凉爽处坐卧则疼痛缓解，脉象细而数，尿色赤黄等症状。

黄水性腰痛：表现腰部肌肉肿胀麻木，时而拘挛，阴雨天或遇潮湿则疼痛加剧，脉象沉而细等。

肾性腰痛：表现腰部酸痛，揉按则稍缓解，劳累则加剧，卧床休息则减轻，腰腿发软无力，脉象尺部沉而弱等症状。

白脉性腰痛：表现脊柱肌肉麻木，僵直，运动受限制，不能前俯后仰，脉象紧而弦等症状。

【治疗】 根据所患肾疾之寒性或热性，主要施以补肾疗法为主。由于肾在五源属水，故易患巴达干赫依性疾病。

寒性腰痛治宜以祛寒止痛，药物宜投八味石榴散（石榴25g，豆蔻15g，肉桂、荜芨、芒果核、海南蒲桃、大托叶云实、螃蟹各 10g，共研细末）为主剂。外治可取第十四椎三点穴位施以艾灸或火针。

热性腰痛治宜以清热止痛，药物宜投十八味诃子散或红花十三味散为主剂，或选清肾热诃子十味散，开水送服。外治可施以温泉浴，局部冷敷等。

黄水性腰痛治宜以燥黄水，止痛，药物选用月光宝凤散为主剂，用黄酒送服；外治施以温泉浴疗和在相应穴位艾灸或火针。

白脉性腰痛治宜以通络止痛，药物宜投十三味大鹏金翅散或二十五味石决明散为主剂，或投如意珍宝丸用黄酒送服。外治可取腰痛部位之三点穴位施以艾灸或火针，或温泉沐浴。

第五章 六腑病的治疗经验

六腑在阴阳学说中属阴性，这些疾病在三根中属寒证，所以在诊疗过程中要注意巴达干或巴达干热。

第一节 胃 病

主要介绍胃赫依症、胃希拉症、胃消化不良症、胃纳里病、食管纳里病、胃萎缩症、胃血热症、胃包如病、胃中毒症、胃痧、胃隐伏热、胃衰病等的诊治经验。

一、胃 赫 依 症

胃赫依症是以胃消化功能减退及心动过速、睡眠不规律、心神不安为主要表现的一种慢性胃病。

【病因病机】 人体三根七素失去相对平衡导致赫依偏盛，消化三能之功能失调，影响腐熟巴达干与消化希拉正常功能导致消化功能减退。其诱发因素包括过食生冷不易消化食物或不习惯的饮食，寒风吹袭、受凉，思虑过重等。

【症状】 消化不良、胃部顶胀感、大便干燥或腹泻，偶尔干呕或呕吐，心悸、头晕、失眠、心神不定，温热饮食或心情舒畅时病情缓解。当有饮食不规律、失眠或有重大精神刺激时病情加重。脉象呈空速，舌苔薄白。

【治疗】 镇赫依，助胃火，对症治疗。药物选用五味清浊散、七味广枣散、六味安消散、六味木香散、五味金色诃子散、三十五味沉香散、四味光明盐汤等。

【临床病例】 嘎某，女，40 岁，蒙古族，锡林郭勒盟黄旗人，2007 年 3 月 26 日就诊。

【主诉】 消化不良、胃胀满 10 年。

【病史】 以胃不适，食物不化，进食后胃胀满感 10 余年，常年吃药，时好时坏，不能吃凉菜等。情绪不好时病情加重。家族无类似疾病，无传染、遗传、药物过敏史，无不良嗜好。患者精神尚可，体质消瘦，脉象呈空速，舌苔薄白，尿色淡黄。

【检查】 体温 36.5℃，脉搏 75 次/分钟，呼吸 18 次/分钟，血压 130/95mmHg。神志清楚，自动体位，双肺呼吸音清晰，心律齐，未闻及病理性杂音，腹部平软，肝脾肋下未触及。

【蒙医诊断】 胃赫依症。

【治法】

(1) 处方：早：五味清浊散 3g 加少量阿魏用温开水送服。午：六味安消散 1.5g 加六味木香散 1.5g 用温开水送服。晚：七味广枣散 2g 加五味金色诃子散 1g 用温开水送服。

（2）辨证治疗：年轻人可给予七味广枣散加等量大黑散，失眠则给予三十五味沉香散，腹胀、腹痛明显则给予温开水送服广六味木香散加等量四味光明盐汤，可时常口服二十五味大汤散，恶心、干呕则给予七味广枣散加等量六味寒水石散温开水送服。

（3）治疗期间可在调火赫依穴及脊柱第 12 椎穴行针灸或火针治疗。

二、胃希拉症

胃希拉症是胃希拉偏盛引起的一种偏热性胃病。但通常因合并赫依和巴达干可分为热性胃希拉和寒性胃希拉。

【病因病机】 主要因消化希拉亢盛侵犯胃腑引起。根据其病情不同，单纯希拉偏盛则称热性胃希拉症，合并不同程度的赫依和巴达干的称寒性胃希拉症，在临床上前者主要表现为希拉自身的特征、而后者主要表现出赫依和巴达干的特性。长期饮食锐、热、甘、酸之品；食用浓茶、烟酒、葱蒜、辣椒等刺激性食品；或恼怒、强劳太过等导致消化希拉偏盛，扰乱胃三火使之失衡。或肝胆之热逆犯胃腑，感冒热伤胃，热性胃希拉症治疗欠缺导致寒性胃希拉症等。

【症状】 热性胃希拉症与寒性胃希拉症都有胃部不适、疼痛、泛酸水等症状。热性胃希拉一般起病急、病情重，头痛、口苦、胃脘绞痛、吐酸水或黄绿色物吐泻、面色发黄、尿呈黄色，脉象细而紧，舌苔薄黄。寒性胃希拉主要有进食后胃脘胀满、打嗝、口涩、反酸水，尤其着凉后疼痛明显，合并不同程度的巴达干、赫依症状。合并巴达干则脉象上浮下紧，合并赫依则似乱沉紧，舌苔黄白。

【治疗】 清希拉、调胃火，对症治疗。药物选用大黑剂、十三味查干榜嘎散、十六味黄连散、五味金色诃子散、九味五灵脂散、八味莲花散、十味黑冰片散、六味安消散、十味藜芦丸、十四味猛烈霹雳散等。

【临床病例】 韩某，男，55 岁，满族，呼和浩特市人，1991 年 5 月就诊。

【主诉】 胃部不适、疼痛、泛酸水半年余，近日有所加重。

【病史】 自述上腹隐痛反复发作半年余，尤其着凉后疼痛明显，伴吐酸水，呃逆、恶心，时有呕吐，服抗酸药物可缓解，但停药时复发。近日症状有所加重，前来就诊。慢性病容，体形偏瘦，舌质淡，苔薄白，脉象上浮下紧，胃脘部轻压痛。吸烟，饮食有嗜酸辣爱好。

【检查】 体温36℃，脉搏75 次/分钟，呼吸18 次/分钟，血压130/90mmHg。神志清楚、自动体位，双肺呼吸音清晰，心律齐，未闻及病理性杂音，腹部平软，肝脾肋下未触及。

【蒙医诊断】 胃寒性希拉症。

【治法】

（1）处方：

1）热性胃希拉症。早：十三味查干榜嘎散 3g 用温开水送服。午：大黑剂 1.5g 加等量六味安消散用冰糖水送服。晚：十六味黄连散 3g 用温开水送服。

2）寒性胃希拉症。早：五味金色诃子散 3g 用温开水送服。午：八味石榴莲花散 3g

用温开水送服。晚：六味广木香散 1.5g 加等量四味光明盐汤用温开水送服。

（2）辨证治疗：呕吐黄绿色物则投大黑剂加等量六味甘草散、或投六味寒水石散用石斛汤送服；疼痛明显则选六味寒水石散加等量九味五灵脂散用温开水送服；胃脘胀满为主则投八味莲花散加等量六味寒水石散用温开水送服；大便干燥则投五味金色诃子散加六味安消散或大黑剂加六味安消散用温开水送服；体弱多病则投二十五味大汤散用糖水送服。根除希拉热可投十味藜芦丸泻之。

（3）治疗期间禁忌锐热油腻性食物，宜食性温而易于消化之物。

三、胃消化不良症

胃消化不良证系在饮食消化过程中，由于三根失调，胃火衰败，消化力减弱而形成不消化诸症的总称。也叫"糟粕不消化症"或"浊痼疾症"。

【病因病机】　腐熟巴达干、消化希拉和调火赫依失去平衡，巴达干增盛，胃火衰败是主要病因。食用生冷不易消化之食，过敏性、刺激性食物，过食未曾吃过的或不习惯的饮食或不定时定量进食，寒风吹袭、受凉，思虑过重等均为诱发本病之因素。不消化症种类繁多，因糟粕不消化症为内科疾病的先驱因素，故又名"痼疾因素"，进一步发展为"精华不消化病"此称为"痼疾病源"。可概括为精华储聚、精华渗漏、精华溃散和精华迁延。

【症状】　气瘀不通，腹胀、嗳气、恶心、进食则胃痛及头痛，全身乏力沉重，不定时大便、便中带油质或不消化物、大便时而燥结时而泄泻。合并赫依则胃脘胀满、全身怠倦、头晕等症状。合并希拉则发热、反酸水、时有腹泻等症状。舌苔黄白、疾病早期脉象粗而紧、后期脉象细而滑。

【治疗】　调胃火，节制饮食，助消化，对症治疗。药物选用四味光明盐汤、十味诃子健胃散、六白剂、五味金色诃子散、十七味平安散、六味安消散、五味清浊散及十六味石榴平安散等。

【临床病例】　达某，女，33 岁，汉族，2007 年 10 月 23 日就诊。

【主诉】　腹胀、嗳气、反胃 3 个月，腹泻 2 天。

【病史】　8 月底开始无明显诱因出现上腹胀痛、反胃，嗳气、恶心等，进食后胃痛，全身乏力沉重。自购胃药和助消化药，服药后症状可减轻，但饮食不当，可反复发作。2 天前因身体受凉，再次出现腹痛和腹泻，大便带有没消化物。平素身体健康，无急慢性传染病史，无家族遗传病史，月经正常，周期规律，无痛经史，白带无异味。舌苔白厚，脉象细而滑。

【检查】　体温 37℃，脉搏 75 次/分钟，呼吸 16 次/分钟，血压 90/60mmHg。发育正常，营养中等，精神差，腹部平坦、软，上腹部剑突下压痛明显，肝脾不肿大，未触及包块。

【蒙医诊断】　胃消化不良症。

【治法】

（1）处方：早：五味清浊散 3g 用温开水送服。午：六味安消散 1.5g 加六味木香散 1.5g 用温开水送服。晚：十味诃子健胃散 3g 用四味光明盐汤送服。

（2）辨证治疗：多饮光明盐水或温开水，节制饮食。胃部膨胀则温开水送服六味木香散加等量六味安消散，泛酸水则服五味金色诃子散加六味安消散，大便干燥、泄泻不规律则温开水送服十味诃子健胃散，胃痛则温开水送服十七味平安散。

（3）胃穴和脊椎第12节热敷。

四、食管纳里病

本病为以吞咽食物时噎膈、消瘦等为主要症状的"咽塞巴达干"的一种。关于此病的详细介绍请查阅第一章巴达干病节中的"咽塞巴达干"。

五、胃纳里病

本病为以胃脘胀痛、呕吐食物之残渣、消瘦等为主要症状的"胃巴达干病"的一种。关于此病的详细介绍请查阅第一章巴达干病节中的"铁垢巴达干"。

六、胃萎缩症

胃萎缩病以消化功能减退、胃寒、反酸、呕吐为特征的一种慢性胃病。

【病因病机】 主要由长期消化不良引起巴达干赫依失平衡引起。过度食用沉、凉、甘、甜之饮食，食用腐烂、生冷食品，思虑过重等均为诱发本病之因素。

【症状】 有反复发作的胃消化不良病史，并且有时而胃脘绞痛、时而胃脘胀痛，呕吐或食欲减退等症状。赫依衰败则频繁嗳气，反酸水，随着病情加重干呕或呕吐，或吐泻黄绿色物。时而大便干燥时而腹泻。可发展成为"铁垢巴达干"。

【治疗】 助胃火、调巴达干赫依，对症治疗。药物选用五味清浊散、四味光明盐汤、十七味平安散、十一味寒水石散、十六味石榴平安散、六味木香散、六味安消散、八味大黄下清散、寒水石灰剂、六味寒水石散等。

【临床病例】 诺某，女，70岁，蒙古族，锡林郭勒盟黄旗人，2007年3月26日就诊。

【主诉】 上腹疼痛，嗳气，消化不良20年。

【病史】 以上腹胃脘疼痛，嗳气，食物不化，四肢关节疼痛20余年，常年吃药，时好时坏。曾经在第一附属医院胃镜检查确诊萎缩性胃炎。家族无类似疾病，无传染、遗传、药物过敏史。吸烟多年，无其他不良嗜好。

蒙医检查：精神尚可，体质消瘦，脉象沉而弱，舌苔苍白而厚，尿色淡黄。

【检查】 体温36.5℃，脉搏75次/分钟，呼吸18次/分钟，血压130/95mmHg。神志清楚，自动体位，双肺呼吸音清晰，心律齐，未闻及病理性杂音，腹部平软，肝脾肋下未触及。

【诊断】

蒙医诊断：胃萎缩病；西医诊断：萎缩性胃炎。

【治法】

（1）处方：早：五味清浊散 1.5g 加等量六味安消散用温开水送服。午：十六味石榴平安散 3g 温开水送服。晚：六味木香散 1.5g 加等量寒水石十一味散用温开水送服。

（2）辨证治疗：胃痛则投温开水送服十七味平安散；呕吐则寒水石灰剂加三分之一量十六味石榴平安散温开水送服，或六味寒水石散或甘草六味散温开水送服。大便干燥则八味大黄下清散用三味大黄汤送服。

（3）治疗期间可将青盐炒热后温敷胃部及脊椎第 12 节处，可选择胃穴、脊椎第 3、第 12 节穴位行艾灸或温针治疗。

七、胃血热症

本病是胃血热增盛引起的胃腑热病。

【病因病机】　系由于伤热或浊热引起血热增盛伤胃腑致病。此病虽属单热疾病范畴、但由于侵犯部位、性质等因素不同容易合并巴达干。其诱发因素主要有外伤引起的伤热或其他原因引起的浊热侵犯胃。长期饮食锐热之品或感冒期间过食肉类、油腻食物、酒和腐烂食物为诱因。本病迁延不愈则将导致胃包如病。

【症状】　多数有患热性疾病史。胸部或上腹部阵痛及后背牵扯痛，胃脘剧痛；口发涩、食欲减退、反酸、头痛、全身发热、呕吐、尤其食物消化时或食用锐、热食物时疼痛加重。目赤或发黄、舌苔淡黄、脉象快或沉细。小便黄、味重。大便干燥、颜色变浅。

【治疗】　清血希拉，健胃，对症治疗。药物选用十三味查干泵阿散、大黑散、六味安消散、黄连十六味散、六味木香散、九味五灵脂散、秘诀清热剂、八味当药散等。

【临床病例】　夏某，男，50 岁，汉族，土默特左旗人，1998 年 5 月就诊。

【主诉】　胃脘痛、反酸水、头痛半年余。

【病史】　自述胃脘痛、反酸水、头痛反复发作半年余，尤其食用酸辣、热食物时疼痛加重，时有呃逆、恶心、大便干燥。近日症状有所加重，前来就诊。精神尚可，体形偏瘦，舌质红，苔薄淡黄，脉像快或沉细。小便黄、味重。吸烟，无其他不良嗜好。

【检查】　体温 36.5℃，脉搏 75 次/分钟，呼吸 18 次/分钟，血压 130/90mmHg。神志清楚，自动体位，双肺呼吸音清晰，心律齐，未闻及病理性杂音，腹部平软，肝脾肋下未触及。

【蒙医诊断】　胃血热症。

【治法】

（1）处方：早：十三味查干泵阿散 3g 用糖水送服。午：九味五灵脂散 3g 用温开水送服。晚：秘诀清热剂 2g 加九味五灵脂散 1g 用温开水送服。

（2）辨证治疗：反酸则宜投大黑散加三分之一量六味安消散温开水送服；疼痛则九味五灵脂散加等量六味木香散温开水送服；反复胃绞痛则七雄丸或十一味木香散加少量紫脑砂温开水送服。呕吐则口服大黑散加等量甘草六味散。

（3）治疗后期可用泻剂除根。

八、胃包如病

本病系因包如热邪滞留于胃，蕴积不消而产生的一种胃腑聚合性慢性病。关于此病的详细介绍请查阅聚合病诊治中的"胃包如"。

九、胃中毒症

胃中毒症系因食用有毒之品或性质相克的食物引起的胃病。

【病因病机】 长期食用有毒之品而慢性中毒或服用具有不良反应的药物挫伤胃腑，或食用性质相克的食物等引起巴达干赫依失去平衡而致病。过食沉、凉、甘、甜之品，食用腐烂、生冷食品等均可诱发本病。

【症状】 有食用有毒之品或性质相克的食物史。急性中毒者表现突然胃绞痛、呕吐食物、腹泻、发热、呕吐白色泡沫、抽搐、晕厥；慢性中毒者表现胃部不适、胃部烧灼感、吐酸水、嗓子干痒、眼花、心烦、牙齿及指甲变色、舌苔变黑、尿色变黄。

【治疗】 排毒、解毒，调胃火，对症治疗。药物选用二十五味大汤散、三子汤、四味光明盐汤、解毒汤等。

【临床病例】 色某，女，41岁，蒙古族，农民，和林县人，2002年4月28日就诊。

【主诉】 胃痛、呕吐、腹泻5小时。

【病史】 患者于凌晨4点感腹痛，疼痛呈持续性，伴腹泻，呕吐，自发病以来解大便6次，呈稀水样便，呕吐2次，为胃内容物，在家中自服西药（复方氢氧化铝），症状未缓解。昨晚在县城吃烧烤、饮啤酒。面部五官端正，眼部及眼睑无浮肿，结膜无充血，双侧瞳孔等大等圆，对光反射灵敏，耳鼻通畅，无异常分泌物，舌质淡红，苔薄白，脉细数，大便为稀样便，小便正常。既往无特殊病史，无急、慢性传染病，无药物过敏史。

【检查】 体温37.7℃，脉搏110次/分钟，呼吸22次/分钟，血压100/70mmHg。神志清楚，查体合作，急性面容，全身浅表淋巴结无肿大，咽无充血，扁桃体无肿大，心肺及腹部无异常，肝脾无触及，双下肢无浮肿。

【蒙医诊断】 胃中毒症。

【治法】

（1）处方：

急性中毒症：首先催吐，让患者吐出毒物或洗胃处理，给予催吐物或刺激咽部催吐。其次为导泻，导泻药有三味大黄汤、四味当归散等。

慢性中毒症：早、午：二十五味大汤散3g加三子汤1g煎服。晚：解毒汤3g煎服。

（2）如消化不良、腹胀等症状则给予四味光明盐汤。肝区疼痛、反酸明显则给予红花制剂用解毒汤送服。

（3）治疗期间多饮绿豆汤。

十、胃痧症

胃痧症是以突然胃部痉挛而剧烈绞痛、恶心呕吐、腹泻为主要症状的一种急性胃疾病。常合并肠痉挛。分为热性胃痧和寒性胃痧两种。

【病因病机】　突然受寒，进食生冷、污染食物，黏虫感染等致使胃三火失衡相搏而致病。由于受环境、时间等诱因的影响有时可合并血热、黏虫等。合并"黏"则称为"胃黏痧"，合并"虫"则称为"胃虫痧"。由黏虫及血热引起痉挛称之为热性胃痧，此型起病急、症状重。由受寒等引起巴达干赫依失衡导致的胃痉挛称其为寒性胃痧，此型相对轻。消化不良、受风受潮、尤其食用油腻食物后出汗受风、突然饮用大量凉水，受寒冷刺激等为主要诱因。

【症状】　热性胃痧主要表现为胃部突然剧烈绞痛、全腹不适感、恶性呕吐、腹部绞痛、腹泻，同时可伴出冷汗、发热、口干舌燥。如黏虫引起则病情危重、可有黄绿色呕吐物或便血，脉象细、滑、弱。

寒性胃痧病情比较轻，起病缓慢。患有胃希拉或慢性胃疾病者容易合并寒性胃痧，胃部疼痛不适，牵扯后背酸痛，恶心、打嗝，食用温热性食物或温敷胃部可有缓解。

注意部分慢性胃炎患者有经常发生胃痉挛的现象，予以鉴别。

【治疗】　解毒解痉，调节消化功能，对症治疗。药物选用四味黑冰片散、四味光明盐汤、六味安消散、十一味木香散、六味木香散、七雄丸、五味嘎日迪丸、十三味松石丸及九味五灵脂散等。

【临床病例】　李某，男，35 岁，汉族，农民，托县人，2012 年 4 月 26 日就诊。

【主诉】　胃痛 5 年。

【病史】　患者有 5 年前 10 月份在野外过夜受寒冷史，之后经常在受寒或进食生冷饮食后腹痛或胃脘绞痛，有时腹泻，热敷腹部症状可缓解。精神一般，体形偏瘦，舌质淡红，苔薄白，脉象细、滑、弱。大小便正常。既往无特殊病史，无急、慢性传染病，无药物过敏史。

【检查】　体温 35.7℃，脉搏 80 次/分钟，呼吸 16 次/分钟，血压 120/80mmHg。神志清楚，查体合作，心肺及腹部无异常，肝脾无触及，双下肢无浮肿。

【蒙医诊断】　胃痧症。

【治法】

（1）处方

热性胃痉挛：早、午：十一味木香散 2g 加七雄丸 1g 用四味黑冰片汤送服。晚：九味五灵脂散 3g 用五味黑凤汤送服。

寒性胃痉挛：早、午：十一味木香散 3g 用五味黑凤汤和四味黑冰片汤送服。晚：木香六味丸或十一味木香散 1.5g 加六味安消散等量用五味黑凤汤和四味黑冰片汤送服。

（2）辨证治疗：疼痛剧烈则阿魏 1～2g 温开水送服，可及时缓解。如合并"黏"则投木香六味丸加适量五味嘎日迪丸或七雄丸用四味黑冰片汤送服。呕吐则给予甘草六味散。

（3）治疗过程中可在中指或十个手指指甲两侧行针刺微量放血治疗或肘外脉或肘内

脉放血治疗。

十一、胃隐伏热症

胃隐伏热症系胃之热被巴达干、赫依寒像所掩盖的胃热病。

【病因病机】 胃系巴达干的主要依存场所，所以当胃内有热性疾病时一般由巴达干及巴达干、赫依掩盖导致其热性被隐匿。其病因主要有：患病地点、时间、年龄、病因等十要点中巴达干、赫依因素偏多或在未成熟热时期过早给予凉性药物，或巴达干热寒期过早给予热性食物和药物引起本病。

【症状】 表现为消化功能减退及抵抗力减弱。食用锐热性食物后胃部灼热感、口干舌燥、反酸、食欲减退、大便干燥，午后手脚发热，时有出汗及鼻出血。通常以胃寒、打嗝、腹胀、心慌、头晕、睡眠不佳等巴达干赫依偏盛症状为主。脉象缓慢、沉，舌苔呈黄白色，气候温热或阳光强烈时有头痛症状，尿色黄。

【治疗】 助胃火、抑巴达干、除希拉热，对症治疗。药物选用七味竺黄散、九味竺黄散、十一味竺黄散、五味石榴散、五味清浊散、七味檀香丸、七味红花清胃散、大黑散及荜茇泻剂等。

【临床病例】 南某，女，55 岁，蒙古族，鄂尔多斯人，1998 年 6 月就诊。

【主诉】 食欲不振、打嗝、腹胀 1 年余。

【病史】 自述上腹不适多年，去年 6、7 月起吃饭不香、打嗝、腹胀，伴吐酸水，胃部灼热感，身体比以前明显瘦，阳光强烈时头痛，前来就诊。精神一般，消瘦，脉象缓慢、沉，舌苔呈黄白色尿色黄。

【检查】 体温 36℃，脉搏 80 次/分钟，呼吸 15 次/分钟，血压 110/70mmHg。神志清楚，查体合作，心肺及腹部无异常，肝脾无触及，双下肢无浮肿。

【蒙医诊断】 胃隐伏热症。

【治法】

（1）处方：早：五味石榴散或五味清浊散 3g 温开水送服。午、晚：七味竺黄散 3g 用温开水送服。

（2）辨证治疗：祛除巴达干寒罩后七味红花清胃散用糖水送服；有反酸症状则给予大黑散，希拉热偏盛则晨投七味檀香丸、午投秘诀清热散、晚十一味竺黄散；胃痛症状重则给予木香-6 味散加 1~3 粒五味嘎日迪丸温开水送服；腹胀则给予六味安消散及六味木香散的合剂；大便干燥则给予六味安消散，赫依偏盛则给予三十五味沉香散。后期治疗可给予六味大黄汤、十味藜芦丸等导泻清除余热。

（3）配合在肝脉、脏腑总脉等放血，后期在胃穴行温针治疗。

十二、胃 衰 病

本病为胃壁肌肉松弛、功能衰退的胃病，或称"胃衰"。

【病因病机】 胃三火失调引起胃赫依功能减退导致胃壁肌肉松弛、功能减退致病。过度劳累、长期居住在潮湿阴冷环境中、过食生冷硬而不易消化食物或既往有消化不良病等均为本病的诱发因素。

【症状】 主要表现为经常胃部及双侧肋缘下不适疼痛、消化不良、体虚、消瘦、嗳气、呕吐、偶有心慌、面色苍白等。脉象沉弱、舌苔薄白、舌色发青、自觉舌干。

【治疗】 以调胃火、助消化、对症治疗。药物选用四味光明盐汤、五味黑凤汤、二十五味大汤散汤、五味金色诃子散、十四味木鳖子散、十一味火星散、十味诃子健胃散、六味安消散、五味石榴散等。

【临床病例】 陶某，男，65 岁，蒙古族，锡林郭勒盟黄旗人，2000 年 3 月 26 日就诊。

【主诉】 上腹疼痛，嗳气，消化不良 15 年。

【病史】 以上腹胃脘疼痛，嗳气，食物不化 15 年，偶有心慌，自觉舌干，常年吃药。曾经在锡林郭勒盟医院胃镜检查确诊胃炎。家族无类似疾病，无传染、遗传、药物过敏史。吸烟多年，无其他不良嗜好。精神尚可，面色苍白，体质消瘦，脉象沉弱、舌苔薄白、舌色发青、尿色淡黄。

【检查】 体温 36.5℃，脉搏 75 次/分钟，呼吸 16 次/分钟，血压 130/95mmHg。神志清楚，自动体位，双肺呼吸音清晰，心律齐，未闻及病理性杂音，腹部平软，肝脾肋下未触及。

【蒙医诊断】 胃衰病。

【治法】

（1）处方：早：木香-6 味散 2g 加五味黑凤汤 1g 用温开水送服。午：二十五味大汤散汤 2g 加四味光明盐汤 1g 用温开水送服。晚：六味木香散 1.5 克加十味鹫粪丸 2g 用温开水送服。

（2）辨证治疗：反酸则给予十四味木鳖子散，大便干燥、恶心、反酸则给予五味金色诃子散与六味安消散的合剂，腹胀可给予六味木香散加等量五味黑凤汤，腹泻则给予十味诃子健胃散；头晕、心悸、失眠则给予五味肉豆蔻散加三十五味沉香散。

第二节 小肠疾病

小肠疾病主要介绍肠热、肠瘤疾、肠梗阻、肠绞痛、小肠包如病、小肠寒症、小肠痞症、小肠溃疡等八种疾病的诊治经验。

一、小肠热症

本病是以腹痛、周身发热、腹泻等为主要症状的小肠急症。

【病因病机】 随着三根七素平衡失调，肠内血、希拉热偏盛导致食物消化功能减退，食物进小肠后分解吸收功能受阻而致病。凡过用生冷及腐败变质食物以及油腻而锐热性不易消化之品，或暴饮暴食、受寒潮湿等均可诱发本病。

【症状】 起病急、初起胃肠不适，渐渐绞痛的同时泄泻黄色、恶臭便，尤以腹泻时肠绞痛为甚。伴随症状有头痛、寒战、口干舌燥、皮肤干燥、面色发黄、低热、恶心、呕吐、反酸等症状。当以血热偏盛时泄泻咖啡色物或便中带黏稠陈旧血。舌苔黄白、脉象细紧、尿色变黄。

【治疗】 清希拉热、镇痛止泻，助消化，对症治疗。药物选用四味止泻木汤、十五味止泻木散、十三味五灵脂散、七雄丸、大黑剂、六味安消散等。

【临床病例】 万某，男，46岁，汉族，农民，呼和浩特市人，2008年4月28日就诊。

【主诉】 腹痛伴腹泻半年。

【病史】 患者半年前有急性细菌性痢疾史，当时服药3天，症状好转停药。之后半年来经常腹痛、腹泻，1天大便2~3次，呈稀便，有时有黏液，劳累及进食不当后加重，自服止泻药，症状未缓解，前来就诊。精神一般，营养欠佳，眼部及眼睑无浮肿，结膜无充血，巩膜无黄染，双侧瞳孔等大等圆，对光反射灵敏，耳鼻通畅，无异常分泌物，舌苔黄白、脉象细紧、尿色变黄。大便为稀样便。既往无特殊病史，无急、慢性传染病，无药物过敏史。

【检查】 体温37℃，脉搏80次/分钟，呼吸18次/分钟，血压120/80mmHg。神志清楚，查体合作，全身浅表淋巴结无肿大，咽无充血，扁桃体无肿大，双肺呼吸音清晰，心律齐，未闻及病理性杂音，腹部平软，肝脾肋下未触及，双下肢无浮肿。

【蒙医诊断】 小肠热症。

【治法】

（1）处方：早：熊胆七味散3g用四味止泻木汤送服。午：十五味止泻木散3g用四味止泻木汤送服。晚：七雄丸3g用上述汤剂送服。

（2）辨证治疗：腹痛明显则给予十三味五灵脂散或七雄丸加适量牛黄、熊胆后用四味止泻木汤送服；呕吐则给予六味甘草散，恶心、反酸则投大黑散用冰糖水送服；病情顽固则根据病人体能情况可施以缓泻。

（3）同时可给予针灸或局部热罨治疗，饮食上宜少食多餐牛奶、稻米、面等温柔食物、禁忌饮食生冷硬、不易消化之品及锐热性食物。

二、肠 痼 疾

本病是以长期腹泻为主要特征的肠道慢性疾病。

【病因病机】 由于巴达干、希拉余热长期滞留于肠道，使肠道消化功能衰败，消化吸收功能失调导致本病。诱因主要有治疗肠热及肠刺痛等疾病时过度使用偏凉性食物及药物等。

【症状】 起病缓慢，且有曾经患小肠热病的病史。稍有不适易诱发腹泻，但疼痛较轻微。病情轻微者平时无特殊不适，消化不良为主要表现，无规律的腹泻，腹泻前后腹部不适、轻微疼痛，饮食起居不规律时容易犯病。巴达干赫依偏盛时腹胀、肠鸣音增强、大便不成形或便未消化食物。血、希拉偏盛时腹痛明显，泻黄色或偏红色恶臭便。舌苔薄、呈黄白色，脉象细而沉紧、面色苍白。

【治疗】 除余热，助消化，对症治疗。药物选用五味石榴散、十五味止泻木散、十五味白狮散、十五味甘草散、七雄丸等，配合针灸与热罨治疗。

【临床病例】　哈某，女，40 岁，蒙古族，牧民，乌前旗人，2009 年 4 月 28 日就诊。

【主诉】　消化不良、易腹泻 2 年。

【病史】　患者 3 年前患过腹泻病，之后一直腹部不适，有时轻微疼痛，饮食起居不规律时容易犯病而主要是容易腹泻，前来就诊。精神尚可，营养一般，面色苍白，舌苔薄、呈黄白色，脉象细而沉紧、尿色变黄。既往无其他特殊病史，无急、慢性传染病，无药物过敏史。

【检查】　体温 35.7℃，脉搏 80 次 / 分钟，呼吸 16 次 / 分钟，血压 110/70mmHg。神志清楚，查体合作，全身浅表淋巴结无肿大，心肺及腹部无异常，肝脾无触及，右下腹部有压痛，双下肢无浮肿。

【蒙医诊断】　肠痼疾。

【治法】

（1）处方：早：五味石榴散 1.5g 加芫荽籽和五灵脂各 1g 用温开水送服。午：十五味止泻木散 3g 用温开水送服。晚：十五味止泻木散 1.5g 加七雄丸等量用温开水送服。

（2）辨证治疗：偏热性者给予十五味白狮散，腹泻时疼痛则投七雄丸用四味止泻木汤送服，合并隐匿热或需用导泻者可给予柔泻剂除根。

三、肠　阻　症

本病为下清赫依失调导致腹胀、肠鸣、腹部剧烈疼痛为主要表现的小肠急性病变。又名肠滞症、肠梗阻、肠扭转等。

【病因病机】　血热与希拉热侵入肠道与下清赫依相搏，导致下清赫依通行受阻而引起肠道阻塞或半阻塞或套叠所致。其诱发因素有巴达干、赫依体质者，肠道隐匿热患者或年老体弱者，长期食用锐热性食物、不慎食用变质食物，心身起居错乱等均可诱发本病。

【症状】　发病急剧、多数患者持续剧烈腹痛、疼痛越来越重、呕吐或便中带血、体温升高、脉速、甚至休克。腹部膨胀、压痛及反跳痛呈阳性，上腹部梗阻以呕吐为主要表现，下腹部梗阻以下坠感或无便为特征。少数上腹部梗阻患者开始有少量大便，容易误诊。

【治疗】　助下清赫依之功能，对症施治。药物选用五味黑凤汤、四味阿魏丸、六味安消散、十三味下清散、十一味木香散等，配合热敷、针灸、艾灸等治疗。

【治法】

（1）处方：使患者空腹为佳，在腹部及腰部行油布带热敷的同时取四味阿魏丸 5 ~ 7g、六味安消散 5g、黄油 3g 加 150ml 水煮沸温热灌肠。然后取十三味下清散 3g 或六味安消散 1.5g 加少量光明盐用黄油水送服。后期治疗可用六味大黄散柔润缓泻。

（2）辨证治疗：腹痛剧烈则十一味木香散加 1/3 量七雄丸温开水送服，反酸则大黑散加适量六味安消散用冰糖水送服。

（3）可用块盐热敷，在脐下 1 寸处并列三穴位及腰椎第 17 穴位进行针灸治疗。

四、肠刺痛

肠刺痛是以剧烈腹痛、腹泻为主要表现的一种急性肠热症。

【病因病机】 本病主因黏虫感染并下行至肠道与希拉、血热、黄水热相搏导致肠热偏盛致病。如果黏热上行至肝胆则病情凶险，称"脏泄"。如果粘热只限于肠道，则病情相对较轻，称"腑泄"。诱发因素主要有误食黏虫污染食物、生冷食物、受寒等，儿童或老年体弱者易发。

【症状】 发病急剧、突然全身不适、寒战、发热、肠刺痛或绞痛、腹泻。开始时腹泻次数相对少些、量多、呈黄色希便，逐渐发展为腹泻次数多、量少、黏液性脓便或便中带血、里急后重感。病情加重引起中毒者有呕吐、晕厥、意识模糊、面色苍白、口唇发绀、四肢冰冷、心悸、抽搐、休克。

【治疗】 清热、消黏、解毒止泻，对症治疗。药物选用四味止泻木汤、十五味止泻木散、十三味五灵脂散、十三味下清散、九味五灵脂散、七雄丸、七味熊胆散及十二味漏芦花丸等，配合按摩、热敷等治疗。

【临床病例】 陈某，女，38 岁，汉族，农民，呼和浩特市人，2008 年 4 月 28 日就诊。

【主诉】 腹痛伴腹泻 2 天。

【病史】 患者前天下午起腹痛，疼痛呈持续性，伴腹泻，1 天大便 4~5 次，呈稀水样便，自服止泻药，症状未缓解，前来就诊。精神一般，营养尚可，眼部及眼睑无浮肿，结膜无充血，巩膜无黄染，双侧瞳孔等大等圆，对光反射灵敏，耳鼻通畅，无异常分泌物，舌苔黄白、脉象细紧、尿色变黄。大便为稀样便。既往无特殊病史，无急、慢性传染病，无药物过敏史。

【检查】 体温37.7℃，脉搏90 次/分钟，呼吸20 次/分钟，血压110/80mmHg。神志清楚，查体合作，全身浅表淋巴结无肿大，咽无充血，扁桃体无肿大，心肺及腹部 (-)，肝脾无触及，脊柱生理弯曲存在，神经系统检查 (-)，双下肢无浮肿。

【蒙医诊断】 肠刺痛症。

【治法】

（1）处方：早：十五味止泻木散 3g 用四味止泻木汤送服。午：十三味五灵脂散 3g 用四味止泻木汤送服。晚：七雄丸 3g 用四味止泻木汤送服。

（2）辨证治疗：病情重者给予十三味下清散加十三味五灵脂散用四味止泻木汤送服，也可加少量熊胆、牛黄等。病情轻者给予十五味止泻木散加七雄丸用四味止泻木汤送服。病情凶险、患者体力尚可的情况下可给予导泻药物以泻止泻消除黏热。后期治疗可给予七味熊胆散用四味止泻木汤送服。

五、小肠包如病

本病为血、希拉热积聚于小肠所致肠道慢性顽固性病变。对于本病的详细介绍请参阅聚合病的诊治中的小肠包如病。

六、肠痧症

本病是以突发性肠痉挛剧烈绞痛、呕吐、腹泻为主要表现的肠道急症。

【病因病机】 消化不良或黏虫感染等而伤及肠道，致使三根失调与血相搏、下清赫依和白脉功能失常、小肠功能紊乱而发病。血、希拉热偏盛称热痧症，巴达干赫依偏盛称寒痧症，合并黏虫者称为黏痧症。热痧及黏痧起病急、症状重。寒痧虽发病急剧、但病情相对轻。诱发因素主要有未消化物或黏虫阻塞小肠，着凉风、过食锐热性食物或凉水等。

【症状】 热痧症以突发肠绞痛、全身不适、恶心、呕吐、呕吐物为少量黄绿色为内容物，腹泻、大便呈黄绿色、体温升高、脉细滑。寒痧症以虽起病较急、但肠绞痛时轻时重、热敷或食用温热性食物可缓解。寒热痧症如合并黏虫则病情重，疼痛呈刀割样，呕吐黄绿色物或便血，四肢发软、冰凉。

【治疗】 保护胃肠，调理三根七素平衡，对症治疗。药物选用四味黑冰片汤、五味五灵脂汤、五味嘎日迪丸、十味木香丸、六味安消散、七味熊胆丸及七雄丸等，配合热敷、针灸、放血、推拿等治疗。

【临床病例】 阿某，女，30岁，蒙古族，牧民，达茂旗人，2003年6月18日就诊。

【主诉】 反复腹部绞痛2年。

【病史】 患者近2年以来饮食不当或受寒等时引起腹部绞痛，时轻时重、热敷或食用热汤可缓解，前来就诊。发病时无发热，没有腹泻和呕吐症状。精神良好，营养尚可，舌苔淡黄、脉象细滑、尿色黄，大便正常。既往无特殊病史，无急、慢性传染病，无药物过敏史。

【检查】 体温35.7℃，脉搏70次/分钟，呼吸15次/分钟，血压110/70mmHg。神志清楚，查体合作，全身浅表淋巴结无肿大，咽无充血，扁桃体无肿大，心肺及腹部无异常，肝脾无触及。

【蒙医诊断】 肠寒痧症。

【治法】

（1）处方：热痧症或黏痧症：早、午：四味黑冰片汤3g煎服。晚：十味木香散3g加3~5粒五味嘎日迪丸用温开水送服。

患者体力尚可的情况下者可给予柔泻剂。

寒痧症：早、午：四味光明盐汤1.5g加等量四味黑冰片汤煎服。晚：六味安消散1.5g加十一味木香散煎服。

（2）辨证治疗：疼痛剧烈则在手指指甲侧针刺微量放血，同时可在肝脉及脏腑总脉行放血治疗；恶心呕吐则投十味木香散加等量六味甘草散煎服；合并希拉给予五味木鳖子汤加等量七雄丸。

（3）寒热痧症均可在腹部及脊柱第17椎间隙处给予热敷治疗。

七、小肠痞病

本病为小肠内某处病血、黄水等聚集形成痞块导致的肠道慢性顽固性疾病。根据其性质可有希拉性痞、黏虫痞、水囊痞、毛痞、血管痞等。

【症状】 脐下或两侧经常不适拒按，用力或咳嗽、打喷嚏时痞块处震痛或绞痛。饮食不当时可见腹泻，泻物带黏液，大便次数不定。恶心，腹部可触及肿块等。

【治疗】 治宜以化痞燥湿及破痞泻下治则。药物宜选六味安消散、十一味黑冰片散、大黑散、四味止泻木汤、七雄丸、四味喜马拉雅大戟剂、三味大黄汤及十五味甘草散等。

【临床病例】 勤某，女，42岁，蒙古族，牧民，锡林郭勒盟阿旗人，2000年4月18日就诊。

【主诉】 脐下不适、大便不规律4年。

【病史】 患者4年前因受凉之后一直腹部不适，有时轻微疼痛，饮食不当时疼痛和腹泻，怕冷，前来就诊。精神尚可，营养一般，面色灰暗，舌苔白薄，脉象细而沉紧、尿色淡黄。既往无其他特殊病史，无急、慢性传染病，无药物过敏史。

【检查】 体温35.8℃，脉搏80次/分钟，呼吸16次/分钟，血压120/75mmHg。神志清楚，查体合作，全身浅表淋巴结无肿大，心肺无异常，肝脾无触及，腹部平软，脐下可触及包块，有压痛，双下肢无浮肿。

【蒙医诊断】 小肠痞病。

【治法】

（1）处方：早：六味安消散1.5g加大黑散等量温开水送服。午：十一味黑冰片散3g用四味止泻木汤2g加胡黄连1g煎汤送服。晚：十一味黑冰片散3g加七雄丸5~7粒用四味止泻木汤送服。

（2）辨证给药：大便呈液性或腹痛较甚者十五味甘草散加七雄丸5~7粒服之；体质弱时二十五味大汤散1.5g加四味止泻木汤1g、胡黄连0.5g温开水送服；腹内撑胀则六味木香散加六味安消散等量用温开水服之。

（3）治疗期间在希拉脉及小肠脉针刺微量放血。

八、小肠痈疽

本病为小肠任一处生长坚硬肿块、发炎、溃疡、大便带脓血等为表现的肠道疾病。

【病因病机】 小肠某段代谢异常，病血及黄水慢慢积聚，导致局部肿胀硬化而致病。诱发因素有伤热、疫热、骚热及毒热久治不愈，外伤或过食锐热性食物、刺激性食物等。

【症状】 随热性病症迁延不愈，肠道代谢发生异常，形成病变灶，食物消化时病变部位不适，易腹泻，甚至病变部位可触及肿物，压痛不明显，但病情加重时有黏液性脓血便伴腹痛。食欲不振、恶心呕吐，颜面及足背部浮肿。血、希拉热性肠肿物可伴有体温升高及头痛等热症表现。巴达干性肠肿物表现消化不良、无食欲。赫依性肠肿物以腹胀、肠鸣音增强、头晕、心悸等表现为主。

【治疗】 清热燥黄水，消除病灶，对症治疗。药物选用五味查干泵阿汤、六味黄连汤、十八味冰片散、清热金刚丸、十五味止泻木散、七雄丸、四味藜芦散、四味止泻木汤及七味熊胆丸等药物，配合针灸、推拿等治疗。

【临床病例】 乌某，女，42 岁，蒙古族，锡林郭勒盟白旗人，2011 年 4 月 28 日就诊。

【主诉】 食欲不振，间断腹泻 5 年，加重 1 个月。

【病史】 患者 5 年前无明显诱因出现腹痛腹泻，大便 3 ~ 4 次/日，为稀糊样便。伴间断下腹部隐痛，排便后可缓解。有时恶心，无呕吐、发热。症状每年出现 1 ~ 2 次，未予诊治。近 1 个月来，患者症状再次出现，大便 3 ~ 4 次/日，可见脓血便，伴下腹疼痛，无发热。患者营养情况一般，体形偏瘦，精神尚可。舌苔黄厚，脉细速。既往无特殊病史，无急、慢性传染病，无药物过敏史。

【检查】 体温 36℃，脉搏 80 次/分钟，呼吸 18 次/分钟，血压 130/80mmHg。神志清楚，查体合作，巩膜无黄染，结膜浅红，全身浅表淋巴结无肿大，心肺无异常，腹部柔软，下腹部有压痛，无反跳痛，可触及肿块。肝脾无触及，肝肾区无叩痛，双下肢无浮肿。

【蒙医诊断】 小肠痈疽症。

【治法】

（1）处方：早：七胆丸 3g 用查干泵阿五味汤送服。午：冰片十八味散 3g 用四味止泻木汤加等量六味黄连汤送服。晚：十五味止泻木散 3g 用上述汤剂送服。

（2）辨证治疗：病情陈旧合并黏液性脓血便时先给予四味藜芦散等柔泻剂后投十八味冰片丸和十五味止泻木散等。如病情无好转则加熊胆用六味黄连汤送。如病变部位在大场段可用七味消肿散灌肠。腹胀、食欲减退则给予五味清浊散加 1/3 量六味安消散；腹痛则七雄丸温开水送服；反酸则给予大黑散。

第三节 胆 病

胆病主要介绍胆热症、胆结石、黄疸病的诊治经验。

一、胆 热 症

本病系希拉热偏盛犯袭胆囊所致。分为新热及陈热两种。

【病因病机】 血、希拉热偏盛导致消化功能失衡，病血聚集、未彻底生代代谢物侵入胆腑而致病。胆新热症治疗不彻底可导致胆陈热症。本病诱发因素主要有过度食用辛、酸、咸味及锐热性而油腻食物，在高温和烈日下强力劳作，碰震撞击而胆腑受损，暴怒及情志不舒畅，瘟疫、伤风、感冒等。

【症状】 胆新热症主要表现为右上腹部连续作痛、随病情发展疼痛加剧、消化不良、腹胀、腹壁紧张，泛酸、恶心、呕吐及吐黄水等。肝胆区有压痛，如果胆囊肿大则可随吸气而触及并有触痛。如果胆汁扩散则目及颜面或全身黄染。背部胆穴周围及肩下部酸痛。时有泛酸、口苦、食欲减退，脉细紧、尿黄。

胆陈热症是在胆新热期治疗不彻底，致使迁延而致。主要表现为消化不良、泛酸恶心、头痛、口苦、食不知味，呈不同程度的希拉寒证征象，并偶尔腹胀，右上腹部作痛，肩背拘僵，肝胆部压痛。有时可出现新热症状，脉象迟而沉紧，舌苔黄白、尿淡黄。

【治疗】 清希拉热，攻泻余毒，对症治疗。药物选用四味当药汤、十八味草乌散、十三味查干泵阿散、十六味胡黄连散、九味牛黄散、八味当药散及大黑散等药物，配合针灸放血疗法。

【临床病例】 钱某，男，30岁，汉族，武川县人，教师，2006年10月8日就诊。

【主诉】 上腹部不适3年，右肋缘下疼痛1年，加重伴恶心1周。

【病史】 患者3年前开始上腹部不适，消化不良，之后大约在去年秋季开始右侧肋缘下疼痛，有时右背肩胛疼痛，时好时坏，反复发作，没有进行诊治。近一周病情加重，并且饭后恶心，想吐，前来就诊。既往无传染性疾病，无家族遗传性疾病，无药物过敏史，亦无其他不良嗜好。

蒙医检查：精神尚可，体质偏胖，右上腹压痛、反跳痛，脉象细而数，舌苔黄，尿色淡黄。

【检查】 体温37℃，脉搏80次/分钟，呼吸18次/分钟，血压120/85mmHg。神志清楚，自动体位，双肺呼吸音清晰，心律齐，未闻及病理性杂音，腹部平软，右上腹压痛、反跳痛，肠鸣音正常，肝脾肋下未触及。

【诊断】 蒙医诊断：胆热症；西医诊断：胆囊炎。

【治法】

（1）处方：早：十八味草乌散3g用冰糖水送服。午：十六味胡黄连散3g用四味当药汤送服。晚：八味当药散2g加牛黄和麝香各0.5g用冰糖水送服。

（2）辨证治疗：泛酸、口苦给予十八味草乌散冰糖水送服，上腹部疼痛给予四味当药汤加等量藏红花，尤其对肝胆毒热、疼痛效果佳。病情重则给予导泻剂。胆陈热导致的消化不良、腹胀可给予四味当药汤加等量四味光明盐汤，大便干燥可给予六味安消散。

二、胆囊痞症

本病系胆囊或胆管内形成痞快、堵塞为主要症状的疾病。

【病因病机】 在精华与糟粕分解过程中恶血与黄水激增、郁积于胆囊或胆管所致。诱发因素主要有过度食用锐热性食物或辛、酸、咸味食物，身心疲惫、过度劳累、长期患有消化不良症或巴达干希拉热症等。

【症状】 通常情况下，除消化不良、胃及右下腹部不适外无特殊不适。偶尔剑突下不适、消化不良、上腹部及右季肋区隐痛。当痞块堵塞到胆囊颈部或胆管时因不同程度地影响胆汁流动，导致突发上腹部及右季肋区剧烈疼痛，向右肩放射痛、疼痛时轻时重，伴恶心呕吐、寒战等。如胆管完全堵塞则全身黄疸、尿色呈棕黄色、大便呈灰白色。

【治疗】 以调胃火，驱希拉邪热，化痞破积，对症治疗。药物选用五味清浊散、十九味牛黄散、八味黑冰片散、十八味草乌散、四味当药汤及九味牛黄散等药物，配合针灸、推拿等治疗。

【临床病例】 刘某，男，55岁，汉族，武川县人，教师，2006年10月8日就诊。

【主诉】　上腹部持续性疼痛伴呕吐 2 天。

【病史】　患者 2 日前晚饭后突然出现上腹部疼痛，为持续性疼痛，难以忍受。疼痛向右背肩胛放射，伴恶心呕吐 2 次，吐物为胃内容物及黄色苦味液体，前来就诊。既往无传染性疾病，无家族遗传性疾病，无药物过敏史，亦无其他不良嗜好。

蒙医检查：精神尚可，体质偏胖，右上腹压痛、反跳痛，脉象细而数，舌苔黄，尿色黄。

【检查】　体温 37.3℃，脉搏 90 次/分钟，呼吸 20 次/分钟，血压 120/85mmHg。神志清楚，自动体位，痛苦面容，巩膜无黄染，双肺呼吸音清晰，心律齐，未闻及病理性杂音，腹部平软，右上腹压痛、反跳痛，肌紧张，肠鸣音正常，肝脾肋下未触及。

【蒙医诊断】　胆囊痞症。

【治法】

（1）处方：早：五味清浊散 1.5g 加十九味牛黄散等量用温开水送服。午：十八味草乌散 3g 用糖水或温开水送服。晚：五味清浊散 2g 加十九味牛黄散等量用温开水送服。

隔日投三味芒硝散 3g 用温开水送服。偶尔可用四味藜芦散导泻治疗。

（2）辨证治疗：泛酸则给予大黑散加 1/3 量六味安消散，腹胀明显则给予六味木香散，腹痛给予十八味草乌散或十九味牛黄散加少量五味嘎日迪丸，呕吐给予六味木香散，消化不良给予四味光明盐汤加等量四味当药汤。

三、黄　疸

本病为以巩膜、太阳穴或全身黄染为主要特征的顽固性希拉热疾病。

【病因病机】　体内三根七素相对平衡失调、希拉热偏盛或希拉与赫依相搏下行至胆囊致病。诱发因素包括长期过度食用辛、酸、咸味食物或锐热性食物，碰震撞击而肝胆受损，在高温和烈日下强力劳动，暴怒等或肝胆痞瘤挤压胆囊，希拉热合并赫依，寄生虫侵入于胆囊等均可致病。

该病的治疗部分请参阅第一章中希拉病。

第四节　大　肠　病

大肠病主要介绍大肠热症、大肠寒症、大肠包如、大肠绞痛、大肠瘤疾的诊治经验。

一、大 肠 热 症

本病系希拉热瘀积于大肠引起腹胀、便秘为特征的病症。

【病因病机】　由于希拉热偏盛瘀积于大肠或因胃、小肠热邪下移大肠，影响大肠功能导致下清赫依紊乱而发病。诱发因素主要有过度嗜用烟酒或锐热性食物、肠疫热或其他肠热积于大肠等。

【症状】　有肠热病史，腹部胀痛及左右下腹痛，消化不良，易腹泻或大便干燥，排气后腹胀疼痛缓解。赫依偏盛则腹胀、肠鸣音增强、腹部不定位胀痛。血希拉偏盛则易发展成为出血性包如病。

【治疗】 调赫依，除希拉热邪，对症治疗。药物选用四味木通汤、五味嘎日迪丸、七味红花清腑热散、清热金刚丸、四味止泻木汤、十五味止泻木散、七雄丸及十三味石榴散等药物，配合针灸、放血、推拿按摩治疗。

【临床病例】 云某，女，22岁，蒙古族，呼和浩特市人，2005年4月28日就诊。

【主诉】 腹痛、腹胀、未排便2天。

【病史】 患者2天前无明显原因出现阵发性腹痛，以右下腹部为重，同时腹胀，2天没有大便，排气后腹胀疼痛缓解，但排气少。痛苦面容，眼部及眼睑无浮肿，结膜无充血，巩膜无黄染，舌苔薄白，脉细数，小便正常。既往无特殊病史，无急、慢性传染病，无药物过敏史。

【检查】 体温37℃，脉搏100次/分钟，呼吸20次/分钟，血压130/80mmHg。神志清楚，查体合作，全身浅表淋巴结无肿大，皮肤干燥弹性差，心肺无异常，腹部柔软，轻压痛，无反跳痛，未触及明显肿块，肝脾无触及，双下肢无浮肿。

【蒙医诊断】 大肠热症。

【治法】

（1）处方：早：十三味大肠顺气散3g用四味木通汤送服。午：七味红花清腑热散3g用四味止泻木汤送服。晚：十五味止泻木散3g加五味嘎日迪丸2～3粒用温开水送服。

（2）辨证治疗：赫依偏盛则十三味大肠顺气散加少量五味嘎日迪丸用止泻木汤送服，腹泻则十五味止泻木散或七雄丸用四味止泻木汤送服，大便带血则可给予灌肠治疗。热偏盛则治疗过程中口服四味止泻木汤的同时踝脉放血治疗。大便干燥给予三味大黄汤。

（3）踝脉放血治疗。

二、大肠寒症

本病是以下腹部不定时胀满、肠鸣音增强为主要表现的大肠赫依性痼疾。

【病因病机】 大肠慢性巴达干病迁延不愈同时合并赫依致病。诱发因素包括下身或腰腹部长期着凉或过度食用刺激性食物，药物或食物中毒，胃肠顽疾下行至大肠，年老体弱等。

【症状】 多数病人有胃肠慢性病史。不定时腹部胀满或当腰腹部着凉时易腹泻，食用生冷硬食物时病情加重。

【治疗】 助胃火，镇赫依，对症治疗。药物选用十三味大肠顺气散、六味安消散、五味阿魏汤及十一味寒水石散等药物，配合温针、按摩、推拿治疗。

【临床病例】 拉某，男，32岁，蒙古族，土默特左旗人，2005年4月28日就诊。

【主诉】 腹部胀满、不能吃凉饮食3年。

【病史】 患者曾有胃病经治疗痊愈。但近3年腹胀不适，不能吃凉饮食，如凉菜、水果等，否则病情加重或有时腹泻。患者营养情况一般，体形消瘦，面色苍白。舌苔白厚，脉细沉。既往无特殊病史，无急、慢性传染病，无药物过敏史。

【检查】 体温36.5℃，脉搏80次/分钟，呼吸15次/分钟，血压120/80mmHg。神志清楚，查体合作，全身浅表淋巴结无肿大，心肺无异常，腹部柔软，无压痛，无反跳痛，未触及明显肿块，肝脾无触及，双下肢无浮肿。

【蒙医诊断】　大肠寒症。

【治法】

（1）处方：早：十三味大肠顺气散 3g 用温开水或羊肉汤送服。午、晚：五味阿魏汤 2g 加六味安消散 1g 用温开水送服。

（2）辨证治疗：大便干燥时投四味芒硝散用酸奶黄水送服，腹泻时阿魏五味散加等量十一味寒水石散用温开水送服。

三、大肠包如病

本病为包如热邪久积于大肠而引起的一种聚合性慢性疾病。

大肠包如病为血热偏盛之聚合型慢性病，但应注意由于患者当时具体因素，在病势发展过程中会出现不同程度的变化。本病大多为大肠扩散型包如，如日久凝结为陈，则有发展成大肠血痞之可能。

关于此病具体内容请参阅聚合病的诊治中的大肠包如病。

四、大肠痧症

本病为脐周及右下腹部剧烈疼痛、恶心、呕吐、腹泻等为主要表现的大肠急性病。

【病因病机】　血希拉热、黏虫或血性包如热长期滞留于大肠，与赫依失去相对平衡致病。诱发因素主要有饮食、起居不当、消化过程中黏虫感染等导致希拉热偏盛诱发本病。一般热性肠绞痛居多，合并黏则称黏绞痛，合并虫则称虫绞痛，赫依偏盛则称为赫依绞痛，聚合型绞痛称为大肠包如性绞痛。

【症状】　开始以上腹部及脐周疼痛，之后以右下腹部定点疼痛、食欲减退、呕吐、偶有腹泻、低热、腹肌紧张等为主要表现。右下腹部压痛，反跳痛。孕妇随着月龄的增长疼痛点上移。如有肠穿孔或化脓则发热明显。如有病灶化脓则右下腹部有肿物伴压痛，体温聚升，是血热性肠绞痛的临床表现。

巴达干、赫依性大肠痧通常以腹胀、肠鸣为主要特征。黏虫性者绞痛通常食用奶制品、甜食后或着凉后发病，全身发热、病变部位绞痛或穿孔感、黏虫移动时疼痛难忍。

【治疗】　清热杀黏，助消化，导泻，对症治疗。药物选用四味藜芦泻剂、七味荆芥散、十一味木香散、六味木香散、十味木香散、五味嘎日迪丸、七雄丸、九味五灵脂散、十三味松石散及六味安消散等药物，配合贴敷、针灸、放血等治疗。

【临床病例】　贡某，男，22 岁，蒙古族，土默特左旗人，2005 年 4 月 28 日就诊。

【主诉】　转移性右下腹疼痛 10 小时。

【病史】　患者昨晚进食后感觉胃不适，约晚 10 点左右突然发生上腹部阵发性隐痛，伴恶心、呕吐，自服抗感染药后稍有缓解，今早开始腹痛转移到右下腹部，伴发热，腹胀。患者营养情况良好，体形中等，急性面容。舌苔黄厚，脉细速。既往无特殊病史，无急、慢性传染病，无药物过敏史。

【检查】 体温39℃，脉搏98次/分钟，呼吸20次/分钟，血压120/80mmHg。神志清楚、查体合作，全身浅表淋巴结无肿大，心肺无异常，腹部柔软，下腹部有压痛，反跳痛及肌紧张，尤为右下腹为重。未触及明显肿块，肝脾无触及，双下肢无浮肿。

【蒙医诊断】 大肠痧症。

【治法】

（1）处方：早：六味木香散1.5g加六味安消散等量，再加荆芥、马连子各0.5g用温开水送服。午：四味藜芦泻剂3g用大黄三味汤送服。晚：十一味木香散或七雄丸2g加荆芥、马连子各0.5g用温开水送服。

（2）辨证治疗：合并黏则给予十三味马钱子散加少量多叶棘豆、泡囊草；疼痛明显则给予十一味木香散加少量五味嘎日迪丸；黏虫绞痛则给予十味木香散加少量多叶棘豆、泡囊草；包如性绞痛给予十三味松石散，疼痛缓解后给予九味五灵脂散及七味红花清腑热散。

（3）治疗期间可予疼痛部位热敷治疗，可配合肝脉及大肠脉放血治疗。

五、大肠痛疽

本病为大肠任一处生长坚硬肿块、发炎、溃疡、大便带脓血等为表现的大肠疾病。

【病因病机】 随着三根七素相对平衡失调，大肠某段恶血及黄水聚集硬化致病。诱发因素包括伤热、骚热、毒热等迁延不愈，碰震撞击等外伤因素，过度食用锐热性、刺激性或变质食物等。

【症状】 曾有患胃肠道热性病症史。下腹部及病变部位时有疼痛感，可触及硬物。大便干燥或腹泻，病情加重时可有黏液性或脓血便。常有腹胀肠鸣、脐周胀满感，排气则缓解。乏力、盗汗、消瘦、眼睑及足背浮肿等。

【治疗】 清除热邪、燥黄水、除痛疽，对症治疗。药物选用五味嘎日迪丸、十三味石榴散、五味查干泵阿汤、四味藜芦泻剂、六味安消散、十五味止泻木散、清热金刚丸、十八味樟脑散及十八味孟根乌苏丸等药物，配合针灸及放血疗法。

【临床病例】 金某，女，52岁，蒙古族，锡林郭勒盟黄旗人，2001年4月18日就诊。

【主诉】 间断腹泻、黏液脓血便2年，加重1周。

【病史】 患者3年前无明显诱因出现腹泻，大便4~6次/日，为稀糊样便，可见黏液脓血。伴间断左下腹部隐痛，疼痛无放射，排便后可缓解。无恶心、呕吐、发热。症状间断出现，自服消炎药后稍有缓解，未予规律诊治。近1周来，患者症状再次出现，大便3~4次/日，可见脓血便，伴左下腹疼痛，无发热。患者营养情况良好，体形中等，痛苦面容。舌苔黄厚，脉细速。既往无特殊病史，无急、慢性传染病，否认疫水接触史，无药物过敏史。

【检查】 体温36.8℃，脉搏90次/分钟，呼吸18次/分钟，血压120/80mmHg。神志清楚、查体合作，巩膜无黄染，结膜浅红，全身浅表淋巴结无肿大，心肺无异常，腹部柔软，左下腹部有压痛，无反跳痛，未触及明显肿块。肝脾无触及，肝肾区无叩痛，双下肢无浮肿。

【蒙医诊断】　大肠痛疽症。

【治法】

（1）处方：早：十三味石榴散1.5g加清热金刚丸等量用五味草乌汤送服。午：十八味樟脑散3g用温开水送服。晚：十五味止泻木散2g加十八味孟根乌苏丸1g用六味胡黄连汤送服。

（2）辨证治疗：病情迁延、合并黏液性脓血便则先给予四味藜芦泻剂柔和导泻后给予十八味樟脑散或十五味止泻木散，如上述治疗未止血便则给予上述主剂加少量熊胆及三七用六味胡黄连汤送服。腹胀、肠鸣则给予六味木香散和六味安消散合剂，消化不良则给予五味清浊散。

第五节　膀　胱　疾　病

膀胱疾病主要介绍膀胱热症、膀胱寒症、尿闭症、膀胱结石、淋病等疾病的诊治经验。

一、膀　胱　热　症

膀胱热症是以小便频急、膀胱周围疼痛、低热为主要症状的膀胱巴大干热病。该病分为新热和陈热两种。

【病因病机】　随着三根七素相对平衡失调，血希拉热偏盛，下行至膀胱，血、巴大干与下行赫依相搏或尿道感染等致病。诱发因素包括下身长期着潮、受凉，走路或站立时间过长，烈日下过度劳作，未注意尿道卫生等。

【症状】　病初新热期表现畏寒、脊椎第18位穴及膀胱周围疼痛、尿频、尿急、排尿或尿后尿道刺痛。病情重时可有脓血尿或血尿。劳累、久站时加重，低热、呈热证脉象。治疗不及时可导致膀胱陈热症。膀胱陈热症平时无特殊不适，当有劳累、感冒等诱发因素时腰腹部隐痛、尿频、尿痛，病情容易反复。

【治疗】　清除巴大干希拉热，杀黏，利尿，对症治疗。药物选用三红汤、四味姜黄汤、八味黄柏散、清热金刚丸、五味润僵汤、十三味蒺藜散及四味蒺藜汤等药物，配合针灸、热敷及放血疗法。

【临床病例】　阿某，男，46岁，汉族，呼和浩特市人，于2005年11月9日就诊。

【主诉】　腰酸痛、尿频、尿急、1个月余，加重10天。

【病史】　患者自述10月份因受寒，出现腰部不适、夜间小便次数增多、尿量减少、尿频、尿急等症状。患者未行任何检查及诊疗，近10天症状逐渐加重，并有腰部酸痛、疲乏，前来就诊。患者神志清，精神欠佳。既往体健，无急慢性传染病史，无糖尿病、高血压病史，无输血史。

【检查】　体温37.5℃，脉搏85次/分钟，呼吸20次/分钟，血压130/80mmHg。患者神志清，精神欠佳，查体合作，体形胖，肤色白，脉细速，舌苔白色，小便色黄，味腥臭，大便无异常。双肾区无叩击痛。

【蒙医诊断】 膀胱热症。

【治法】

（1）处方：早：四味蒺藜汤和四味姜黄汤等量煎服。午：八味黄柏散 3g 用四味蒺藜汤或四味姜黄汤送服。晚：八味黄柏散 2g 加清热金刚丸 1g 用四味蒺藜汤或四味姜黄汤送服。

（2）辨证治疗：陈热证投八味黄柏散，晚上投十三味菥蓂散加少量五味嘎日迪丸用四味蒺藜汤或五味润僵汤送服。合并血热则上述治疗加三红汤。尿频、尿道不通畅则给予八味黄柏散加八味海金砂散用四味蒺藜汤送服。

（3）治疗期间取第 18 脊椎节处行温针或针灸，膀胱处可行热敷治疗，可在踝脉行放血治疗。

二、膀 胱 寒 症

膀胱寒症系以腰背部及膀胱区反复疼痛、尿频为主要症状的膀胱疾病。

【病因病机】 肾脏及三舍巴大干聚集与赫依相搏，行至膀胱，影响其功能致病。诱发因素包括下身着凉、长期过劳、饮食营养不良或食用生冷硬食物等。

【症状】 着凉或阴雨天腰腿痛、尿频、排尿次数多或遗尿，体力减退、腰背部、膀胱区寒冷。偶有头晕、心悸、乏力、失眠、颜面浮肿等。部分患者排尿后有白色黏稠浑浊物。女性患者常以腰背部、膀胱区疼痛、白带增多为特征。少数儿童因膀胱寒而尿床。

【治疗】 祛巴大干、赫依寒气，补肾、益肾，对症治疗。药物选用日轮丸、七味锁阳散、十味豆蔻散、五味清浊散、十五味牛黄益肾散、七味铁屑散及十一味姜黄散等药物，配合火针、针灸、推拿等治疗。

【临床病例】 宝某，男，46 岁，蒙古族，五原县人，于 2011 年 11 月 9 日就诊。

【主诉】 腰酸痛、尿频或遗尿 3 年，加重 1 个月。

【病史】 患者自述一到寒冷季节或受寒，出现腰部酸痛不适、小便次数增多、尿急或有时遗尿等症状。患者未行任何检查及诊疗，近 1 个月症状逐渐加重，前来就诊。患者神志清，精神尚可。既往体健，无急慢性传染病史，无糖尿病、高血压病史，无输血史。

【检查】 体温 36.5℃，脉搏 80 次/分钟，呼吸 16 次/分钟，血压 130/80mmHg。患者神志清，精神尚可，查体合作，体形胖，肤色黑，脉沉缓，舌苔白色，小便色黄，大便无异常。双肾区无叩击痛。

【蒙医诊断】 膀胱寒症。

【治法】

（1）处方：早：日轮丸 2g 加人参 1g 用红糖水送服。午：七味铁屑散 3g 用温开水送服。晚：十味豆蔻散 3g 用四味汤送服。

（2）辨证治疗：尿床者则早晨给予十一味姜黄散，中午和晚上一三味龙骨丸 1 粒用温开水送服。睡眠不佳、心悸则给予十六肉豆蔻味散和三十五味沉香散。颜面浮肿则给予五味清浊散加等量日轮丸与绵羊肉汤蒸熟食用。小便点滴不利则给予旱獭膀胱碳加等量姜黄制剂每次 3g，温开水送服。

（3）治疗期间取第 13、14、17、18 脊椎节处行温针治疗或推拿治疗。

三、膀胱石痞

本病以小便突然闭塞或淋沥、膀胱胀痛为主要特征的膀胱疾病。

【病因病机】　本病为精华消化不良，未消化吸收之精华随尿到膀胱积聚而引起的结石症。诱发因素包括消化不良和精华分解障碍症，过度食用锐热性、刺激性食物，烈日下长期过劳，出汗后着凉等。

【症状】　本病老年及儿童易患，妇女少见。病情轻重不等，尿痛或突发尿闭伴尿道剧痛，有时血尿，排尿时膀胱不适等。

【治疗】　治以调肾温，融化痞块或破除痞块，对症治疗为原则。药物宜选十味豆蔻散、五味清浊散、十一味硝石散、四味蒺藜汤、嘎日迪五味丸及八味黄柏散等。

【治法】

（1）处方：早服十味豆蔻散或五味清浊散 1g 加十一味硝石散 2g 温开水送服。午、晚：十一味硝石散 3g 用四味蒺藜汤送服。

（2）辨证给药：腰痛如甚，十味豆蔻散加五味嘎日迪丸 3～5 粒温开水送服；寒冷季节或体质虚弱者加日轮丸加三味那如丸 3 粒服之；如有热像者用四味姜黄汤加三红汤送服十三味菥蓂散；脓血尿者十味诃子清肾散加萨日嘎日迪丸等量服之。

（3）治疗期间密切观察尿之情况，是否有石块随尿排出。

四、尿　闭　症

尿闭症系膀胱充盈但排尿不出的一种膀胱疾病。

【病因病机】　一般是在尿道或膀胱颈部堵塞或严重受寒导致。常见原因有膀胱石痞症，外阴部淋巴结肿大，尿道肿物，肉痞或水痞或者下清赫依功能失调导致尿路闭塞，膀胱括约肌紧张，或者肾脏、三舍血管受伤等疾病均可导致尿闭症。

【症状】　发作时下腹部、膀胱充盈、胀满但排不出尿或小便点滴而下或点滴不利，膀胱区疼痛等为主要表现。

【治疗】　益肾解经，疏通尿道，对症治疗。药物选用八味海金砂散、十味豆蔻散、四味蒺藜汤、水轮丸及十一味广枣散等。

【临床病例】　林某，男，46 岁，汉族，呼和浩特市人，于 2005 年 11 月 9 日就诊。

【主诉】　尿闭 10 小时。

【病史】　患者自述因受寒昨晚出现腰部不适，小便不畅症状，昨晚 11 时睡前排尿一次，尿量减少，之后近 10 小时没排尿，自觉尿憋尿急，但拍不出尿，前来就诊。患者神志清，精神欠佳。既往体健，无急慢性传染病史，无糖尿病、高血压病史，无输血史。

【检查】　体温 36.6℃，脉搏 85 次/分钟，呼吸 20 次/分钟，血压 130/90mmHg。患者神志清，精神欠佳，查体合作，体形偏瘦，脉细速，舌苔黄，大便无异常。膀胱胀满、压痛，双肾区无叩击痛。

【蒙医诊断】　尿闭症。

【治法】

（1）处方：药物酌情使用的同时完全闭塞需给予导尿治疗。早：水轮丸3g用温开水送服。午：八味海金砂散3g用四味蒺藜汤送服。晚：十味豆蔻散3g用四味蒺藜汤送服。

（2）辨证给药：血热性尿闭症给予热水浴及踝脉放血治疗的同时口服四红汤及胆制剂。由于肿物堵塞导致的尿闭症给予水浴、热敷、放血、灌肠等治疗。

五、尿 频 症

本病为排尿不畅、排尿时尿道灼热、疼痛为特征的尿道巴大干热症。

【病因病机】 寒热不调，巴大干、希拉搏结于膀胱，与下清赫依功能失调所致，也可由黏虫感染引起。诱发因素包括烈日下过劳、出汗受风、下身着凉湿，尿道局部卫生不洁，感冒热余侵袭等。

【症状】 全身不适呈感冒样症状，腰背部、尿急，膀胱区胀满，尿频、排尿时尿道灼热和疼痛，小便点滴而下。黏虫感染或血热型者伴有低烧、尿道灼热刺痛、血尿等症状。

【治疗】 清巴大干热，杀黏，疏尿道，对症治疗。药物选用四味姜黄汤，三红汤、八味黄柏散、七雄丸、五味嘎日迪丸、清热金刚丸、四味蒺藜汤、十三味菥蓂散及八味海金砂散。

【临床病例】 兰某，男，36岁，汉族，呼和浩特市人，于2001年11月9日就诊。

【主诉】 尿频、尿急20余天。

【病史】 患者自述因受寒，出现尿频、尿急等症状，近2天排尿时尿道灼热和疼痛。未行检查及诊疗，前来就诊。患者神志清，精神欠佳。既往体健，无急慢性传染病史，无糖尿病、高血压病史，无输血史。

【检查】 体温37℃，脉搏85次/分钟，呼吸18次/分钟，血压130/90mmHg。患者神志清，精神尚可，查体合作，体形胖，脉细速，舌苔淡黄，小便色黄，有腥味，大便无异常。双肾区无叩击痛。

【蒙医诊断】 尿频症。

【治法】

（1）处方：早：四味蒺藜汤1.5g和四味姜黄汤等量煎服。午：八味黄柏散3g用四味蒺藜汤送服。晚：七雄丸2g加清热金刚丸1g用四味姜黄汤送服。

（2）辨证治疗：热偏盛投八味黄柏散或十三味菥蓂散加少量五味嘎日迪丸用四味蒺藜汤或五味润僵汤送服。黏虫感染则投七雄丸、五味嘎日迪丸用三红汤送服。尿频、尿道不通畅则给予八味黄柏散加八味海金砂散用四味蒺藜汤送服。

（3）治疗期间取第18脊椎节处行针灸，可在踝脉行放血治疗。

第六节 三 舍 病

三舍病主要介绍滑精病、阴囊肿胀、前列腺增生和糖尿病的诊治经验。

一、滑　精

滑精是指非性生活时精液自行排泄的现象。

【病因病机】　肾脏慢性病变及下身寒气过盛导致下清赫依功能失调，肾与精腑之气血衰弱所致。可合并血、希拉热或黏虫。诱因主要有长期多思妄想、疲劳过度或长期着凉、常住潮湿阴凉处，患有肾脏及精腑慢性病变等。

【症状】　面色无华、体力衰弱，睡梦中遗精每周超过三次或无梦或平日精液流出为其特征。病情重者伴有心悸、耳鸣、失眠、视力减退、精神不佳、出冷汗、尿中带精液、性欲减退等症状。脉象呈缓、弱、沉。赫依偏盛者伴有头晕、心跳加速、腰腹痛、常有尿后精液自然流出、脉弱。热偏盛者表现为尿道口疼痛、精液中时有带血，病情加重时可伴有精液带脓。

【治疗】　调理三根，益肾壮阳，固精止遗，对症治疗。药物选用日轮丸、十四味止遗散、益肾宝凤丸、七味姜黄散、六味蜀葵子汤、四味姜黄汤、八味黄柏散、十味诃子益肾散、七味锁阳散及十六味肉豆蔻散等药物，配合温针、针灸、推拿治疗。

【临床病例】　参见男性病。

【治法】

（1）处方：早：十六味肉豆蔻散2g加七味锁阳散1g温开水送服。午：七味姜黄散3g用六味蜀葵子汤送服。晚：十四味止遗散3g用四味姜黄汤送服。

（2）辨证治疗：病情严重则晚上主剂加用益肾宝凤丸，或取八味黄柏散用三红汤加等量四味姜黄汤送服；精液中带血或带脓则取七味姜黄散加少量五味嘎日迪丸或益肾宝凤丸用六味蜀葵子汤送服；体力衰弱、赫依偏盛者给予三十五味沉香散加1/3量四味姜黄汤煎服。

（3）治疗期间在脊椎13、14、18节处三助穴施灸或在上述穴位及赫依穴行推拿按摩治疗。

二、阴囊肿胀

阴囊肿胀系以阴囊肿胀、疼痛为主要特征的阴囊疾病。

【病因病机】　肾脏、精腑疾病及肾脏、三舍陈热、外伤、肾血管损伤等血、巴大干、黄水性疾病下散至肾脏所致。

【症状】　体温升高、阴囊突然肿胀、疼痛。有时可伴有腹股沟处疼痛、发红、积水等。

【治疗】　清热，消肿，止痛，对症治疗。药物选用十三味蒺藜子散、七味肾脉汤、月凤丸、四味文冠木汤、九味槟榔散、三红汤等。

【临床病例】　参见男性病。

【治法】

处方：早：十三味蒺藜子散3g用七味肾脉汤送服。午：月凤丸2g用四味文冠木汤送服晚：九味槟榔散3g用三红汤送服。

外敷消肿散用蛋清搅拌糊状敷之。

三、前列腺增生

前列腺增生系由于前列腺增生肿胀引起腰腹疼痛、尿频、尿急、排尿困难等症状的男性疾病。

【病因病机】 随着三根七素相对平衡失调，巴大干、血偏盛与下清赫依相搏导致三舍、精腑功能衰退致病。诱发因素包括长期下身着凉、着潮，高温中强力劳作，过用辛、酸、甘、咸味食物及刺激性食物，肾脏、三舍热长期隐匿等。

【症状】 多见于年老体弱者，腰部及腹股沟处疼痛，底尾、大腿内侧、膀胱放射痛，尿频、尿急，排尿不畅，尿液浑浊，失眠、委靡不振等症状伴有肛门指检可触及前列腺肿大。血热偏盛型可伴有发热。

【治疗】 除巴大干热，调理下清赫依，对症治疗。药物选用八味黄柏散、十八味诃子散、十味诃子散、十味豆蔻散、益肾宝凤丸、姜黄日轮丸、四味姜黄汤、三红汤及四味蒺藜汤等药物，配合针灸推拿等治疗。

【临床病例】 参见男性病。

【治法】

（1）处方：

热偏盛型：早：姜黄日轮丸 3g 温开水送服。午：八味黄柏散 3g 用三红汤送服。晚：十八味诃子散 1.5g 加益肾宝凤丸 1.5g 用四味姜黄汤送服。

寒偏盛型：早：十味豆蔻散温开水送服。午：八味黄柏散 3g 用三红汤送服。晚：十八味诃子散 1.5g 加益肾宝凤丸 1.5g 用四味姜黄汤送服。

（2）对症治疗：排尿困难则给予八味海金砂散加光明盐用四味蒺藜汤送服。

（3）年轻患者或热证型可给予踝脉放血治疗，禁忌辛辣刺激食物和下身着凉着潮。

四、糖 尿 病

本病是以多饮、多食、多尿及消瘦为特征的一种慢性疾病。

【病因病机】 由于三根七素之平衡失调而巴大干偏盛并与赫依交搏，导致胰腺、肝脏、肾脏燥热，致其功能失调，精华与糟粕分解失常所致。诱因主要有饮食失宜、起居失常、过食油腻、盐类、甜食及性寒食物，情志失调、长期失眠、失血、过度肥胖等。

【症状】 临床上本病分为急性和慢性两种。年轻体壮者一般发病比较急剧，症状明显。口渴、饮水频繁、多尿，多食而善饥，身体日渐消瘦。中老年患病起病缓慢、症状不典型。急性者易合并血、希拉热，慢性者易合并巴大干、赫依寒。病情加重可有困倦无力、常感甜味、皮肤易出现疖子、丘疹、肿物、丹毒或皮肤瘙痒等症状。也可不同程度地合并肺热、结核、心脏病、肾脏病、眼科疾病等。也可伴有头晕、头痛、心悸、胸闷气短、肌肉疼痛、手脚冰凉、指尖麻木等症状。病情重者有全身衰竭、晕厥。可检测血糖或尿糖确诊。

【治疗】 调理三根、七素，抑制巴大干、赫依相搏，益肾补阳，对症治疗。药物选用五味清浊散、七味姜黄散、四味姜黄汤、十五味牛黄益肾散、姜黄日轮丸、十六味肉豆蔻散、十七诃子味散等药物，配合针灸按摩治疗。

【临床病例】 伊某，男，45岁，蒙古族，达茂旗人，2000年6月20日就诊。

【主诉】 多饮、多食、口干、乏力2年余，加重1个月。

【病史】 该病人1998年初无任何诱因出现口干、舌燥、多饮、多食、疲乏、消瘦等症状，曾到当地医院治疗，无明显好转，仍坚持劳动。曾经到旗医院住院检查，确诊糖尿病，治疗一段时间后症状缓解。近1个月病情反复症状明显加重，并伴视力下降，头晕，乏力等。便前来诊治，在整个病程中无恶心呕吐，食食欲尚可，大小便正常，睡眠差，四肢麻木，全身乏力，头昏目眩，腰酸背痛。既往有原发性高血压病史十余年，为正规服药治疗，个人史无传染病，过敏等。

蒙医检查：精神差，消瘦，口唇轻度发绀，尿黄，量少，舌质淡红，舌苔略黄，脉沉，重按紧。

【检查】 体温37℃，脉搏75次/分钟，呼吸18次/分钟，血压150/100mmHg。神志清楚，精神较好，发育正常，营养差，体形消瘦。自主体位，应答自如，头、眼、耳、鼻无异常，口唇轻度发绀，颈软，甲状腺不大，全身皮肤无黄染及瘀斑，浅表淋巴结不肿大，胸廓对称无畸形，两肺呼吸音清，心前区无隆起，律齐，各瓣膜听诊区未闻及病理性杂音。腹平，无压痛，肝脾肋下未及，肠鸣音正常，双肾区叩痛阴性。脊柱四肢无畸形，双下肢无水肿。实验室检查示：空腹血糖8.16mmol/L，餐后2小时血糖15.5mmol/L。

【诊断】 蒙医诊断：糖尿病；

西医诊断：①2型糖尿病，②原发性高血压病。

【治法】

（1）处方：早：五味清浊散3g加十六味肉豆蔻散1g用温开水送服。午、晚：七味姜黄散1.5g加十七诃子味散等量温开水送服。

（2）辨证治疗：赫依偏盛型给予三十五味沉香散，巴大干偏盛型给予姜黄日轮丸加四味光明盐汤，合并血热给予十七味诃子散，合并黄水给予七味姜黄散加清热金刚丸。壮阳益肾可给予十五味牛黄益肾。

（3）取胃脾及肾、三舍穴位行按摩推拿治疗。

第六章 神知病诊治经验

心神病主要指精神活动功能紊乱和智力失常类疾病。包括癔病、癫狂病、癫痫病、健忘症（老年痴呆症）等。

第一节 癔 病

癔病主要表现为多疑的精神思维紊乱症，又称"相思病"、"伤感性癫狂"等。

【病因病机】 随着三根七素的相对平衡失调，赫依增多与血相搏，阻碍感能运行脉窍所引起。诱因主要有突然过度惊恐、愤怒、多疑、厌倦、重欲、羞涩等和其他因素引起心理活动失调或过度，或者失血过多、过度劳累等。可分为血希拉为主的热性癔病和巴达干赫依为主的寒性癔病。

【症状】 此病在青壮年和女性人群中的发病率相对较高。在其发病、发作和演变过程中出现不同程度的失眠、心悸等赫依增多性心神损伤症状。尤其思虑与发病诱因相关的事情时表现多疑，痛苦或疼痛、情绪、发病形式等方面表现出变化多样。比如，时而似全身赫依病，时而像赫依或希拉癫狂病，时而像癫痫病，时而像某种脏腑病，时而像五官功能失常，时而像关节病或白脉病等。在一般情况下，此病易发作、易缓解、病情反复相对较多。

如果血希拉偏盛则发病骤然，神志模糊，如处于梦幻中，无缘生气、烦躁，哭喊乱骂，躁狂、与人纠缠等性格变得怪异。往往变得多疑、爱挑剔。有的病人出现视力下降或模糊、耳聋、发声受阻等症状，但是行走无碍，爱聆听周围声响，说话随意和无缘叫喊。有的病人表现昏厥，并持续数十分钟或数小时手舞足蹈，但不像癫痫病样夜间多发和晕厥后尿失禁等。此外还可有口干、泛酸和嗜冷饮等表现。脉象速、空，舌质红、苔黄。

如果巴达干赫依偏盛则心神不定，情感忧郁，少言寡语，闭目呆坐。发病时也有暴烈行为，但比血希拉偏盛的热性癔症相对较轻，而违拗症状较多。也有短暂性丧失五官感能或关节僵硬，单侧肢体或手脚局部感觉迟钝等表现。脉象空、芤。

【治疗】 治以镇赫依，安神，开窍通脉，对症治疗。药物选用三十五味沉香散、十五味沉香散、十一味持命丸、七味广枣散、珍宝丸、五味肉豆蔻散、十三味槟榔丸、心病泻剂或赫依泻剂、六味豆蔻散等。

【临床病例】 王某，女，46岁，汉族，工人，已婚，1999年1月12日就诊。

【主诉】 心神不定，情感忧郁，胸闷，心悸2年。

【病史】 患者自述2年前由于感情问题出现胸闷，心悸，失眠，心神不定，在当地治疗无明显缓解。近来自觉病情加重，心情忧郁或烦躁，难以入眠，不愿活动，头晕。

经人介绍来诊。一般情况尚可，神志清楚，精神欠佳，表情淡漠，思虑不集中。脉象速、空，舌质红、苔黄。

【检查】　体温 36.5℃，呼吸 18 次/分钟，脉搏 72 次/分钟，血压 130/70mmHg。形体肥胖，双肺呼吸音清晰，未闻及干湿啰音，叩诊心界不大，心律齐，各瓣膜听诊区未闻及病理性杂音。腹部体检阴性，神经系统检查无异常。心电图示：窦性心律，大致正常心电图。

【蒙医诊断】　癔病。

【治法】

（1）处方：早：七味广枣散 3g 用温开水送服。午：五味肉豆蔻散 3g 用温开水送服。晚：珍宝丸 3g 用三十五味沉香散煎汤引服。

用此方治疗 2~3 个月后，用心病泻剂等导泻，以开窍通脉。

（2）辨证治疗：如果失眠，中午用三味豆蔻汤或六味豆蔻散做药引子，热性用七味红花清心散，泛酸用大黑剂，头晕用二十五味大汤散。

（3）治疗期间在赫依穴和心、命脉穴施用灸疗和按摩治疗。

第二节　癫　狂　病

癫狂病主要介绍赫依癫狂病、希拉癫狂病、巴达干癫狂病、聚合癫狂病和中毒性癫狂病的诊治经验。

一、赫依癫狂病

赫依癫狂病是以赫依病特点偏盛为特征的思维功能紊乱的一种心神疾病。

【病因病机】　因赫依增盛导致三根七素的相对平衡被破坏，偏盛之赫依与希拉、巴达干相搏侵袭心脏，阻碍感能运行经脉所引起。诱因主要有身心活动过度或错误，轻、糙性饮食起居过度或者中毒等其他因素。尤其是精神受到过度刺激，比如过度惊恐、愤怒、怨恨、兴奋、悲伤等，或者失血过多，长期营养不良，过度受风寒和劳累过度等。

【症状】　在没有任何依据的情况下，对客观事物做出错误推理和判断，说话滔滔不绝但内容空洞、情感高涨等心身语意活动中赫依增盛所致不同程度心神损伤症状。患者在语言、动作、精神活动等方面往往出现轻浮、多动性症状。

尤其是，在赫依发病时间段，即凌晨 3~6 时和下午 3~6 时左右易发病。患者突然多愁伤感，伤心哭泣，或者唱歌跳舞，谩骂等毫无头绪的行为。对亲戚朋友、工作等一切满不在乎，而表现出喜欢对宇宙、神鬼等话题研究思考。失眠、心悸、心神不定，幻听、幻视，躯干和动作变得怪异，躯干变形、精神委靡。如果合并血、希拉则伴有发热等症状；合并巴达干则伴有寒性症状。脉象空、芤且速。舌质红、苔干燥。此病具有病愈相对快，但多反复的特点。

【治疗】　治以镇赫依，开窍通脉，对症治疗。药物选用七味广枣散、十五味肉豆蔻散、心病泻剂或甘露光泻剂、珍宝丸、三十五味沉香散、十一味持命丸、六味安消散及四味沉香汤等。

【临床病例】 包某，女，47 岁，蒙古族，工人，锡林郭勒盟白旗人，2007 年 5 月 24 日就诊。

【主诉】 心慌、心悸、乏力 2 年，精神、行为改变 1 个月。

【病史】 患者 2 年前开始出现心慌、心悸、乏力和情绪不稳等症状，当地以更年期综合征治疗。近 1 个月来出现多言谩骂，伤心哭泣，或者唱歌跳舞，等毫无头绪的行为。患者既往无传染性疾病，无家族遗传性疾病，无药物过敏史，亦无其他不良嗜好。

【检查】 体温 36℃，脉搏 80 次/分钟，呼吸 20 次/分钟，血压 120/70mmHg。

【蒙医诊断】 赫依癫狂病。

【治法】

（1）处方：早：七味广枣散 3g 用温开水或三骨滋养汤送服。午：五味肉豆蔻散或十五味肉豆蔻散 3g 用四味沉香汤引服。晚：珍宝丸 3g 用三十五味沉香散煎汤送服。

用此方治疗一段时间，镇赫依、开窍通脉和恢复心神功能后，用甘露光泻剂导泻。或者用心病泻剂加羊或猪心脏，每次蒸 3g 其服下。一般导泻 1～3 次。

（2）辨证治疗：如果合并希拉或青壮年病人则投大黑剂加七味广枣散温开水送服。合并巴达干或胃火虚弱病人则投四味光明盐汤加七味广枣散温开水送服。

（3）治疗期间可在赫依穴施灸疗或温针治疗。

二、希拉癫狂病

希拉癫狂病是以希拉病特点偏盛为特征的思维功能紊乱的一种心神疾病。

【病因病机】 因希拉增盛与赫依相搏导致三根七素的相对平衡被破坏，侵袭心脏，阻碍感能运行脉窍所引起。诱因主要有饮食起居方面锐热性过度，受到极大的精神刺激，惊恐、愤怒和其他因素等或者希拉热证残留于感能经脉等。

【症状】 心身语意活动中出现希拉特征增多，并与赫依相搏的心神紊乱症状。比如发病比较突然，易怒、惹是生非、破口大骂、伤人毁物，尤其是在希拉发病时间段，即白天 11～2 时和夜间 11～2 时左右病情相对易发作或加重。心悸、失眠，体力爆发、打架斗殴，情感反应强烈等。伴有面红目赤，幻视眼前火星闪烁或火光照射，幻听吵闹之声，口干烦渴。脉象细虚或空速。舌苔深黄。本病具有症状比较凶猛、爆裂，但较容易治愈的特点。

【治疗】 治以消希拉平赫依，保护胃火，开窍通脉，对症治疗。药物选用七味广枣散、五味金诃散、大黑剂、甘露光泻剂、珍宝丸、十三味查干泵阿散、保命丹、三十五味沉香散及三味檀香汤等。

【临床病例】 于某，女，44 岁，汉族，农民，已婚，2009 年 1 月 2 日就诊。

【主诉】 胸闷，心悸，易怒 1 年，心神不定，幻视、幻听 3 个月。

【病史】 患者自述 1 年前由于感情问题出现胸闷，心悸，易怒，近 3 个月出现心神不定，有时候出现眼前火星闪烁，有时候听见别人在吵架，在当地治疗无明显缓解。近来自觉病情加重，心情烦躁，大声喊叫或摔东西后缓解。不发病时情绪较稳定、正常。经人介绍来诊。一般情况尚可，神志清楚，情绪较激动，思虑不集中。脉象速、空，舌质红、苔黄。

【检查】　体温36.7℃，呼吸20次/分钟，脉搏90次/分钟，血压130/90mmHg。形体肥胖，双肺呼吸音清晰，未闻及干湿啰音，叩诊心界不大，心率快，心律齐，各瓣膜听诊区未闻及病理性杂音。腹部体检阴性，神经系统检查无异常。

【蒙医诊断】　希拉癫狂病

【治法】

（1）处方：早：七味广枣散3g加五味金诃子散等量温开水送服。午：大黑剂3g用白糖水送服。晚：珍宝丸3g用三十五味沉香散煎汤引服。

（2）辨证治疗：如果失眠则投六味豆蔻散煎服。热偏盛者投十三味查干泵阿散加八贵散等量用三味檀香汤引服。同时取十三味乌兰汤加等量三味檀香汤煎服。

（3）治疗期间在赫依穴和希拉穴施灸疗或温针治疗。

三、巴达干癫狂病

巴达干癫狂病是以巴达干病特点偏盛为特征的思维功能紊乱的一种心神疾病。

【病因病机】　因巴达干增多与赫依相搏导致三根七素的相对平衡被破坏，侵袭心脏，阻碍感能运行之脉窍所引起。诱因主要有长期身心活动过少或精神压抑，或突然惊恐、悲哀、愤怒，过度摄食苦甘味性重凉腻食品等。

【症状】　心身语意活动中不同程度地出现巴达干增多，与赫依相搏特征的心神紊乱症状。比如发病迟缓，表现身心压抑，懒惰少动、反应和行为迟钝等症状。尤其在巴达干发病时间段，即上午7～10时和晚间7～10时左右容易发作或病情加重。动作迟缓，表情淡漠，寡言少语，漠不关心周围的事物和人。往往隐匿害怕、经常独自呆坐数小时。全身关节僵硬、动作迟缓。不愿回答他人所问或答非所问，态度生硬。食欲不振、不思饮食或端起碗不食，在他人督促下吃一口，不督促则不食呆坐。心悸，周身发冷。脉象沉弱或空迟，舌苔白。此病具有病程长，治疗见效难，但一旦治愈则相对不易复发等特点。

【治疗】　治以平赫依，祛巴达干黏液，开窍通脉，对症治疗。药物选用七味广枣散、十三味槟榔丸、四味光明盐汤、飞廉催吐剂、甘露光泻剂、心病泻剂、三十五味沉香散、珍宝丸及五味清浊散等。

【临床病例】　包某，女，36岁，蒙古族，牧民，锡林郭勒盟阿巴嘎旗人，已婚，2011年1月12日就诊。

【主诉】　精神忧郁，寡言少语半年。

【病史】　患者半年前爱人突然去世，悲伤过度出现失眠，心神不定，变得话语少，不停地干活。近来自觉病情加重，心情忧郁，寡言少语，要么不停地干活，要么不愿活动。前来就诊。一般情况尚可，神志清楚，精神欠佳，表情淡漠，不愿表述。脉象弱、迟，舌苔灰白。

【检查】　体温36.3℃，呼吸18次/分钟，脉搏70次/分钟，血压110/70mmHg。形体中等，双肺呼吸音清晰，未闻及干湿啰音，叩诊心界不大，心律齐，各瓣膜听诊区未闻及病理性杂音。腹部体检阴性，神经系统检查无异常。

【蒙医诊断】 巴达干癫狂病。

【治法】

(1) 处方：早：七味广枣散 2g 加四味光明盐汤 1g 用温开水送服。午：十五味肉豆蔻散或五味肉豆蔻散 3g 用温开水送服。晚：珍宝丸用三十五味沉香散煎汤引服。

用此方治疗一段时间，达到镇巴达干赫依、改善气血运行目的后，用飞廉催吐剂催吐。然后，给六味飞廉汤或凉开水清除余邪。

(2) 辨证治疗：如果合并希拉者投七味广枣散加等量八味石榴莲花散用温开水送服。如果失眠则服用六味豆蔻散或三味豆蔻汤。一般用完催吐剂或泻剂后，考虑助胃消化功能，选用六味安消散和五味金诃散。

四、聚合癫狂病

聚合癫狂病是以聚合性病变特点为特征的思维功能紊乱的一种心神疾病。

【病因病理】 此病多数由其他癫狂病加重而致。随着所遇外缘、居住环境、时间季节、患者年龄、体质特性、生活习惯等客观情况不同表现各异。在壮年人群中多见。此病的变化复杂，见效慢、多复发。

【症状】 有赫依激荡病、主脉赫依病、癔症、及其他癫狂病史。心身语意活动中表现三根相搏聚合为特征的癫狂症状。比如发病情况、疼痛症状、癫狂表现和利害等等都会混合出现赫依、希拉、巴达干和血等相搏特征。即心身意活动时而不稳定，时而有爆裂，时而变得呆板消极等。此外，脸色、脉象、舌苔等变化多。但是，细心观察，可发现以某一癫狂症为主是本病的特点。

【治疗】 治以调理三根，平赫依，开窍通脉，对症治疗。药物选用二十五味大汤散、三十五味沉香散、八凤丸、甘露光泻剂、心病泻剂、七味广枣散、大黑剂、三味檀香汤、十七味沉香散、保命丹、珍宝丸、十六味肉豆蔻散及十三味槟榔丸等。

【治法】

(1) 处方：早：七味广枣散 3g 加五味金诃子散 1g 用温开水送服。午：二十五味大汤散 3g 和三十五味沉香散 3g 隔日交替服用，用牛奶、奶油、红糖煎汤送服。晚：珍宝丸 3g 用六味豆蔻汤引服。

用此方治疗一段时间，镇赫依、调理三根的基础上，根据患者体质，隔日或 1～3 日用甘露光泻剂或心病泻剂导泻一次，共导泻 1～3 次。

(2) 辨证治疗：如果希拉为主用八味石榴莲花散或大黑剂，如果巴达干为主用四味光明盐汤或六味安消散，如果合并血热用八味清心红花散或十六味肉豆蔻散加 1/3 分八味嘎若迪丸，如果合并白脉症用十三味嘎日迪丸。心赫依热用八味红花清心丸和三味檀香汤，肾气血盛者用十七味石榴散，失眠用六味豆蔻散。

(3) 治疗期间取顶会穴，脊椎第 1、6、7 关节穴，黑白际穴及心穴行针刺，并施灸疗，以除病根。若热势盛者取取心脉针刺放血治疗。

五、中毒性癫狂病

中毒性癫狂病是病邪之毒或药物中毒导致心或感能中毒而引起的一种癫狂病。

【病因病理】　无暇成熟热或炽盛热、搏热、疫热、虚热证和气血相搏等病症之热邪侵入心窍，或者脑痞瘤、接触毒等病邪之毒侵入感能脉窍，或者有毒药品和其他有毒物质引起精华中毒而导致心窍感能中毒等是本病的主要诱因。

【症状】　随着原发病的加重同时，若热邪之毒所致，则出现发热、胸闷、心跳加快、气促、干呕或呕吐、谵语等症状。一般情况下这些症状是心赫依热，热势升盛而引起，所以随着热势减弱，癫狂症状也会缓解。

如果是精华中毒所致，则面色及舌质黑变、头痛、舌謇、神志模糊、胡言乱语，有的病人关节僵直挛缩或昏迷等。一般情况下这些症状是脑中枢感能慢性中毒引起，病势相对较重。脉象震颤多变、舌质燥而糙、苔黄褐色。

【治疗】　治以解毒，平赫依，清毒热，对症治疗。药物选用六雄丸、七味广枣散、二十五味大汤散、三子汤、八贵散、二十五味冰片散、三十五味沉香散、珍宝丸、三味檀香汤、七味红花清心散及解毒汤等。

【治法】

（1）处方：早、午：二十五味大汤散3g加三味檀香汤1g沏服。晚：六雄丸3g用二十五味大汤散煎汤送服。

（2）辨证治疗：赫依血相搏或虚热残留所致癫狂者用绵羊骨汤煎服三十五味沉香散，并用奶油搅拌肉豆蔻、沉香、广枣散进行烟熏治疗。炽热或搏热残留于心所致癫狂取八贵散加冰片或牛黄，用三味檀香汤送服，或者二十五味冰片散用三味檀香汤送服。药物中毒所致癫狂取三子汤加绿豆煎服或二十五味大汤散加绿豆煎服。接触毒入脑白脉感能中枢所致者取加味十三味红花丸加冰片，用三味颅骨汤送服，或者二十五味大汤散加三味颅骨汤口服。合并黏取泻黏剂用三味颅骨汤送服。脑痞所致癫狂取加味十三味红花丸和珍宝丸交替，用二十五味大汤散加等量十味颅骨汤送服。

（3）取脊椎第1、6、7关节穴位和黑白际穴施灸治疗。

第三节　癫　痫

癫痫是由于脑或神经受损，出现突发性昏厥、全身抽搐等症状，并反复发作为特征的一种慢性疾病。

【病因病机】　主要有各种热病遗留或痞毒、中毒、黏毒等侵入脑白脉，阻塞感能中枢之道而发病。诱因有炽热、搏热、黏脑刺痛等热邪残留，脑部震动受损或外伤、脑痞瘤和脑巴达干热时用力过猛以及过度劳累或惊恐，过度摄食锐腻热饮食等。

本病年轻人群中较多见，男性患者多于女性。本病的性质一般以巴达干热为主，但是随着患者体质特性、年龄、生活习惯、病变性质、持续时间等不同，病势、症状和疗效各异。尤其是易合并赫依是此病的特点之一。临床上可分为重症癫痫和轻症癫痫。

【症状】 一般情况下，发作前有先兆症状，比如胃不适、心悸、头晕目眩、恶心、闻到异味等。有些患者有恐惧感、感觉悬在空中。然后昏厥骤然发作，做出无意识的指头部或心前区的动作。

重症癫痫：意识丧失、抽搐或发出怪声，随即跌倒在地昏厥，四肢痉挛强直，眼球上翻、颈项强直、眼帘内翻。呼吸暂停、几分钟后全身肌肉抽搐、眨眼磨牙、四肢痉挛或僵直、颜面和口唇青紫、吐白沫或血沫（咬舌或牙龈出血）、目赤、瞳孔散大、尿失禁后抽搐缓解。抽搐停止，患者瞌睡或全身不适，意识模糊，历时1~2小时才能完全恢复。清醒后，常感头痛、头晕、周身酸痛、肌肉松弛无力、对发作过程全无记忆。刚开始1个月或半年发作一次，随着病情加重发病次数增多、间隔时间变短，一日发作数次。重症则反复发作，意识丧失时间长，发作时间间隔短，若不采取急救措施，将会危及生命。

轻症癫痫：儿童中多见，意识短暂性中断，但没有痉挛僵直症状，或者双眼瞪视不动，手持物掉落。面色苍白、语言中断，伴摇头、舔舌、吮吸等无意识动作，表现惊恐状态等，有的四肢痉挛。意识恢复后仍感头晕、无力。如果赫依为主，以手脚颤、痉挛症状为主，伴心悸、头晕、全身骨骼疼痛，并反复发作。尤其是空腹时多发等。如果希拉为主，面色发黄、发热、口干、头痛等。如果巴达干为主，身躯沉重、疲乏无力、流涕、吐沫、头昏、昏厥时间短等。一般此病病程长，疗效不明显。

【治疗】 治以消除病灶、平赫依、开窍通脉，对症治疗。药物选用秘诀丸、七味广枣散、珍宝丸、三十五味沉香散、十五味沉香散、八味沉香散、甘露光泻剂、缓泻剂、温和导泻缓下剂、中性灌肠导泻剂、三味檀香汤、三味颅骨汤、催吐剂及鼻用药剂等。

【临床病例】 赵某，男，5岁，汉族，和林县人，2004年8月25日就诊。

【主诉】 抽搐2年，复发1天。

【病史】 今天早晨无明显诱因突然出现抽搐、昏厥1次，当时呼之不应，四肢抽动，20秒左右。曾在3岁时抽搐2次，但不严重，当时在呼和浩特市医院就诊，怀疑小儿癫痫，配一些西药服用，去年没有发作。今早又犯病前来就诊。

蒙医检查：精神欠佳，体质消瘦，营养差，脉象细而数，舌苔白而舌质柔软，尿色淡黄。

【检查】 体温37℃，脉搏80次/分钟，呼吸20次/分钟，血压120/80mmHg。患儿发育正常，营养差，体形消瘦。神志清楚，精神欠佳，自动体位，双肺呼吸音清晰，心律齐，大小便正常，脉数。无遗传病史。

【诊断】 蒙医诊断：癫痫病；西医诊断：癫痫病。

【治法】

(1) 处方：早：七味广枣散2g加六味安消散1g温开水送服。午：秘诀丸3g用三味檀香汤加三味颅骨汤等量引服。晚：珍宝丸3g用三十五味沉香散煎汤引服。

用此方治疗一段时间后，对症应用泻剂或催吐剂治疗。

(2) 辨证治疗：重症癫痫发作期，取人中穴、二十指（趾）尖穴和甲根穴行针刺，用沉香、阿魏、黑云香散熏疗，以促进苏醒。发作停止后，开始投秘诀丸每次2~3g，一天1次温开水送服。1周后，每天2次，同时晚投珍宝丸赫依偏盛者用三十五味沉香散送服，热偏盛者用十五味沉香散送服。用此方治疗3个疗程（1个疗程是49天）病情会好转。如果泛酸用五味金诃子散，消化不良用四味光明盐汤，胸口胀用六味木香散和六味安消散合剂。外伤、脑白脉血希拉热者投加味十三味红花丸用十味颅骨汤引服。毒热用解毒汤加二十五味大汤散加等量三味颅骨汤。

治疗期间,1个疗程1~2次用温和导泻缓下剂、灌肠导泻剂、泻剂和催吐剂。比如,赫依偏盛用赫依病温和导泻缓下治疗,血希拉偏盛选用甘露光泻剂或赫依病泻剂,泻前准备用3~5g三味大黄汤煎服,次日根据病人体质和病势,取泻剂2~3g用三味大黄汤引服。导泻1~3次后,如果老年患者或出现赫依症状者给予骨头汤,出现消化不良或巴达干偏盛则给光明盐水服之。如果巴达干热偏盛者用强催吐剂或者用中性灌肠导泻剂加瑞香狼毒根灌肠导泻。

(3)热偏盛者取肘内脉和外侧脉行针刺微量放出血。寒偏盛者取顶会穴、脊椎第1、3、6、7关节穴和黑白际穴施灸疗或针刺治疗。

第四节 健 忘 症

健忘症(老年痴呆)是以表现精神思维迟钝、健忘为症状的一种痴呆病。

【病因病机】 随着三根七素的相对平衡衰退,脏腑心神功能、尤其是心脑思维功能衰弱,导致健忘、记忆力下降等症状出现。病缘主要是巴达干赫依特性的老年人有精华消化不良、慢性心脑病、中毒等病史,过量饮酒和吸烟、身意行为不当或过度所致。

【症状】 主要症状是记忆力减退,忘记某一件事情的部分或全部。一般早期出现近记忆障碍,随着病情进一步发展,远记忆也受损,忘记最熟悉的亲戚朋友的名字,甚至忘记刚发生的事物。赫依偏盛者伴有失眠、心悸、精神恍惚、游走性刺痛、脉象粗空等症状。血希拉热偏盛者头疼、口干、胸闷、心悸、面色发红、易怒、便秘、脉象数滑等。如果精华消化不良或合并巴达干偏盛者表现腹胀、消化不良、腹泻、胸闷、气促、头晕头疼、心区不适、烦躁、智力低下、语言迟钝、脉象粗迟等症状。

【治疗】 治以调理三根,改善气血运行,开窍通脉,对症治疗。药物选用五味清浊散、七味广枣散、二十五味大汤散、十味颅骨汤、十六味肉豆蔻散、珍宝丸、三十五味沉香散、甘露光泻剂、保命丹、二十五味丁香散、五味光明盐汤、八味石榴莲花散等。

【临床病例】 哈某,女,70岁,达茂旗人,蒙古族,2004年10月20日就诊。

【主诉】 健忘、失眠5个月。

【病史】 大约5月份起无明显诱因出现健忘,想不起熟悉人的名字,甚至忘记刚发生的事物,伴失眠等,到旗医院就诊,按健忘症服药10天,无明显好转,前来就诊。既往有偶尔心跳,失眠现象但不影响日常生活。无传染性疾病,无家族遗传性疾病,无药物过敏史,亦无其他不良嗜好。

蒙医检查:精神良好,体质、营养中等,舌淡白,脉迟弱。

【检查】 体温36℃,脉搏80次/分钟,呼吸18次/分钟,血压130/90mmHg。患者营养差,体形消瘦。神志尚清楚,精神欠差,自动体位,双肺呼吸音清晰,心律齐,大小便正常,脉弱。

【诊断】 蒙医诊断:健忘症;西医诊断:健忘症。

【治法】

（1）处方：早：五味清浊散1.5g加十六味肉豆蔻散等量温开水送服。午：二十五味大汤散2g加十味颅骨汤1g煎服。晚：珍宝丸3g用三十五味沉香散煎汤引服。

用此方治疗一段时间，根据病情和患者体质情况用甘露光泻剂或其他泻剂导泻1～3次。

（2）辨证治疗：如果合并巴达干赫依则投十六味肉豆蔻散加1七味广枣散，腹胀投十六味肉豆蔻散加四味光明盐汤，便秘者投十六味肉豆蔻散加六味安消散，分别用温开水送服。合并血希拉则用七味红花清心散或大黑剂。头晕头疼、下肢活动障碍者投十六味肉豆蔻散加味十三味红花丸散用二十五味大汤散引服。

（3）治疗期间取脊椎第1、2、3、6、7关节穴、顶会穴和黑白际穴施灸疗、针刺治疗和按摩治疗。

第七章　脉道病诊治经验

脉道病包括白脉病、血脉病、嘎日格病等。

第一节　白　脉　病

白脉病分为内部脏腑白脉病和外部肢体白脉病，这里主要介绍头白脉病、躯干白脉病和肢体白脉病。

一、头　白　脉　病

头白脉病是以颈部发僵、头部发凉、疼痛、口唇歪斜等症状为表现的头部疾病。

【病因病机】　随着三根七素的相对平衡被破坏，赫依与血相搏，阻碍头部白脉运行所引起。一般情况下，白脉主干受损伤时，出现全身症状；如果右侧脑白脉受损，往左侧歪斜；左侧脑白脉受损，往右侧歪斜以及集中出现其他症状。病缘主要有风吹着凉、受寒受潮、过度劳累、用力过猛、震荡损伤、疫毒热入脉等。本病的性质主要以寒性赫依为主。根据病势和病根可分为急性和慢性头白脉病。

【症状】　慢性头白脉病一般出现颈部发凉、肩胛和颈部两侧向上困僵、头部发凉疼痛、肩胛到手指不同程度麻木、打哈欠、嗳气等症状。另外还可伴有全身发僵不适、恶心、呕吐，惧怕大声等症状。

急性头白脉病多数有风吹着凉后出现眼帘口唇抽搐歪斜，吞咽不适等症状。尤其是紧张或受寒受潮时，口眼歪斜加剧。

如果合并赫依则伴有失眠、心神不定、游走性刺痛等症状，合并希拉则出现疼痛剧烈、反酸等症状，合并巴达干者出现胃火衰弱、颜面浮肿、消化不良等症状。

【治疗】　调理三根，纠正气血相搏，通百脉，对症治疗。药物选用珍宝丸、九味炉甘石散、五味阿魏丸、明目丸、加味十三味红花丸、十味土木香汤、二十五味大汤散、三十五味沉香散、十三味红药汤及十三味嘎日迪丸等。

【临床病例】　李某，男，54 岁，汉族，教师，呼和浩特人，2005 年 9 月就诊。

【主诉】　头枕疼痛反复发作 1 年。

【病史】　自述头痛，主要是枕部痛，反复发作 1 年，伴颈部僵硬，按摩后缓解；每于午后发作，发作时全身发僵不适、恶心、呕吐，惧怕大声等，反复未愈，前来就诊。

【检查】　一般情况尚可，精神疲惫，眼眶发黑，舌苔白腻，脉弦紧。

【蒙医诊断】　头白脉病。

【治法】

（1）处方：早：五味阿魏丸 3g 开水送服。午：二十五味大汤散 1.5g 加等量十味土木香汤煎服。晚：珍宝丸用二十五味大汤散 1.5g 加等量十味土木香汤引服。

（2）辨证治疗：青年或血希拉性者，午投加味十三味红花丸用十三味红药汤引服，或者服用明目丸。合并赫依者晚药用三十五味沉香散加 1/3 分三味颅骨汤引服。

急性口眼歪斜，施针刺疗法的同时早投五味阿魏丸或七味广枣散，午投珍宝丸用三十五味沉香散加 1/3 分五味润僵汤引服，晚投十三味嘎日迪丸用三十五味沉香散加 1/3 分五味润僵汤引服。

（3）外治：治疗期间可用头部浴疗或涂敷疗法，还可以取聚合穴、第 1 椎关节两侧、颈凹双尖或发旋两侧穴施针刺或灸疗。

此外取顶会穴、黑白际、第 6 椎关节、手脚无名指（趾）尖、肩胛镜等穴，施灸疗或针刺治疗。也可以取枕后发旋穴和颊穴，施针刺法。

二、躯干白脉病

躯干白脉病是主要以麻木、刺痛、躯干白脉功能失常症状为表现的白脉病。

【病因病机】 随着三根七素的相对平衡被破坏，赫依热或赫依血相搏，阻碍连接脏腑的隐形白脉运行所引起。病缘主要有疫毒热或其他热残留侵袭、震荡损伤、用力过猛、受寒受潮、风吹着凉等。

【症状】 具有相关慢性脏腑病或游走性困僵麻木等病史。一般情况下，某脏腑白脉出现病变时出现此脏腑周围或此脏腑相应穴位刺痛和麻木等症状。比如，心脏白脉病变时左肋附近和肩胛、第 6、7 椎关节附近疼痛，肝胆白脉病变时，右侧肩胛和右肋下缘、第 9、10 椎关节附近疼痛。随着病情加重，身体活动受阻，甚至出现半身麻木或皮肤感觉丧失、发冷身颤、饮水却不解渴等症状。还可有二便不畅或失禁，时间长者会出现肌肉萎缩。

【治疗】 改善赫依血运行，调理三根，通百脉，对症治疗。药物选用金剂、珍宝丸、十三味嘎日迪丸、十九味松石散、二十五味丁香散、二十五味持命散、五味润僵汤、四味文冠木汤、加味十三味红花丸、十味土木香汤、六味止痛散、二十五味大汤散及十三味红药汤等。

【临床病例】 杨某，男，50 岁，和林人，2002 年 6 月就诊。

【主诉】 右侧肩胛部麻木近 1 个月。

【病史】 自诉 1 个月前做完农活，身上大汗后，被雨淋。当时，即觉全身不适受凉感觉。回家后服感冒药，穿厚衣，仍然后背寒凉，第二天感觉右侧肩胛部麻木。没有诊治，前来就诊。

蒙医检查：精神尚可，口唇干裂，舌质淡红，薄白苔，身体消瘦，脉象沉、数。

【检查】 体温 36.5℃，脉搏 80 次/分钟，呼吸 18 次/分钟，血压 130/70mmHg。神志清楚，自动体位，极度消瘦，皮肤膜未见黄染，口唇干裂，两肺呼吸音清，心律齐，未闻及病理性杂音，腹部平软，肝脾肋下未触及，无腹水，无下肢水肿。

【蒙医诊断】 躯干白脉病。

【治法】

（1）处方：早：二十五味持命散或二十五味丁香散3g开水送服。午：珍宝丸3g用二十五味丁香散引服。晚：十三味嘎日迪丸2g用二十五味大汤散煎汤引服。

（2）辨证治疗：治疗脏腑白脉病时，并用或加用治疗脏腑病的方剂或药物。比如，心脏白脉病加用十六味肉豆蔻散或用三味檀香汤做药引子。肝白脉病加用十三味红花清肝散和清肝汤做引子，肺白脉病加用十八味清肺散等等。一般，加用三十五味沉香散加黑云香煎服或六味止痛散用相关药引子引服，对白脉病效果明显，尤其是治疗肢体白脉病时。

（3）外治：治疗期间可施用灸疗、针刺、放血和按摩等传统疗法。比如，取第6椎关节、黑白际、锁骨窝、第一椎关节旁、嗓窝、肩穴等和疼痛部位阿是穴施灸疗或针刺治疗的同时，给予金剂（金、铜、铁、珊瑚、石决明、天竺黄、红花、丁香、肉豆蔻、白豆蔻、草果、白檀香、紫檀香、沉香、麝香、犀角、贝壳、熊胆、石花、白糖）用诃子汤引服，或者口服二十五味石决明散。

如果病程迁延变慢性，可选用脉泻剂或腹泻剂。根据脏腑白脉损伤情况，选用金剂或十九味松石散上加引药（见附表）结合施用放血疗法和针刺灸疗法效果更好。如表所示。

脏腑	心	肺	肝	脾	肾	胃	小肠	大肠	胆	膀胱	三舍
加药	肉豆蔻、木香、沉香	甘草、葡萄干、香附、灵脂	绿绒蒿、麦	瞿麦、土木香、莶芰、败酱	茜草、北	枇杷叶、紫草茸	土木香、光明盐、北败酱	查干泵阿、地梢瓜、香附	查干泵阿、地梢瓜、香附	肋柱花、鳖子、地梢瓜	木冬葵果、螃蟹、硇砂、葵果、豆蔻
放血脉	脏腑总脉	六头脉	肝脉	脾脉	肌尖脉	胃角脉和腕背脉	小肠脉	踝脉	希拉沙仍脉	踝脉	鱼弯脉
针刺灸疗穴	拇指尖穴、第7椎穴	食指尖穴、第4椎穴	中指尖穴、第9椎穴	无名指尖穴、第11椎穴	小指尖穴、第14椎穴	无名指尖穴、第12椎穴	拇指尖穴、第17椎穴	食指尖穴、第16椎穴	中指尖穴、第10椎穴	小指尖穴、第18椎穴	小指尖穴、第13椎穴

三、肢体白脉病

肢体白脉病是由左右曲脉、左右宝脉、左右管脉等连接四肢的六条显性白脉分支的某一条受损所引起。可分为上肢白脉病和下肢白脉病。

（一）上肢白脉病

上肢白脉病是主要以肩胛、肱、肘、腕、指关节僵直、麻木、酸痛、伸屈疼痛为表现的一种周围白脉病。

【病因病机】　随着三根七素的相对平衡被破坏，巴达干赫依或巴达干黄水相搏，导致分部于上肢的左右曲脉和左右宝脉受损及运行受阻而引起。病缘主要有长期居住潮湿环境、遭风吹雨淋、受风着凉、外伤、长期用力过猛、热邪入脉等。本病的性质一般为寒性或合并巴达干热。

【症状】 主要症状是从肩胛至手指关节僵直、麻木、酸痛,手指伸曲困难、日常活动受阻、发凉,热罨时自觉舒适。随着病情加重,关节僵直挛缩、无力抬举、麻木疼痛,慢慢发生肌肉萎缩。尤其潮湿环境或受风着凉后病情加重。

(二)下肢白脉病

下肢白脉病是主要以腰骶部或从髋臼起大腿至脚心麻木、酸痛等症状为表现的一种周围白脉病。

【病因病机】 随着三根七素的相对平衡被破坏,巴达干赫依或巴达干黄水相搏,导致分部于下肢的左右管脉受损及运行受阻而引起。病缘主要是长期居住潮湿环境、遭风吹雨淋、热邪入脉、用力过猛、外伤等。本病的性质一般为寒性黄水或合并巴达干热。

【症状】 主要症状是从腰骶部或髋臼起大腿至脚心麻木、酸痛,尤其是阴天或着凉后疼痛加重,平时走路或咳嗽打喷嚏会震荡疼痛,时冷时热,有时还抽筋剧烈疼痛。如果寒性黄水或巴达干赫依为主,则出现失眠、心悸、游走性刺痛症状。合并热性黄水,则体温升高、口干舌燥、脉象和尿诊伴有热性表现。此病加重会出现肌肉肿胀或萎缩,肢体失去知觉,甚至会瘫痪。

【治疗】 改善气血运行,通百脉,对症治疗。药物选用二十五味阿魏散、珍宝丸、十三味嘎日迪丸,十五味云香嘎日迪丸、十八味将军丸、三十五味沉香散、十三味红药汤、五味嘎日迪丸、十味豆蔻散、日轮丸、四味文冠木汤、二十五味驴血丸及七味润僵汤等。

【临床病例】 苏某,女,65岁,达斡尔族,呼和浩特市人,2006年6月4日就诊。

【主诉】 左腿麻木、酸痛2个月。

【病史】 今年4月底无明显诱因突然出现左腿麻木、酸痛,阴天或着凉后疼痛加重。曾在内蒙古中蒙医院住院治疗1个月,效果不明显,前来就诊。既往无传染性疾病,无家族遗传性疾病,无药物过敏史,亦无其他不良嗜好。

蒙医检查:精神尚可,体质消瘦,营养差,脉象细而弱,舌苔白而舌质红,尿色淡黄,神志和言语清楚。

【检查】 体温36℃,脉搏80次/分钟,呼吸18次/分钟,血压110/70mmHg。患者营养差,体形消瘦。神志清楚,精神欠佳,自动体位,双肺呼吸音清晰,心律齐,大小便正常,脉弱。

【蒙医诊断】 下肢白脉病。

【治法】

(1)处方:早:二十五味阿魏散3g用温开水送服。午:珍宝丸3g用七味润僵汤引服。或者,上肢白脉病用六味苏木汤加等量四味文冠木汤引服。晚:十三味嘎日迪丸2g用三十五味沉香散引服。

(2)辨证治疗:寒性黄水,尤其是赫依为主,晚药用三十五味沉香散做药引子。如果热性黄水为主,二十五味驴血丸用四味文冠木汤引服,晚投十五味云香嘎日迪丸用四味文冠木汤引服,或者用六味苏木汤加四味文冠木汤引服,对下肢白脉病更有效。

(3)外治:治疗期间可施用灸疗、针刺、放血、按摩和浴疗等传统疗法。上肢白脉病，取肩、锁骨窝、肘穴施针刺治疗，可适当加温。下肢白脉病，取髋、黄水、大腿穴施灸疗或温针治疗。

也可施用五味甘露浴、天然温泉疗法、皮疗法、色布苏疗法和疼痛部位施按摩、热罨治疗。

第二节　嘎日格病

嘎日格病是以半身或全身突发性瘫痪，意识丧失等症状为表现的一种脑白脉病。又名"诺乐病"、"萨病"等。

【病因病机】　随着三根七素的相对平衡被破坏，精华不消化，血液变稠，巴达干血、赫依增多侵袭脑白脉，阻碍气血运行，脑血脉受阻或损伤导致大脑功能受损所致。病缘主要有巴达干赫依或巴达干希拉体质者，长期不活动、精神活动过度，用力过猛，过摄甘味、性锐腻食品和烟酒等。古籍文献记载，气候方面巴达干赫依蓄积发病季节外，阴历每月4、8、11、15、22、25、29 日等八日容易发病。

【分型】　古籍文献将此病分类为"火瘫、水瘫、赫依瘫、土瘫、空瘫"等五种，可归纳为火瘫和水瘫两种。

【症状】　发病初期，一般出现头痛或头晕、语言迟钝等症状，发病时突发呕吐、意识丧失、昏厥。

火瘫，多见于巴达干希拉体质者和经常性头痛或头闷史者。突发或劳动时和过度激动后，突发晕厥，病袭右半身，舌之右侧缩短，呼吸不平稳且打鼾，瞳孔缩小，发热，指甲微黄，闻及燎毛味，用指甲按压其掌心即显红色压痕，脉象细弦颤，尿色微红、味大。如果合并赫依则伴有抽搐频繁等赫依紊乱症状。

水瘫，多见于巴达干赫依体质者及经常性头痛或头闷史者，且在久睡或休息过程中昏厥或丧失知觉，呼吸迟缓，打鼾，病袭左半身，舌之左侧缩短，全身体温底下，筋腱僵直，指甲发白，指甲按压其掌心即显青色压迹，瞳孔散大，脉象迟抽颤，尿色淡。如果合并赫依，则伴有赫依紊乱症状。

如果火瘫和水瘫并发，出现全身知觉丧失、吐字不清、四肢瘫痪，病情非常严重。

【治疗】　发病初期防止病邪扩散，清巴达干热，导泻或施放血疗法驱逐病邪，对症治疗。

病情陈旧者以收敛扩散之病邪的同时清巴达干热，对症治疗。

以上两个方面都要注意改善赫依血运行和通白脉的原则。药物选用单味黑云香汤、四味白云香汤、五味石菖蒲洗剂、白脉病泻剂、五味阿魏散、十三味嘎日迪丸、珍宝丸、十八味嘎日迪丸、十三味红药汤、五味润僵汤、四味文冠木汤、十味土木香汤、十八味党参散、十三味白云香散、加味十三味红花丸、三十五味沉香散、三十二味嘎日迪丸等。

【临床病例】　多某，女，60 岁，达斡尔族，呼和浩特市人，2006 年 9 月 4 日就诊。

【主诉】　半身不遂 1 年。

【病史】　去年 8 月底无明显诱因突然出现右半身不遂，伴口眼歪斜，语言不清楚，吞咽困难。曾在内蒙古中蒙医院住院治疗 3 个月，明显好转，语言、吞咽回复。但是右侧手脚仍然没有彻底回复功能，前来就诊。症见舌苔白，脉沉细。既往无传染性疾病，无家族遗传性疾病，无药物过敏史，亦无其他不良嗜好。

蒙医检查：精神欠佳，体质消瘦，营养差，脉象细而弱，舌苔白而舌质红，尿色淡黄。右侧半身不遂，神志和言语清楚。

【检查】 体温36℃，脉搏80次/分钟，呼吸18次/分钟，血压110/70mmHg。患者营养差，体形消瘦。神志清楚，精神欠佳，自动体位，双肺呼吸音清晰，心律齐，大小便正常，脉弱。

【诊断】 蒙医诊断：嘎日格病；西医诊断：脑梗死。

【治法】 发病即刻，选黑云香施烟熏治疗，或者单味黑云香汤或黑云香加熊胆口服，然后用六味石菖蒲洗剂（石菖蒲、瑞香狼毒、酸模等量、大蒜、炉甘石等量、熊胆少量用童子尿煎煮）涂擦于失去知觉部位。

（1）处方：早：五味阿魏散3g用温开水送服。午：珍宝丸3g用四味肉豆蔻汤（三子汤加1/2分肉豆蔻）引服。晚：十三味嘎日迪丸2g用五味润僵汤或四味文冠木汤引服。

（2）辨证治疗：如果是火瘫，十六味肉豆蔻散加等量加味十三味红花丸用十味土木香汤引服。水瘫，珍宝丸用三十五味沉香散加1/3分四味文冠木汤引服，也可用十五味云香嘎日迪丸和十八味党参散。

治疗期间根据病人体质，火瘫和水瘫都可选白脉病泻剂用三味大黄汤引服，导泻1～3次。

（3）外治：治疗期间可施用针刺，灸疗和放血疗法。

火瘫者如果上肢受损，取肝脉、脏腑总脉，下肢受损，取肌尖脉、踝脉，放微量血。吐字不清，取舌脉放血治疗。一般，取手指甲底、上唇窝用三角针放微量血。也可用银针针刺或灸疗。

第三节 血 脉 病

血脉病主要表现为血脉肿胀、发红、结节、麻木、疼痛等症状的血脉疾病。

【病因病机】 随着三根七素的相对平衡被破坏，恶血和黄水偏胜相搏，侵入血脉，损伤血脉或巴达干黏液增多而引起。病缘主要有骚热、流感热和毒热残留，外伤、震荡伤和精华不消化引起巴达干黏液增多入血脉、阻碍赫依血运行，长期受寒受冷或长期站立、用力过猛等。可分为血黄水热偏盛血脉病和巴达干希拉热偏盛血脉病。

【症状】 一般出现病变血脉突出现显、曲张、疼痛、肿胀、发紫发红、生出结节等症状。根据头部和躯干等发病部位不同，表现症状也不同，比如头部血脉病有头晕头痛、血管搏动、眼花、面色发红、胸痛、气促、心悸和肩胛发僵、麻木、疼痛等症状。如果血黄水偏盛，则病变血脉局部硬结肿胀、发红灼热、疼痛剧烈。巴达干黄水偏盛，则疼痛、发红、肿胀等症状相对较轻。

【治疗】 祛恶血和黄水，调胃火，对症治疗。药物选用五味清浊散、十八味栀子汤、四味文冠木汤、脉泻剂、十八味将军丸、二十五味文冠木散、五味润僵汤、十五味云香嘎日迪丸、骚血普清散、十八味杜鹃散、十八味孟根乌苏丸等。

【临床病例】　朱某，男，54 岁，回族，呼和浩特市人，2005 年 9 月就诊。

【主诉】　左侧偏头痛反复发作 2 年。

【病史】　自述左侧偏头痛反复发作 2 年。每于中午发作，发作时血管搏动状刺痛难忍，1.5～3 小时候渐渐缓解，反复发作。多方治疗疗效不理想，经人介绍前来就诊。

蒙医检查：身体消瘦，目赤，舌苔黄厚，尿黄，脉象弦洪。

【检查】　体温 36.8℃，脉搏 85 次/分钟，呼吸 18 次/分钟，血压 130/90mmHg。发育正常，营养良好，神志清楚，自动体位，颈部和锁骨下淋巴结不肿大，全身皮肤无黄染及出血点，睑结膜充血，巩膜无黄染，双肺呼吸音清，心律齐，各瓣膜听诊区无杂音。腹对称，无膨隆，腹壁静脉无怒张，剑突下疼痛明显，无反跳痛，未扪及包块，肝浊音界存在，肝脾在无肿大，肠鸣音活跃，双肾区无叩击痛，双下肢无水肿。

【蒙医诊断】　头血脉病。

【治法】

（1）处方：早：五味清浊散 1.5g 加骚血普清散等量温开水送服。午：十八味栀子散 3g 用温开水送服。晚：十八味将军丸 3g 用四味文冠木汤引服。

（2）辨证治疗：如果巴达干黄水偏盛，早投五味清浊散加等量十八味杜鹃散，晚投骚血普清散加等量十五味云香大鹏丸用四味文冠木汤引服。如果合并赫依症状者用三十五味沉香散，合并希拉症状者用十味黑冰片散，合并白脉病用珍宝丸。如果病情加重，治疗期间并用脉泻剂和腹泻剂，以消除黄水热残留。并且肿胀部位施阿尔山浴疗或用五味润僵汤、三红汤、黄水病三药等量相加施沐浴治疗。

（3）外治：治疗期间可施用放血疗法和阿尔山疗法。

第八章 温病诊治经验

温病是由体内希拉热和血热偏盛引起的一类发热性疾病，这是从人生理功能的阴阳失调的角度总结疾病性质的名称。温病的分类和变化复杂，但如果能正确掌握其基本特征和规律来防治，能够及时控制其流行，而且能够获得较满意的临床疗效。本章主要介绍疫热证的常见病的诊治经验。

一、温病分型

（一）按其病因分型

按其病因可分为四大类型：即由起居活动不当或外伤等引起损伤热证；由于油腻、锐利性饮食过量和用力过猛过重、过度暴晒于烈日等饮食和起居活动不当等引起搏热证；由气候时节反常和黏虫疫毒侵袭引起疫热证（传染病）；由腐败变质或相克的食物引起毒热证。

（二）按病理进程分型

按病理进程可分为三个阶段：温病初期称未成熟热期，是希拉、巴达干、赫依和血相搏的聚合性阶段；第二阶段称为炽盛热期，是血希拉热增盛，热势已成熟无任何并发症的单一热证或是原发性的血希拉热阶段；第三阶段称为热寒间期，即热被清除而呈现寒像的关口期。此三期是根据温病自身发展规律所分三型。

（三）治疗不当所致四种热型

在上述三期不同阶段的任何一期因医治不当、患者体质、年龄、病变部位等不同因素，都可以发生如下四种热证。即虚热证、隐伏热证、陈旧热证（迁延性热证）、浊热证。虚热证是温病治疗不当或患者环境住宿、时间、年龄、体质等因素中多数遇赫依诱因而引起赫依，将热势吹散于全身所致；隐伏热证是温病治疗不当或患者环境住宿、时间、年龄、体质等因素中多数遇巴达干赫依和发病部位主要为胃、肾、心脏等巴达干、赫依位，或在未成熟热期过早用凉药医治或在"巴达干"热寒间期过早给营养物，致使热疾被隐伏而致的本质热而表现寒像的一种热证。陈旧热证是原有的巴达干热、宝如病热、毒证热等本质迁延的病症溃散转为迁延，或轻型热证治疗中没能忌热性的饮食和起居，或希拉偏盛的未成熟热期过早给予清热疗法及疫热证时治疗不彻底而余热残留迁延转为陈旧热。浊热证是温病治疗不当或未成熟热时过早给予凉性治疗和巴达干热寒间期过多给予凉性的治疗而致身体火温衰败，赫依、血和黄水热混淆而致。

按病理病变分六热证：未成熟热证、炽盛热证、虚热证、隐伏热证、陈旧热证、浊热证。

二、温病特点

温病具有起病急剧，转变快，极易误诊误治，如不及时诊治危及生命较快，如果及时给予对因治疗治愈较快。

第一节　感　冒

感冒分鼻感冒、咽感冒、肺感冒及疫感冒四种。前三者为普通感冒，后一种为流行性感冒。

一、鼻　感　冒

鼻感冒以鼻塞、喷嚏、流清涕为主要表现的感冒之一，又称伤风感冒。

【病因病机】　伤风引起热、寒相搏侵入鼻咽部所致，原病属巴达干、血混淆的热性疾病。气候骤变、受风受寒、身心疲惫、失眠等均为诱因，常和咽感冒同时发病。

【症状】　前驱期出现全身不适、畏寒、鼻塞、流清水样鼻涕，同时鼻、咽痒或烧灼感，可有喷嚏，鼻腔黏膜可有单纯疱疹。轻者 1~3 日内自愈。伴有喑哑、咽喉部红肿外症状加重时可演变肺感冒。血偏盛时出现头痛、面红等症状。巴达干赫依混淆时伴有寒战和全身酸痛等症状。

【治疗】　以将热势引入成熟之路的前提下对症治疗为基本原则。药物选用七珍汤、七味苦参味汤、七雄丸、九味嘎日迪丸。

【临床病例】　脑某，女，50 岁，蒙古族，呼和浩特市人，2001 年 4 月 26 日就诊。

【主诉】　打喷嚏，流鼻涕，鼻塞 1 天。

【病史】　昨天晚上散步有点冷，回家后感觉全身不适，喝点热水休息。今早起床后打喷嚏，流鼻涕，鼻塞，前来就诊。患者无其他传染性、家族遗传性疾病，也无药物过敏史及其他不良嗜好。

蒙医检查：精神尚可，脉象洪而紧，尿色黄。

【检查】　体温 37.5℃，脉搏 95 次/分钟，呼吸 20 次/分钟，血压 125/85mmHg。神志清楚，自动体位，双肺呼吸音清晰，心律齐，未闻及病理性杂音，腹部平软，肝脾肋下未触及。

【诊断】　蒙医诊断：鼻感冒；西医诊断：感冒。

【治法】

（1）处方：前驱期多饮开水。早、午：七珍汤 3g 煎服。晚：九味嘎日迪丸 3g 用七味苦参味汤送服。

（2）辨证治疗：老年患者可在晚上煎服十五味沉香散。病情较严重时选二十九味藁本丸用七味苦参送服。

（3）适当休息，可食稀粥，以利发汗。将上述汤药煎煮后趁热熏蒸于鼻，即可改善鼻腔通气。

二、咽 感 冒

咽感冒以咽喉部不适、痒或有灼热、疼痛感等为主要表现的感冒病之一。

【病因病机】 感染等导致血、希拉相搏，而侵入咽喉部引起。受风受凉、烈日下过度劳动等可诱发。

【症状】 前驱期出现全身不适，上颚、咽喉部发痒。之后出现咽喉部红肿并在进食物及吞咽时不适、疼痛。甚至全身酸痛、寒战等感冒其他症状不同程度地出现。轻者1~3日内自愈。病程迁延加重时出现咽喉肿大、化脓。原病属血偏盛，因此如不及时治疗或饮食、起居不当易继发肺感冒。

【治疗】 以引热促熟的同时杀黏，对症治疗为原则。药物选用三剂等量汤、三子汤、三红汤、四味沙参汤、青蒿汤、十三味清肺散、九味嘎日迪丸、七雄丸、骚血普清散、二十九味藁本丸及十五味龙胆花散等。

【临床病例】 尼某，男，28岁，蒙古族，呼和浩特市人，2002年4月28日就诊。

【主诉】 咳嗽，发热，咽喉疼痛3天。

【病史】 前几天前劳累后感觉全身不适，打寒战，发热，咳嗽，咽喉发干、发痒、疼痛。自购感冒药未缓解，前来就诊。患者无其他传染性、家族遗传性疾病，也无药物过敏史及其他不良嗜好。

蒙医检查：精神一般，脉象细速而紧，尿色黄而气味大，量正常。

【检查】 体温37.5℃，脉搏95次/分钟，呼吸25次/分钟，血压120/80mmHg。神志清楚，自动体位，双肺呼吸音清晰，心律齐，未闻及病理性杂音，腹部平软，肝脾肋下未触及，血常规检查示，白细胞升高。

【诊断】 蒙医诊断：咽喉感冒；西医诊断：上呼吸道感染。

【治法】

（1）处方：早：三剂等量汤3g煎服。午：七珍汤3g煎服。晚：骚血普清散1.5g加十五味龙胆花散等量用七珍汤1.5g加青蒿汤等量煎汤送服。

（2）辨证治疗：咳嗽时投十三味清肺散用三剂等量汤送服。老年患者可在晚上煎服十五味沉香散。病情较重时选二十九味藁本丸用七味苦参味汤引服。

（3）多饮开水，饮食方面宜进流食、清淡饮食，注意休息。

三、肺 感 冒

肺感冒以咳嗽、胸痛为主要症状的感冒病之一。

【病因病机】 外感等导致血、希拉偏盛并相搏，侵入肺部引起。外因有感染、疲劳过度，吸烟，吸入粉尘及烟雾，气候的突然变化等。

【症状】 前驱期出现全身不适，咽感冒的症状，胸痛、干咳、寒战、低热、鼻塞、味觉迟钝、头痛等。甚至出现喘息、气短。加重时发热、咳嗽、咳黄痰。治疗或饮食起居不当时血、希拉热加重，发展为肺搏热证和脓肿等。舌苔黄白，脉数、紧。

【治疗】 以清肺热、祛痰，对症治疗。药物选用七珍汤、三剂等量汤、十八味清肺丸、十三味清肺散、五味沙棘散、九味嘎日迪丸、二十九味藁本丸味、二十五味冰片散、十二味漏芦花丸、十五味龙胆花散、七雄丸。

【临床病例】 那某，男，58 岁，蒙古族，呼和浩特市人，2002 年 5 月 26 日就诊。

【主诉】 咳嗽，咳痰，胸痛 5 天。

【病史】 平时易感冒，5 天前着凉后打寒战，发热，咳嗽，咳黄色痰，自服克感灵，没有系统诊治。今天开始前胸后背疼痛，前来就诊。患者无其他传染性、家族遗传性疾病，也无药物过敏史及其他不良嗜好。

蒙医检查：精神一般，脉象细速而紧，尿色黄而气味大。

【检查】 体温 38.5℃，脉搏 95 次/分钟，呼吸 25 次/分钟，血压 120/80mmHg。神志清楚，自动体位，可闻及支气管呼吸音，心律齐，未闻及病理性杂音，腹部平软，肝脾肋下未触及，血常规检查示，白细胞升高。

【诊断】 蒙医诊断：肺感冒；西医诊断：感冒。

【治法】

（1）处方：早：三剂等量汤 3g 煎服。午：十八味清肺丸 3g 用七珍汤送服。晚：十八味清肺丸 3g 加九味嘎日迪丸 7～9 粒用三剂等量汤引服。

（2）辨证治疗：年轻患者可选二十九味藁本丸用三剂等量汤引服。喑哑、有湿啰音时投十三味清肺散加十五味龙胆花散用三剂等量汤引服。发热咳黄痰时投十三味清肺散加等量二十五味冰片散用三剂等量汤引服，或者选二十五味犀角散用三红汤饮服。

四、疫 感 冒

疫感冒是由黏虫疫毒侵袭引起的传染性感冒，又称流行性感冒。

【病因病机】 因黏疫毒侵入人体引起血希拉相搏致人体三根七素失调而发病。可通过接触病人，不洁气候粉尘、被污染饮食等传染及过度劳累、体弱、身心俱疲者、失眠者和过度失血者易感。根据病情可分为轻型和重型。根据病程可分为三期，即头三天为未成熟热期，中三天为炽盛热期，后三天为虚热前期。疫感冒一年四季均可发生，具有季节性，好发于冬春季。具有突然发生和迅速传播的特点。

【症状】 前驱期即出现全身不适，寒战，喜暖，全身关节、全身肌肉关节酸痛，头痛，口鼻干燥，发热，干咳，打喷嚏，时而流涕，时而鼻塞，食欲减退，发热不规律，多数午后傍晚发热，全身乏力，多梦，脉象细、数、空，尿赤黄、浑浊。上述为未成熟热期症状。炽盛热期时，出现高热，全身肌肉关节酸痛，寒战减轻，口唇发干、烦渴加重，可咳黄痰。脉象细、数、紧，尿赤黄，味大。

末期如治疗适当，体温逐渐消退，全身症状好转，失眠，干呕，口渴，脉象空，尿泡沫多，舌干红。此期应注意避免过度清凉法治疗，以免转为虚热。重型疫感冒时上述症状较重，可出现剧烈咳嗽，咳血痰，惊厥。

【治疗】 以引热成熟、杀毒清热为前提，辨证施治，避免转为虚热证。药物选用查干汤、三子汤、七珍汤、七味苦参汤、三剂等量汤、二十九味藁本丸味、十二味漏芦花丸、十四味巴特尔丸、九味嘎日迪丸、三味冰片散、五味冰片散、七味冰片散、十八清肺丸、十三味清肺散、八贵散、九味清瘟消肿丸等。

【临床病例】 仁某，男，8 岁，蒙古族，锡林郭勒盟黄旗人，1993 年 4 月 26 日就诊。

【主诉】 发热，寒战，头痛，全身关节、肌肉关节酸痛，干咳，打喷嚏，流涕 2 天。

【病史】 2 天前突然寒战，喜暖，全身关节、肌肉关节酸痛，头痛，口鼻干燥，发热，干咳，打喷嚏，流涕，自服克感灵。今天开始前胸后背疼痛，前来就诊。患者无其他传染性、家族遗传性疾病，也无药物过敏史及其他不良嗜好。

蒙医检查：急性面容，脉象细、数、紧，尿赤黄，味大。

【检查】 体温 39℃，脉搏 105 次/分钟，呼吸 25 次/分钟，血压 120/80mmHg。神志清楚，自动体位，可闻及支气管呼吸音，心律齐，未闻及病理性杂音，腹部平软，肝脾肋下未触及，血常规检查示，白细胞升高。

【蒙医诊断】 疫感冒。

【治法】

（1）处方：多饮水的同时，煎服七珍汤，每次 3g，每日 1~4 次，晚上用七味苦参味汤引服二十九味藁本丸，连续 2~3 天，之后：早：八贵散 3g 温开水送服。中：十四味巴特尔丸 3g 用三剂等量汤送服。晚：十八味清肺丸 2g 加二十九味藁本丸 1g 用七味苦参味汤送服。

（2）辨证治疗：重型疫感冒者，高热时投予五味冰片散或三味冰片散加八贵散或十二味漏芦花丸，用七味苦参味汤送服。恶心时将大黑散加 1/3 量的甘草六味散，用糖水送服。咳嗽、胸痛、痰不易咳出时将十八味清肺丸和同等量的五味沙棘散，用沙参止咳汤引服。如老年患者或赫依盛体质者可用十五味沉香散前汤作为引子。儿童患者宜选八味竺黄小儿清肺丸或三臣丸加少量三味冰片散，用三剂等量汤引服。如大便干燥，投予九味朱砂丸，以利通便。末期如出现虚热证症状时，可将三十五味沉香散熬于营养三骨汤内服。

（3）治疗期间卧床休息，多饮水，可给稀粥、果汁、新鲜蔬菜、水果和瘦肉面片汤等清淡易消化饮食。忌锐、油、热性饮食。

第二节　脑　刺　痛

脑刺痛是由黏毒侵入脑而引起的急性传染性疫病。

【病因病机】 黏毒进入人体内后侵入脑，引起血、希拉偏盛相搏，使三根七素失衡而发病。与饮食、起居、气候多变、环境等因素有关，可通过呼吸道或蚊虫叮咬而传播，儿童发病率比成人高。本病一年四季均可发生，但多见于冬春季。

【症状】 病情轻者，病初出现情绪不稳，烦躁，寒战的同时出现头痛，咽喉部不适伴疼痛，咳嗽，恶心呕吐等未成熟热证的前驱症状。5~7 天后，体温升高，剧烈头痛，呕吐，嗜睡，颈项强直，但是意识清楚。个别小儿出现抽搐。一般情况下，积极治疗 1 周左右可完全恢复。

病重时体温高达 39~40℃，寒战，颈项强直，剧烈头痛，气短，频繁呕吐，意识障碍，言语杂乱，儿童多出现昏迷，皮肤瘀点、瘀斑。部分患者出现言语杂乱，烦躁。可表现为咳嗽，大小便失禁或尿潴留。脉象细数沉。尿赤黄，味大。部分可出现耳聋、口吃、眼红、视物模糊、瘫痪等症状。

【治疗】 祛热杀黏毒，对症治疗。药物选用五味天灵盖汤、清热止痛汤、十四味泡囊草散、十二味漏芦花丸、十三味红花秘诀丸、三味天灵盖汤、十味土木香汤、六味麝香丸、五味嘎日迪丸、泡囊草膏、狼毒泻剂、二十九味藁本丸、七味苦参汤等。

【治法】

（1）处方：

Ⅰ方：病初期给予五味天灵盖汤，每次3g，每日2~3次煎服。午：十三味红花秘诀丸3g用五味天灵盖汤送服。晚：十三味泡囊草丸3g用三味天灵盖或十味土木香汤引服。

Ⅱ方：病初给予五味天灵盖汤，每次3g，每日2~3次煎服。午：十二味漏芦花丸3g用五味天灵盖汤引服。晚上：泡囊草膏绿约豆粒大小量用三味天灵盖汤引服。

（2）辨证治疗：体弱者予二十五味大汤散加等量的五味天灵盖汤煎服。病情重时，可用三味大黄汤引服十味狼毒泻剂或泻黏丸。如病程长，留下白脉后遗症时，根据病情酌情给予加味十三味红花丸，珍宝丸，十三味嘎日迪丸，十味土木香汤等。心悸、失眠时投十六味肉豆蔻丸，用三味檀香汤引服，或三十五味沉香散加其1/3量的三味天灵盖汤煎服。

（3）治疗过程中，针刺前额穴放血为宜。亦可用十四味泡囊草散烟熏治疗。

第三节 黏 白 喉

黏白喉是以咽喉疼痛和气憋，声音嘶哑，咽、扁桃体及其周围组织出现白色假膜为特征的黏疫病，常见于1~6岁儿童。

【病因病机】 黏白喉病菌侵入人体，使体素失衡，导致血黄水热偏盛入咽喉鼻而引起。主要接触病人、玩具、衣物或书本经呼吸道传播。根据病情轻重将其分为轻型、重型，按病变部位可分为咽白喉、喉白喉和鼻白喉等三种。本病毒素广泛侵袭全身多个部位，尤其可影响心肺、白脉、神经、肾、腺体等，如病情加重，临床症状表现极为复杂。

【症状】 表现为小儿出现寒战、不同程度地发热、关节疼痛、食欲不振、恶心、咽喉红痛等。咽白喉最常见，病初轻至中等度发热和乏力、疼痛、头痛等症状轻微，但咽食时咽疼，扁桃体上有点状或小片状假膜，1~2日后蔓延成大片。如不及时治疗，病情将加重。病情加重者，假膜可扩大至腭弓、上腭、悬雍垂、咽后壁和鼻咽部。全身症状加重，高热，颌下及颈部腺体肿胀，伴口臭。随即出现极度乏力，心悸，呼吸急促，烦躁不安或嗜睡。脉数、无力。喉白喉主要见于小儿，多为咽白喉延续而成。临床表现为发热，气短，声音嘶哑或失声，甚至空咳，喉梗阻或呼吸困难，面色苍白、嘴唇发绀。假膜蔓延至气管时，呼吸困难加重，可致窒息。鼻白喉多见于婴幼儿，症状较轻。表现为低热，鼻塞，浆液血性鼻涕，鼻孔周皮肤受累糜烂、结痂。有些累及皮肤、眼睛、外阴、耳，病情加重时影响肺、心脏、神经和四肢。

【治疗】 杀黏，清血、黄水热，对症治疗。药物选用十二味漏芦花丸、七雄丸、十五味龙胆花散、五味嘎日迪丸、青蒿汤、清热八贵散、三子汤、三红汤、八味竹黄小儿清肺丸、外用溃疡散等。

【治法】

（1）处方：早：清热八贵散2g加1g冰片用温开水引服。午：十二味漏芦花丸3g用单味青蒿汤或三剂等量汤送服。晚：七雄丸3g加麝香、牛黄各0.5g用上述汤药引服。

（2）辨证治疗：如心热时予新-Ⅱ号，用三味檀香汤送服。若侵袭肺时予十八味清肺丸，用三剂等量汤送服。若侵袭白脉和神经，可予珍宝丸。病重时宜予五味朱砂丸和泻黏丸。

（3）时常用单味或三味黑矾汤漱口。

第四节 黏 丹 毒

黏丹毒是一种以皮肤红斑为主要临床表现的特异性传染病，又称火轮病。

【病因病机】 丹毒黏感染侵袭皮肤，致使血热、黄水偏盛，与赫依相搏而发病。被黏污染的衣物、被褥及外伤和饮食起居不当均可引起此病。

【症状】 前驱症状有全身寒战、关节骨头酸痛，发热、不适。继而皮肤某一处出现疼痛的红点，出现丘疹，逐渐扩大，成为一片边界清楚的红色斑状肿块，可有水疱，流黄水，灼痛，随着进行性扩大，丘疹中央可出现硬结或肿胀。通常好发于颜面部、四肢。若病重时受累部位疼痛重，伴头痛、食欲减退、呕吐、心悸、气短、恶心、高热、口渴、意识模糊，胡言乱语。

【治疗】 治以杀黏、祛血黄水热，对症治疗。药物选用五味嘎日迪丸、十五味云香嘎日迪丸、十八味孟根乌苏丸、泡囊草膏、四味文冠木汤、三红汤、十三味清肺散、十一味巴特尔丸、十二味漏芦花丸、泻希拉丸等。

【临床病例】 朝某，男，25岁，蒙古族，达茂旗人，1998年5月26日就诊。

【主诉】 左手中指红肿、疼痛3天。

【病史】 前几天剪羊毛时左手中指皮肤受损，后感觉伤口发痒、疼痛，全身不适，未经治疗。前天开始发痒加重，红肿逐渐扩大，有灼伤样疼痛，前来就诊。患者无其他传染性、家族遗传性疾病，也无药物过敏史及其他不良嗜好。

蒙医检查：精神一般，脉象细速而紧，尿色黄，量正常。

【检查】 体温38℃，脉搏95次/分钟，呼吸18次/分钟，血压120/80mmHg。神志清楚，自动体位，双肺呼吸音清晰，心律齐，未闻及病理性杂音，腹部平软，肝脾肋下未触及，血常规检查示，白细胞升高。

【蒙医诊断】 黏丹毒。

【治法】

（1）处方：早：四味文冠木汤3g加三红汤等量煎服。午：骚血普清散3g加1g十八味孟根乌苏丸用四味文冠木汤送服。晚：骚血普清散3g加五味嘎日迪丸2~3粒用上述汤药送服。

（2）辨证治疗：病重时根据身体情况可予泻希拉丸，用三味大黄汤送服。或泡囊草膏取绿豆大一粒用四味文冠木汤和三红汤送服。若脏腑热，可予十六味肉豆蔻丸加十一味巴特尔丸等量口服。若有赫依表现，选三十五味沉香散，用开水冲服。若食欲减退，可给予五味清浊散加十味白云香丸等量口服。饮食方面以凉轻、富有营养的饮食为宜，应在安静环境中护理。

第五节　黏　炭　疽

黏炭疽是由炭疽黏感染引起以损及皮肤肌以及肺和肠道的一种急性传染病。

【病因病机】　黏毒通过皮肤和消化道侵入人体，引起血、黄水偏盛相搏，三根七素失衡致全身病变。人因直接或间接接触患病的草食动物，如马、牛、羊等的排泄物以及皮毛等而黏毒经呼吸道或消化道感染引起本病。所以，炭疽病按其病变部位可分外（皮肤）炭疽和内炭疽外，按本质分为血黄水偏盛的黑炭疽或火炭疽，巴达干黄水偏盛的白炭疽或水炭疽，赫依黄水偏盛的花炭疽或二炭疽。

【症状】　外炭疽好发于面、颈、手、足等暴露部位皮肤肌肉。起初表现为全身不适，患病部位出现小红色丘疹，逐渐扩大，出现水疱，周围组织肿胀。第 3～4 天中心呈现出血性坏死而稍下陷，四周红肿区继续扩大。第 5～7 天坏死区溃破成浅溃疡，血样渗出物结成硬而黑似炭块状焦痂，按压疼痛不明显。若血、黄水和黏偏盛，受累部位的皮肉脱落、有痒感、甚至疼痛，全身寒战，头痛，发热，食欲减退，全身无力。面部发红，舌苔成红黄色，口干苦。脉浮且沉弦。血、黄水和黏偏盛者病情较重，因此若不及时治疗，易危及生命。若巴达干赫依偏盛，上述症状较轻，低热，病变部位水疱虽多，但疼痛少。如及时治疗，黑痂 1～2 周后脱落，逐渐愈合成瘢。

内炭疽主要发于肺、肠道。肺炭疽临床表现为突然出现全身不适、高热、呼吸困难、胸痛，同时咳嗽咳血痰。肠炭疽临床表现为突然出现全身不适、发热、腹痛、呕吐、腹泻、血便、下腹部剧烈疼痛，全身无力，衰竭，病情迅速恶化而死亡。

【治疗】　杀黏、清热、燥黄水、对症治疗。药物选用三味泡囊草汤、十九味藁本丸、五味嘎日迪丸、九味嘎日迪丸、二十一味风湿丸（萨仁嘎日迪）、四味姜黄泻剂、黄柏汤、泡囊草膏、十二味漏芦花丸、十八味孟根乌苏丸、四味文冠木汤、骚血普清散等。

【治法】

（1）处方：早：三味泡囊草汤，每次 3g，每日 2～3 次煎服。午：十九味藁本丸 3g 用三味泡囊草汤送服。晚：五味嘎日迪丸 1g 用四味文冠木汤送服。

（2）辨证治疗：若热偏盛十九味藁本丸加冰片、牛黄，用单味黄柏汤送服。或九味嘎日迪丸加冰片、牛黄亦可。病重但身体壮实者可用微量的泡囊草膏。用四味姜黄泻剂泻 1～3 次，对外炭疽有很好的疗效。

（3）外炭疽局部可涂泡囊草膏或用童尿将缬草、菖蒲、麝香和成糊状，涂在皮肤肿胀部位，或丘疹中央部位用烫热的粗银针灸疗。

第六节　布　氏　菌　病

布氏菌病是以反复发热、关节疼痛、多汗等临床表现的黄水性热性传染病，蒙医称新赫如呼病，亦称波状热。

【病因病机】 布病黏虫侵入人体，三根七素失衡，血、黄水增盛相搏累及脏腑和关节、筋骨而致病。主要直接接触患病的羊、牛或其排泄物、娩出物、皮毛或食生牛奶等而受染。因此，畜牧者、农牧者，尤其状年劳力者为高危人群，好发于春秋两季。

【分型】 分为黑赫如呼病和白赫如呼病。前者为热性黄水偏盛，属急性期，后者为寒性黄水偏盛，属慢性期。

【症状】 黑赫如呼为热性黄水偏盛，多急骤起病。起初全身不适，无食欲、乏力，之后突然寒战发热、多汗。通常反复发热或固定的某一时间发热。午后开始全身不适，寒战，发热，可高热到 39～40℃，发热持续 6～8 小时后大汗退热。次日上午全身酸痛，以此反复发作为其特点。其发热持续约 1 个月余，同时伴有关节疼痛。主要累及一个或数个关节，主要为骶髂、髋、膝、肩、腕、肘等大关节，急性期可呈游走性疼痛。有时坐骨神经、腰神经均可因神经根受累而疼痛。男性则睾丸肿大，女性则月经失调，孕妇则流产。因疾病性质不同可出现不同程度的头痛、反酸、左右腹部疼痛、心悸、咳嗽等症状。舌苔黄，舌边肿溃烂，或牙龈肿胀。脉细数或紧，尿呈红黄色，味大。

白赫如呼寒性黄水偏盛，属慢性。主因黑赫如呼时治疗不当或诊治不及时，导致病程拖延，由急性期逐渐变为慢性。主要表现为疲劳、乏力、全身骨关节疼痛，尤其夜间疼痛明显，多汗，偶有关节疼痛、僵直。低热、纳差、左右腹部疼痛、腹泻、便秘、肝、脾大、肝区有压痛、头痛等，还可有心悸、气短、抑郁、易激动等。脉沉、缓，多数时午后脉稍紧。舌苔浅黄色。

【治疗】 清热、燥黄水、止痛，对症治疗。药物选用五味润僵汤、四味文冠木汤、十八味诃子散、赫如呼十五味云香嘎日迪丸、二十一味风湿丸（萨仁嘎日迪）、十味白云香散、五味清浊散、日轮丸、十八味孟根乌苏丸、二十五味冰片散、十三味荙蕟子散、二十五味驴血丸、九味文冠木汤、十一味味文冠木散等。

【临床病例】 宝某，男，45 岁，蒙古族，东乌珠穆沁旗人，牧民，2006 年 11 月 16 日就诊。

【主诉】 腰痛、关节疼痛 3 年。

【病史】 患者 5～6 年前开始有全身不适，无食欲、乏力等症状，2003 年年底有一次突然寒战发热、多汗、关节痛在旗医院诊治，确诊布氏杆菌病。之后每年反复一次。现四肢各大关节不同程度疼痛，以腰骶部、肩关节和膝关节疼痛为主，逐渐加重，前来就诊。既往无其他传染性疾病，无家族遗传性疾病，无药物过敏史，嗜好烟酒。

蒙医检查：精神尚可，体质偏瘦，双膝关节肿，脉沉、缓，多数，舌苔浅黄色，尿色淡黄。

【检查】 体温 36.5℃，脉搏 80 次/分钟，呼吸 16 次/分钟，血压 120/85mmHg。神志清楚，自动体位，双肺呼吸音清晰，心律齐，未闻及病理性杂音，腹部平软，肝脾稍大，双膝关节肿。

【诊断】 蒙医诊断：①布氏菌病，②关节黄水病；西医诊断：布氏菌病。

【治法】

（1）处方：早：五味润僵汤 3g 煎服。午：十八味诃子丸 3g 用五味润僵汤送服。晚：二十一味风湿丸 3g 用四味文冠木汤送服。

（2）辨证治疗：黑赫如呼，用五味润僵汤送服二十五味冰片散。白赫如呼，用五味润僵汤送服二十五味驴血丸。为防止病邪扩散，可选六味鹿角汤煎服，每日2～3次。病情重者可用五味润僵汤送服十八味孟根乌苏丸。若关节疼痛较重，可将赫如呼十五味云香嘎日迪丸用五味润僵汤送服。若赫依偏盛，投十六味肉豆蔻散；血偏盛，可予骚血普清散，用三红汤送服。肾虚者可予日轮丸加微量二十一味风湿丸，或十一味豆蔻温肾丸加微量五味嘎日迪丸，止疼痛效果较好。腹胀、反酸、肝脾区疼痛时，可予十三味红花散加五味嘎日迪丸或十九味草果散加五味嘎日迪丸。心悸、失眠者，投三十五味沉香散煎服。消化不良可予五味清浊散。

（3）关节僵直时予热敷。治疗后期如黄水增盛，可行五味甘露药浴。饮食方面忌锐油性饮食，多食易消化的食物，多饮开水为宜。

第七节　疟　　疾

疟疾是以骤感畏寒、全身发抖、高热、大汗为临床表现，间日或三日内反复发作为特点的传染病。

【病因病机】 疟疾黏虫侵入人体后，使体内三根七素失调，引起血、希拉增盛而累及脏腑而发病。主要被带有疟疾黏毒的蚊子叮咬而传染，流行于热带及潮湿肮脏的环境和好发于体弱者。

【症状】 骤感畏寒，全身发冷、颜面苍白，进而全身发抖，后寒战自然停止，体温上升，可达40℃左右。面色潮红、全身关节、肌肉疼痛、剧烈头痛、口渴。脉搏有力、数。高热后期全身大汗淋漓，体温骤降，患者乏力，嗜睡。原病性质的不同，临床表现不同。本病通常分为间日疟、三日疟、恶性疟。

间日疟间隔一天发作，三日疟为间隔两天，第三日发作。恶性疟通常病情严重、症状复杂、发热持久、发作无规律，有的剧烈头痛、辗转不安，谵妄，甚至抽搐或不省人事；有的全身黄疸，胃肠疼痛。

【治疗】 调元，杀黏解毒，对症治疗。药物选用二十五味大汤散、七珍汤、七味苦参汤、十一味诃子汤、二十九味藁本丸、二十四味精力散、十二味火器散、粪鬼伞等。

【治法】

（1）处方：早、午：二十五味大汤散2.5加七珍汤2.5g煎服。晚：二十九味藁本丸3g用七味苦参汤送服，或者取粪鬼伞21颗（在夏天牛湿粪下生长的黑胡椒样种子物质）用百草霜做包衣，发作前将其用酒送服。

（2）辨证治疗：若病情严重，可予二十九味藁本丸配合同等量的珍宝丸，用十一味诃子汤送服。热盛时可予三十五味沉香散配合三子汤煎服。肝脾痛者予八味利胆散和十九味草果散，腹疼予十五味止泻木散。

第九章 五官疾病诊治经验

第一节 头部疾病

头部疾病包括赫依性头病、希拉病性头病、巴达干性头病、充血性头病、白脉性头病、"亚玛"头虫病及脑震荡。

一、赫依性头病

赫依性头病是指颞、额、后脑部阵发性疼痛伴发寒为特点的赫依偏盛型头疾病。

【病因病机】 因赫依偏盛相搏上冲于头部所引起的病症。失眠，大失血，长期在油烟环境生活，闻奇异味道或久闻"冰片"之类过寒之物，过多食用苦、涩、热性食物，身、心行为错乱等可诱发此病。

【症状】 阵阵困倦，无精打采，眼眶、颞部或前额与眉间、腮周出现疼痛伴发寒，偶见头晕，心悸，不能安眠，耳鸣，牙痛，视力模糊，鼻塞流清涕等各器官功能紊乱现象。脉芤，白昼发病多见（上下午 3～6 时），油热敷或推拿可减轻疼痛。如合并希拉、血时头部发热，疼痛加重，合并巴达干时有头部昏胀、疼痛迁延等特点。

【治疗】 治以镇赫依、通脉、镇静，对症治疗。药物选用五味阿魏散，三味阿魏汤（阿魏、姜、紫硇砂等量或阿魏 3g、紫硇砂 1.5g 红糖 50g、加入适量葱与羊头肉蒸食），四味木香汤（木香、丁香、草果、小茴香各等量），云香汤，八味阿魏汤，五味小茴香汤。

【临床病例】 崔某，女，35 岁，汉族，呼和浩特市人，2008 年 5 月 8 日就诊。

【主诉】 畏冷、怕风、头痛半年。

【病史】 患者去年 12 月初因受凉后发生头痛，鼻塞，流清涕，全身酸楚不适。自服感冒药后缓解，但经常头痛，且畏冷、怕风，受寒后头痛加重，前来求诊。患者身体瘦弱，食欲差，口不干渴，大小便尚正常，无咳嗽咯痰，无腹痛腹泻，无出汗，夜眠欠安稳。既往除身体较虚弱外，余无特殊病史，居住、生活条件尚可，无不良嗜好，无外出远行史，月经正常，家庭成员健康，无类似病患者。

【检查】 体温 35.8℃，脉搏 70 次/分钟，血压 100/70mmHg。发育正常，营养较差，神志清楚，精神略显委靡，面色苍白，舌淡红，苔薄白，脉紧而略浮。皮肤、巩膜无黄染，周身浅表淋巴结不肿大，头、颈、四肢、脊柱无畸形，心肺听诊无异常，腹平软，无压痛，肝脾未扪及，无叩击痛。

【蒙医诊断】 赫依性头痛。

【治法】

（1）处方：早：五味阿魏散 3g 用羊肉汤或温开水送服。午：五味阿魏散 3g 用云香汤送服。晚：三味阿魏汤 3g 与羊头肉蒸食，3～5 天服用 1 次，共服 3 次对赫依性头病有明显疗效，此方性热，应与金诃子和六味安消散配伍。也可用四味木香汤加三味颅骨炭汤与光明盐四味汤送服。

（2）辨证治疗：合并希拉或年轻患者投五味金诃子散，合并巴达干投八味石榴散，合并血热投六味石菖蒲丸，白脉性头疼投珍宝丸用三十五味沉香汤送服，聚合型时投二十五味大汤散。

（3）可配合外治在顶三会穴、眉间、太阳穴进行针、灸或热敷。

二、希拉性头病

希拉性头病以头感灼热作痛，伴口干，反酸，食欲不振为症状的热性头病。

【病因病机】　希拉上逆侵头部，多因过食酸，咸，热，甘性饮食与烟、酒，引起胃、胆希拉亢盛所致。

【症状】　症见欲吐反酸，头热刺痛，口干发苦，吐黄色苦水，颜面泛黄，日晒过劳时疼痛加重。

【治疗】　清希拉热，止痛，对症治疗。药物选用五味当药汤、三味头骨炭汤、四味槟榔散、六锐丸、大黑剂、加味十三味红花散、查格德尔丸。

【临床病例】　萨某，女，40 岁，蒙古族，锡林郭勒盟黄旗人，2005 年 5 月 18 日就诊。

【主诉】　口干、头顶灼热痛 2 年。

【病史】　患者 2003 年 8 月在看那达慕大会时受烈日照射引起头痛、恶心、呕吐，当时到旗医院诊断中暑。之经常后发生头痛，主要头顶发热不适继而头痛，且受热后头痛加重，前来求诊。患者身体壮实，食欲尚可，面色泛红，口干唇裂。大小便尚正常，无咳嗽咯痰，无腹痛腹泻，睡眠尚可。既往身体健康，无特殊病史，无不良嗜好，无外出远行史，月经正常，家庭成员健康，无类似病患者。

【检查】　体温 36.8℃，脉搏 80 次/分钟，血压 120/80mmHg。发育正常，营养较好，神志清楚，舌淡红，苔薄黄，脉紧而数。皮肤、巩膜无黄染，周身浅表淋巴结不肿大，头、颈、四肢、脊柱无畸形，心肺听诊无异常，腹平软，无压痛，肝脾未扪及，无叩击痛。

【蒙医诊断】　希拉性头痛。

【治法】

（1）处方：早：五味当药汤 3g 煎服。午：大黑剂 3g 用三味头骨炭汤送服。晚：四味槟榔散 3g 用当药五味汤服。

（2）辨证治疗：寒性希拉偏盛投十味土木香汤，合并血热投六锐丸和十三味红花秘诀散，合并巴达干投八味石榴散。疼痛加重或亚玛性头痛投加味十三味红花散，白脉性疼痛投珍宝丸，聚合性投二十五味大汤散。

（3）治疗期间取前额脉放微量血疗效佳。

三、巴达干性头痛

巴达干性头痛以头眩晕昏痛，沉闷难持为症状的头部疾病。

【病因病机】 由巴达干偏盛所致头部巴达干功能紊乱引起。过食甘、苦、涩味，凉、沉、油腻性饮食，身心功能减低，精华不消化症均可诱发此病。

【症状】 症见头昏痛，眩晕，发凉，沉闷疲劳，食欲不振，恶心呕吐，眼睑浮肿，舌苔白，脉象缓而弱。

【治疗】 助胃火，祛巴达干，催吐，对症治疗。药物选用四味光明盐汤、三味颅骨炭汤、六味寒水石散、八味阿魏散、八味石榴散、三味喜马拉雅大戟汤、十六味杜鹃散、十五味铁屑散及十七味安祥散等。

【临床病例】 李某，男，45岁，汉族，呼和浩特市人，2008年11月18日就诊。

【主诉】 怕冷、头痛1年。

【病史】 患者上年11月初因受寒后发生头痛，头晕，眼眶不适，自服索米痛片缓解。次年4月同样受寒后头痛一次，但不严重，休息后自然缓解。昨天出门后天气突然变化受凉，又开始头痛，四肢发凉，是否有什么病变，前来求诊。患者身体瘦弱，食欲差，无咳嗽咯痰，无腹痛腹泻，睡眠尚可。既往无特殊病史，吸烟，无其他不良嗜好。

【检查】 体温36℃，脉搏75次/分钟，血压110/70mmHg。发育正常，营养较差，神志清楚，精神尚可，面色灰白，舌淡红，苔薄白，脉象缓而弱。皮肤、巩膜无黄染，周身浅表淋巴结不肿大，头、颈、四肢、脊柱无畸形，心肺听诊无异常，腹平软，无压痛，肝脾未扪及，无叩击痛。

【蒙医诊断】 巴达干性头痛。

【治法】

（1）处方：早：八味阿魏散1.5g加六味寒水石散等量温开水送服。午：四味光明盐汤1.5g加三味颅骨炭汤煎服。晚：十六味杜鹃散3g用三味颅骨炭汤送服。

（2）辨证治疗：合并希拉可投十味木香汤，合并赫依配三十五味沉香散，白脉性头痛晚投珍宝丸用三十五味沉香散引服。合并血热投十三味红花秘诀散，聚合性投二十五味大汤散。

（3）治疗期间可用温酒进行按摩（额、眉间及眉上），灸疗，温针治疗效果佳。

四、充血性头痛

充血性头痛以头胀、烘热、刺痛为特征的血热性头痛病。

【病因病机】 血热盛行于头部所致。青壮年，烈日下劳作及过食酸、咸、热性食物，烟酒，流感余毒等均可诱发本病。

【症状】 症见头胀，颜面潮红或发黑，偏头痛，太阳穴处疼痛剧烈，热环境加重，伴口干，舌苔厚，目赤，鼻衄，脉数而粗。年迈患者或赫依偏盛时可有心悸，不能安眠，多梦，易于发火，干呕，发抖等症状。

【治疗】 清血热，止痛为原则，对症治疗。药物选用五味当药汤、三味颅骨炭汤、三红汤、十三味红花秘诀散、六锐丸、骚血普清散及三子汤等。

【临床病例】 其某，女，31 岁，蒙古族，锡林郭勒盟黄旗人，2005 年 8 月 8 日就诊。

【主诉】 头胀、头痛 3 个月。

【病史】 患者 5 月头胀、头痛，主要头右侧和右侧颞部处疼痛剧烈，有时疼痛呈波动性、热环境加重，伴口干，舌燥，易鼻出血。患者身体壮实，食欲尚可，颜面潮红，口干唇裂。舌苔厚，目赤，脉数而粗。大小便尚正常，无咳嗽咯痰，无腹痛腹泻，饮食、睡眠尚可。既往身体健康，无特殊病史，无不良嗜好，无外出远行史，月经提前 6~7 天。

【检查】 体温 36.3℃，脉搏 85 次/分钟，血压 120/80mmHg。发育正常，营养较好，神志清楚。皮肤、巩膜无黄染，周身浅表淋巴结不肿大，头、颈、四肢、脊柱无畸形，心肺听诊无异常，腹平软，无压痛，肝脾未扪及，无叩击痛。

【蒙医诊断】 充血性头痛。

【治法】

（1）处方：早：五味当药汤 3g 加红花 1g 煎服。午：骚血普清散 3g 用三子汤 3g 送服。晚：十三味红花秘诀散 3g 用五味汤或三味颅骨炭汤 3g 送服。

（2）辨证治疗：合并赫依早投十一味持命丸 3g 加 1g 六锐丸，午投二十五味大汤散加 1g 五味当药汤煎服，晚投珍宝丸用三十五味沉香散煎汤引服。

（3）治疗期间服用三子汤，前额脉放血，以降血热为宜。

五、"亚玛"头痛病

"亚玛"头痛病以头痛鼻塞、流鼻涕为临床表现的"黏虫"性头病。临床分为黑亚玛、混合亚玛、白亚玛三型。

【病因病机】 当身体衰弱时"亚玛"虫乘虚侵入人体，随侵入脑内而引起本病。身体衰弱、饮食不洁者，不注重个人卫生及"亚玛"黏虫经人、畜排泄物感染诱发本病。

【症状】 持续性头痛，尤灼热作痛，偏头及眼眶疼痛。伴鼻塞不通、流绿黄色鼻涕。病情加重可晕厥如癫痫病。巴达干偏盛称白亚玛，症状偏轻。血热偏盛称作黑亚玛，症状偏重偏热性。赫依偏盛为混合亚玛，发作不稳定，症状多变。

【治疗】 治宜以杀虫、解毒、调理体素为原则，对症治疗。药物选用三味颅骨炭汤、八味阿勇嘎散、万益丸、加味十三味红花散、查格德尔丸、"亚玛"熏剂、五味筚齿蒿汤、鼻泻剂及日月丸等。

【临床病例】 查某，男，28 岁，蒙古族，锡林郭勒盟阿巴嘎旗人，2010 年 8 月 8 日就诊。

【主诉】 头痛伴鼻塞不通 2 月，加重伴流黄色鼻涕半个月。

【病史】 患者 2 月前曾患感冒，自服感冒药 3 天症状消失。但鼻子不通和头痛持续，服止痛片可缓解，反反复复近 2 个月，最近病情加重，以右侧偏头及眼眶疼痛及灼热作痛，伴流黄色鼻涕，前来就诊。患者身体中等，食欲尚可，颜面潮红。舌苔黄厚，脉数而粗。大小便尚正常，无咳嗽咯痰，无腹痛腹泻，饮食、睡眠尚可。既往身体健康，无特殊病史，无不良嗜好。

【检查】 体温37℃，脉搏85次/分钟，血压120/80mmHg。发育正常，营养较好，神志清楚。皮肤、巩膜无黄染，周身浅表淋巴结不肿大，头、颈、四肢、脊柱无畸形，心肺听诊无异常，腹平软，无压痛，肝脾未扪及，无叩击痛。

【蒙医诊断】 亚玛性头痛。

【治法】

（1）处方：早：五味箟齿蒿汤3g煎服。午：加味十三味红花散3g用三味颅骨炭汤2g加1g铁杆蒿煎汤送服。晚：八味阿勇嘎散3g用铁杆蒿汤3g送服。

（2）辨证治疗：合并血、希拉者从额脉放血，合并赫依、希拉者投十味土木香汤，病情迁延者土茯苓汤10g加铁杆蒿用三味头骨炭汤3g送服，日服1~2次。

（3）治疗期间将鼻泻剂与羊奶或牛奶搅匀滴于鼻腔，也可用"亚玛"熏剂熏治。

六、脑 震 荡

脑震荡是头部受外力强烈震荡而出现头痛眩晕、恶心呕吐、晕厥或昏迷等症状的疾病。

【病因病机】 主要原因为头部受外力直接或间接打击或强烈震荡，脑组织错位而脑功能出现不同程度障碍所致。从高处、车、马坠跌时肩项、头部受创或受重压可发本病。

【症状】 有从高处、车、马坠跌病史，且不同的受创程度症状各异。受创轻时出现暂时性头痛、项强、头晕眼花，稍做休息可缓解。受创重时除以上症状以外还可出现剧烈头痛、恶心呕吐，腿脚不利行走、意识模糊甚至昏迷，可出现目赤，鼻衄、耳鸣；用力咳嗽时头部震感加重，四肢厥冷、瞳孔散大等症状。病情迁延者劳累紧张等时出现心悸、头痛、四肢厥冷、冒冷汗、睡眠不佳、干呕、食欲减退等症状。

【治疗】 以震治震、先震后静，根据病情辨证治疗。手法治疗的同时药物选用七里散、七味红花清心散、加味十三味红花散、十三味红花散、五味阿魏丸、三味颅骨炭汤及二十五味大汤散等。

【临床病例】 牧某，男，8岁，蒙古族，鄂尔多斯人，2003年8月25日就诊。

【主诉】 头晕、头痛、恶心、呕吐3天。

【病史】 患儿从摩托车上摔下后出现头晕、头痛，恶心、呕吐，到临河蒙医院就诊，怀疑脑震荡，配一些药服用，效果不明显，经介绍前来就诊。

蒙医检查：精神欠佳，体质消瘦，营养尚可，脉象细而数，舌苔白而舌质柔软，尿色淡黄。

【检查】 体温37℃，脉搏85次/分钟，呼吸20次/分钟，血压120/80mmHg。患儿发育正常，营养尚可，体形消瘦。神志清楚，精神欠差，自动体位，双肺呼吸音清晰，心律齐，周身浅表淋巴结不肿大，头、颈、四肢、脊柱无畸形，头无外伤。大小便正常，无遗传病史。

【蒙医诊断】 脑震荡。

【治法】

（1）手法治疗：嘱患者盘腿坐位，用宽绷带包绕头部，医者左手从患病一侧拉紧绷带一头，右手拿专用木棒在拉紧绷带上敲击三次绷带使错位脑组织复位。

（2）药物治疗：早：五味阿魏丸 3g 温开水送服。午：七里散 3g 温开水送服。晚：加味十三味红花散 3g 用三味颅骨炭汤 3g 送服。

（3）辨证治疗：青壮年或希拉体质者晨投七味红花清心散或十三味红花散、午与晚投七里散。头痛伴恶心呕吐者投五味阿魏丸加等量六味寒水石散或二十五味大汤散加等量六味甘草散。头晕患者投二十五味大汤散 2g 加 1g 十味土木香汤煎服。

第二节 眼 疾 病

眼疾病分眼睑病、赤眼病、白内障、昏矇症、眼障症等。

一、眼 睑 病

眼睑病是指上下眼睑中出现病变。

【病因病机】 血、希拉盛行引肝火上亢所致。但因发病部位、时间、年龄的不同可合并巴达干热或也可由肾、三焦等脏腑疾病引起。烈日灼晒、用力过猛、喜食葱蒜等辛、咸、酸味食物或饮品，外伤、长期受寒、营养不良等可诱发本病。眼睑病可分为热性与寒性。

【症状】 热性眼睑病可有上睑或下睑红、痒、肿，眼睑边缘丛生小疹现象，眼睑边缘可有红肿溃烂症状。也有睫毛脱落或内倒磨眼珠，还可因其他眼病所致眼睑下垂等。合并巴达干赫依时可出现眼睑浮肿、下垂、抽搐等寒性症状。

【治疗】 治以原发症病因，对症治疗。药物选用五味铁屑汤、四味黄连汤、七味扎古德汤、八味芫荽子散、十三味红花散、二十五味大汤散及嘎洛红药等。

【治法】

（1）处方：

热性眼睑病：早：五味铁屑汤 1.5g 加三红汤等量煎沸后蒸汽熏眼，晾凉内服。午：嘎洛红药 3g 温开水送服。晚：十三味红花散 3g 用五味铁屑汤 3g 送服。

寒性眼睑病：早：八味芫荽子散 3g 温开水送服。午：七味扎古德汤 3g 煎服。晚：三十五味沉香散 3g 加 1g 五味铁屑汤煎服。

（2）辨证治疗：虫感染时晚投十三味红花散加微量五味嘎日迪丸，或用日月丸。若有睫毛内倒用镊子将其取出便可。若伴眼睑红、痒、颗粒丛生者可用三子汤加等量黄柏煮沸清洗眼睑，每日 2~3 次。

二、赤 眼 病

本病系由血、希拉热或虫感染引起的眼部传染性疾病，也称眼疫热。

【病因病机】 血、希拉偏盛引起肝火上亢或黏虫感染所致。包括血热赤眼与寒风赤眼两种。主要诱因包括引起血、希拉热的饮食与起居或与眼疫病人接触或共用洗漱用品等。

【症状】 血热赤眼由血、希拉热引起，故起病急，症状重，眼赤红，灼痒，泪多而，畏光，头胀痛，脸红。口干舌燥，脉洪。如果合并巴达干、赫依，则起病稍缓，症状稍轻。如合并黏虫感染，则病程迁延、症状加重，眼部干涩，刺痒，眼睑浮肿泛红，伴头昏，头痛，耳鸣等症状。

【治疗】 清血、希拉热，杀黏虫，对症治疗。药物选用五味铁屑汤、三子汤、三红汤、五味肉豆蔻散、骚血普清散、十二味漏芦花丸、五味嘎日迪丸、十三味红花散、十五味沉香散及二十五味大汤散等。

【治法】

（1）处方：早：五味铁屑汤 3g 加三红汤 1g 煎，蒸汽熏疗后口服。午：骚血普清散 3g 用五味铁屑汤送服，晚：十三味红花散 3g 用三子汤送服。

（2）辨证治疗：合并巴达干、赫依，则，午投二十五味大汤散与五味铁屑汤等量煎服，晚投十五味沉香散送服十三味红花散。合并虫，可用骚血普清散加五味嘎日迪丸用五味铁屑汤加用等量三红汤送服。或投十二味漏芦花丸。合并赫依时五味肉豆蔻散加六锐丸等量用十五味沉香散送服。年迈患者或肾虚时可投六味苏木汤加等量五味铁屑汤。

（3）治疗过程中可从额脉放微量的血。忌辛、酸、咸、甘、锐、热、油性食物，应避免灼晒、过劳、着凉等。

三、白 内 障

白内障是瞳神中间呈现晶状体灰白色混，视力减退为表现的慢性眼病，也称"云翳症"。

【病因病机】 血热、黄水紊乱引起肝火上亢，浊不消化所致。外伤，灰尘，麻疹等侵害，肝、心、肾功能不良，过食酸、咸、辛、锐、热、油腻类食物，营养缺乏、过劳等均可诱发本病。

【症状】 瞳神浑浊，畏光流泪，沙涩刺痛，视力下降，瞳神出现片状混浊物，伴眼眶与头部疼痛。若由外伤或灰尘所引起，则起病急剧。赫依偏盛时浑浊物偏青色，薄如烟雾，希拉偏盛时浑浊物偏黄色，巴达干偏盛时浑浊物偏白色，外伤或血、希拉偏盛时呈红色，若瞳神上呈现铜钉般浑浊物表明病情严重，加之黏虫感染者有失明的危险。

【治疗】 清血、希拉热，明目，根据病情对症施治。药物选用三红汤、五味铁屑汤、七味通经草油剂、秘诀清凉散、十七味太阳散、七针液、十三味红花散、八味炉甘石散、月明汤、四味黄连汤、十五味通经草丸及三十三味明目丸等。

【治法】

（1）处方：早：五味铁屑汤 1.5g 加四味黄连汤等量煎服。午：十七味太阳散 1.5g 加十三味红花散等量温开水送服。晚：三十三味明目丸 3g 温开水送服。

（2）辨证治疗：年轻患者或因外伤、血、希拉偏盛时额脉放血，黄柏与熊胆搅拌滴于患眼，或四味黄连汤送三十三味明目丸。合并虫者加用五味嘎日迪丸或泻剂。巴达干热或巴达干赫依偏盛时月明汤送三十三味明目丸加沉香，或用十五味沉香汤送服。无论哪型均适量加用十三味红花散清肝热为宜。

（3）八味炉甘石液与七针液滴眼。

四、眼 朦 症

本病系眼内玻璃体混浊，致视物昏朦不清的一种眼聚合病。

【病因病机】　三根与血紊乱致使肝等脏器病变侵犯眼所致，可伴黄水或黏虫感染。饮食不节，如过用葱、蒜、辣椒、酒等酸、辣、锐、热食物；起居不当，如思虑过度、愤怒过度、劳逸失度、睡眠不足、大失血、焦虑过度、竭视劳瞻、黏病毒及脏腑病变均可诱发本病。

【症状】　从眼水（玻璃体）边缘开始发展向内，故本病在初期、第二阶段视物模糊，第三阶段视野缩小，第四阶段瞳神被完全遮盖可出现盲症。即起病时视力下降、似蚊蝇飞舞之状继而视烛光、灯光、太阳、月亮时出现点状或条状阴影，病情继续加重最后可现昏朦致盲症。赫依偏盛时出现烟雾弥漫、如乱发垂散、闪烁目前；希拉偏盛时星光、电光闪烁，巴达干偏盛时辨不清上下左右如同海浪翻滚。

【治疗】　调理三根，清血、希拉热，明目，对症施治。药物选用五味铁屑汤、三红汤、七味通经草油剂、泻剂、三十三味明目丸、十七味太阳散、十三味红花散、明目剂、十五味通经草丸、七针液及二十五味大汤散等。

【治法】

（1）处方：早：二十五味大汤散1.5g加五味铁屑汤等量煎服。午：三十三味明目丸3g用三红汤3g送服。晚：十三味红花散3g用五味铁屑汤送3g送服。

（2）辨证治疗：血、希拉偏盛时三十三味明目丸或明目剂加1/3骚血普清散用四味黄连汤送服，可在额脉、金柱脉、银柱脉放血；巴达干赫依偏盛时投八味石榴调肝散加三十三味明目丸用四味草果汤或月明汤送服。有白脉性症状者可选珍宝丸用五味铁屑汤送服。

（3）治疗期间可适当用眼泻剂或七针液滴眼。

五、眼 障 症

眼障症是凡眼部发生病变而遮盖视野病症的总称。分为夜盲症、外障、中障、内障四类。

【病因病机】　三根紊乱气血失调，心、肝之气血循环障碍引起眼内气血循环障碍所致。饮食不调，身心起居不当及其他眼疾或先天因素均可致本病。

【症状】　主要以视力减退，眼红昏朦，胀痛，视光见彩虹，视物不全，眼眶、头部疼痛，恶心，瞳孔散大等症状为主。

夜盲证：白天时可见事物而夜幕后不见。主要由于营养缺乏引起，遗传因素所致者有家族病史。肝血虚时病情轻重不一，遇心理因素、过度劳累赫依偏生条件时病情加重，多见于年轻患者。

外障：在角膜，巩膜及葡萄膜上产生各种翳障，致使目暗无神，视物不清。疼痛不甚，血、希拉偏盛时翳障泛红外突，巴达干、赫依偏盛时翳障泛白，不作痛。文献记载"肉余，肉疗"。

中障：通常年迈者多见，分为未成熟期与成熟期两种。症见赫依偏盛时事物呈动态，此症成熟需用三年。希拉偏盛时所见事物泛黄如猫头鹰眼，巴达干偏盛时混浊如月光，聚合型时以上症状均可显现，视物模糊，泛光。

内障：文献记载因房水功能紊乱与玻璃体相浑浊所致。思虑过度，饮食不当，头颅血、希拉、赫依病变、"亚玛"病、遗传、血液系统病变均可诱发本病。起初症见头痛，视物模糊，泛红，突然疼痛加重，视力严重减退，见光彩虹闪烁，严重时可发展为盲症。血、希拉偏盛时症状重，翳障增长迅速。巴达干、血或赫依、血偏盛时病程迁延，症状时好时坏，及时治疗可痊愈。

【治疗】 促进赫依血循环，利眼明目，清肝热为原则。药物选用七味通经草汤、十五味通经草丸、明目丸、五味铁屑汤、四味黄连汤、十三味红花散、明月汤、二十五味明目散、二十五味大汤散、四味肋柱花汤及八味硫黄泻剂等。

【治法】

（1）处方：早：七味通经草汤 3g 煎服。午：选十五味通经草丸 3g，热证偏盛时用四味黄连汤 3g 送服，寒证偏盛时用明月汤 1.5g 加草果四味汤 1.5 送服；晚：明目汤 3g 煎服。

（2）辨证治疗：血、希拉偏盛时前额脉放血，巴达干、赫依偏盛用油剂和推拿法治疗，养目用明目油剂，三子油剂。

（3）治疗过程中根据病人的身体情况加用泻剂。

第三节 耳 疾 病

耳为肾之外窍，五源属空，司听觉，是病变赫依之行道。耳病分耳疾与耳聋两大类，耳疾又可分为赫依性、希拉性、巴达干性、血性耳疾、聚合性耳脓、旋耳疮等六种，耳聋可分为耳鸣性耳聋、耳塞性耳聋、干性耳聋、先天性耳聋等四种。本节重点介绍赫依性耳疾、耳热症、耳聋病的诊治经验。

一、赫依性耳疾

本病系以耵聍耳燥，耳鸣及听力减退为特征的一种耳病。合并巴达干时可称为耳寒证。

【病因病机】 赫依亢盛影响耳或肾赫依侵耳或耳内白脉功能受损所致。饮食起居失常，过食凉、轻、锐性食物，长期营养不良，剧烈声音所震，忧愁烦闷，肾受寒湿之气，大失血等均可诱发本病。

【症状】 普遍无严重的症状，偶见心悸，头晕，不能安眠，耳鸣，身心不安。渐渐症状加重耳边常鸣而声细，听力时好时坏，偏头痛，耵聍干燥。

【治疗】 镇赫依补肾，对症施治。药物选用五味阿魏丸，七味槟榔散，七味萝卜散（萝卜、蒜、麝香、木香、肉豆蔻、光明盐、角蒿各等分，麝香微量），六味莱菔散，八味沉香散，三十五味沉香散，四骨滋养汤，朱吉德等。

【治法】

（1）处方：早：五味阿魏丸 3g 用四骨滋养汤 3g 送服。午：朱吉德 3g 温开水送服。晚：七味槟榔散 3g 放入新鲜羊肾，蒸熟后食之。

（2）辨证治疗：合并血、希拉或黄水时按照耳热症治疗，心悸、不能安眠投十三味槟榔丸与五味肉豆蔻散用三十五味沉香散煎汤送服。

（3）治疗全程中将七味萝卜散放入籽油吸附于棉花温罨耳部。

二、耳 热 症

以耳红、热、痛，流黄水和脓为特征的一种耳热性病症。

【病因病机】 血、希拉热炽盛，渗于耳内与黄水相搏所致。流感或血、黄水性热性疾病遗余或过食锐热而油腻之食物，日晒火烤，过度劳累，外伤等均可诱发本病。

【症状】 发病初期像感冒，浑身不适，寒战、头痛、继耳内发热、发胀、有闭塞感，随而患处红肿隆起开始刺痛。咳嗽、吞咽、喷嚏可使耳痛加剧。患处溃破流脓水后疼痛可减轻。如不能及时诊治，可留余热影响听力，可导致耳聋。

【治疗】 清血、希拉热，燥黄水，止痛，对症施治。三子汤、四味文冠木汤、三红汤、二味广木香汤、骚血普清散、五味嘎日迪丸、十五味云香嘎日迪丸、十二味白花龙胆散、泻黏红丸、希拉泻剂及十八味孟根乌苏丸等。

【治法】

（1）处方：早：三子汤 1.5g 与三红汤等量煎服。午：骚血普清散 3g 用文冠木四味汤 3g 送服。晚：骚血普清散 3g 加 2～3 粒五味嘎日迪丸用四味文冠木汤 3g 送服。

（2）辨证治疗：合并黏虫可用消黏红丸或希拉泻剂，在饮食方面食用易消化，营养饮食，可配十二味漏芦花丸，禁食锐热食物。

（3）治疗期间用广木香二味汤或三子汤清洗耳内脓血。

三、耳 聋

耳聋系听力不同程度的减退或完全丧失的一种耳病。可分为先天性耳聋、中毒性耳聋、干性耳聋、耳鸣耳聋、湿性耳聋、耳塞性耳聋等。

【病因病机】 赫依血或巴达干赫依紊乱致使听力减退致病。饮食起居及药物治疗不当，其他疾病遗余，巨声之震，外伤均可诱发本病。

【症状】 先天性耳聋是在胎儿时期，因母体病邪，饮食起居及药物治疗不当所致出生后无听觉，进而无法学会言语成为先天性聋哑。中毒性耳聋是指原来有听力，多由长期或过量服用损害听觉白脉之药物等所致。起初有耳鸣，头晕，心神不宁，渐变耳聋。耳鸣性耳聋和干性耳主因为赫依、血或巴达干、血相搏，故有耳内空旷感，有流水声或击鼓声，伴胸闷气短，头晕目眩，腰部疼痛，尿频，食欲不振等巴达干赫依性症状。湿性耳聋和耳塞性耳聋主因为黄水偏盛、黏虫感染，故呈热性症状，耳内瘙痒，红肿胀痛，腮腺周边疼痛，耳流脓，渐失听觉。病情迁延盯聍堵塞黏连耳膜可引起堵塞性耳聋。

【治疗】 调理赫依，以利赫依血运行为主，强肾，改善听力，对症施治。药物选用六味角蒿散、二味角蒿汤、四味文冠木汤、三红汤、骚血普清散、五味嘎日迪丸、五味阿魏丸、七味土茯苓汤、七味槟榔散、希拉泻剂、十五味云香嘎日迪丸、十味豆蔻散及吉朱木道尔吉等。

【治法】

(1) 处方：早：七味槟榔散3g用二味广木香汤送服。午：骚血普清散3g用文冠木四味汤送服。晚：十味豆蔻散3g用三红汤送服。

(2) 辨证治疗：合并黏虫可投希拉泻剂或泻黏剂，晚可投十二味漏芦花丸或骚血普清散加五味嘎日迪丸用四味文冠木汤或三红汤送服。耳塞性耳聋需清洗处理。中毒性耳聋用耳土茯苓汤，每日1～3次，每次5～10g煎服。治疗期间三子汤配四味光明盐内服疗效更佳或长期饮服二十五味大汤散加二味广木香汤。

(3) 治疗全程用巴萨木油剂强肾，以便恢复听觉。

第四节 鼻 疾 病

鼻为为肺之外窍，五源属土，司嗅觉，是巴达干循径。鼻病分鼻疮和鼻红、鼻亚玛、鼻息肉、鼻衄等。

一、鼻疮和鼻红

鼻疮和鼻红是鼻腔内多发小疹，化脓，发红为特征的血、黄水性疾病。

【病因病机】 血、黄水相搏上冲于鼻所致。过多食用热性饮食，日晒火烤，其他鼻疾病或血、黄水病余均可诱发本病。

【症状】 鼻疮多由肺病或感冒余热所到鼻涩，鼻腔内红，多疹，流脓等。随原来疾病的缓解可好转。若由污秽物质引起的感染，病情迁延，流脓，蔓延，结痂。

【治疗】 清血、黄水热，燥黄水，杀黏，对症施治。药物选用三子汤、三红汤、四味文冠木汤、骚血普清散、五味嘎日迪丸、十三味红花散、加味十三味红花散、噶木朱尔、查格德尔、土茯苓汤及十二味漏芦花丸等。

【治法】

(1) 处方：早：三子汤3g加三红汤等量煎服，午：骚血普清散3g用以上汤药送服，晚：骚血普清散1.5g加十五味云香嘎日迪丸1.5g用四味文冠木汤3g送服。

(2) 辨证治疗：合并虫投十二味漏芦花丸或五味嘎日迪丸用四味文冠木汤送服，或给消黏红丸。鼻红、肿早投二十五味大汤散用三子汤或四味文冠木汤送服，午和晚投土茯苓汤5～10g煎服3～5周后若见流脓可配用骚血普清散加十五味云香嘎日迪丸疗效佳。

(3) 鼻腔溃疡外用噶木朱尔，1～2次/日。

二、鼻 亚 玛

鼻亚玛以鼻塞、咽痛，头痛，胸闷为特征的慢性疾病。

【病因病机】 血、黄水紊乱，亚玛虫感染致病。分为黑亚玛，白亚玛，混合亚玛。长时间在刺激性气味环境中，日晒火烤，头亚玛病遗余可诱发本病。

【症状】 鼻塞，嗅觉减退，咽喉发痒，流脓涕，头痛，鼻根部、眉间、面颊、额部疼痛，压之疼痛加重。黑亚玛起病急，症状重。白亚玛和混合亚玛症状稍轻。

【治疗】 清血、黄水热，杀黏止痛，对症施治。药物选用十二味漏芦花丸、日月丸、五味嘎日迪丸、骚血普清散、加味十三味红花散、亚玛土茯苓汤、查格德尔丸、四味文冠木汤、三红汤及亚玛熏剂等。

【治法】

（1）处方：早：亚玛土茯苓汤5~10g煎服。午：十二味漏芦花丸3g配泡囊草，酸藤果微量，用以上汤剂送服。晚：骚血普清散2g加查格德尔丸7~13粒，用以上汤剂送服。如此治疗3~5周多见效。

（2）辨证治疗：白亚玛或混合亚玛用以上汤剂的同时配用日月丸，六锐丸。合并黏虫者晚投骚血普清散配五味嘎日迪丸或十八味孟根乌苏丸。

（3）治疗全过程服用土茯苓汤治疗效果佳。饮食起居方面禁食热、锐性饮食与在烈日下劳作。

三、鼻衄

鼻衄是多种原因引起以鼻出血为主要症状的常见鼻病，属蒙医"突发五病"之一。

【病因病机】 局部原因与全身性原因均可诱发本病。局部病变常因摔倒等外伤引起，也可由鼻疮等其他鼻疾病的加重或使鼻腔内血管破裂引起。全身性疾病如渗出性胃包如、肝包如、高血压、败血症、浊热、肺脓肿及肺结核等疾病，心脏疾病导致的肺出血，妇女瘀血症等等疾病均可引起鼻出血。此外青壮年血希拉偏盛时也可见鼻衄。

【症状】 症轻者可有少量鼻出血症状可缓解，如因其他疾病加重而引起的鼻出血，随疾病的发展情况可有不同症状。出血量大时，面色、指甲苍白，头晕，四肢厥冷，烦躁，周身乏力甚者危及生命。

【治疗】 止血，镇赫依，强体为原则，寻找疾病的起因，对症施治。药物选用八味止血红花散、七味栀子汤、十味止血散、四味鼻衄汤、五味百草霜散、三味黑矾汤等。

【治法】

（1）处方：早：十味止血散3g温开水送服。午：八味止血红花散3g用七味栀子汤送服。晚：五味百草霜散3g用四味鼻衄汤送服。

（2）辨证治疗：十三味牛黄散配红花、熊胆、三七、发炭、白贝齿炭调制后吸附于棉花，放入鼻腔。

（3）在鼻根部用凉水敷疗，肩外缘，眉间进行灸疗。

第五节 口腔疾病

颌面部、牙齿、舌、腭及咽喉疾病的总称。包括唇、龈、牙齿、舌、腭及咽喉疾病等。

一、口 唇 病

唇疮，唇红肿，唇烂等症状为表现的黄水性疾病。

【病因病机】 血、黄水偏盛相搏致胃、脾功能紊乱，引起唇疾病。过食热、锐性食物，不洁饮食，胃脾或肝病遗余，长期过劳，腹水等可诱发本病。

【症状】 热性见唇红肿，瘙痒，干涩，疼痛。加重可见局部溃烂结痂，流脓。寒性见唇呈浸泡样，干裂，症状虽不重但可迁延。

【治疗】 健胃，清血、燥黄水，对症施治。药物选用四味文冠木汤、三红汤、二十五味大汤散、骚血普清散、五味嘎日迪丸、十五味云香嘎日迪丸、十八味孟根乌苏丸、五味清浊散、吉朱木道尔吉、十二味漏芦花丸及噶木朱尔等。

【治法】

（1）处方：早：五味清浊散 1.5g 加嘎络红药或骚血普清散等量温开水送服。午：二十五味大汤散 1.5g 加文冠木四味汤 1.5g 煎服。晚：嘎络红药 1.5g 加十五味云香嘎日迪丸 7~8 粒用四味文冠木汤 1.5g 加三红汤等量煎汤送服。如此治疗 2~3 周，唇血、黄水病可见效。

（2）辨证治疗：合并黏虫可投消黏红丸或晚睡前嘎络红药配五味嘎日迪丸 2~3 粒顿服。如有流脓症状伴瘙痒可投十八味孟根乌苏丸。溃疡处外用噶木朱尔散。消化不良投四味文冠木汤加 1/3 四味光明盐汤煎服。

二、牙 齿 病

牙齿病是一个或多个牙出现发凉、胀、热、腐蚀、发黑、疼痛等症状的牙病。

【病因病机】 赫依偏盛与血相搏或牙虫等因素引起气血循环受阻所致。可分为赫依性，血性，巴达干性，虫性，牙痛等牙病，但总体上分为热性、寒性与虫性三类。主要由年迈人群，过食轻、涩、苦、辣味、没有营养饮食，或甘、酸、咸味饮食，日晒灼烧，过劳，血热，巴木病，糖尿病，虫病等均可诱发本病。

【症状】 热性症见压根处发热刺痛，热性饮食起居条件下可加重，冷敷或凉性饮食起居条件下症状可缓解。症重时可有牙龈红肿，扁桃体发炎，头热胀痛等。寒性症见患牙阵阵发凉，寒性饮食起居条件下可加重，热敷或温性饮食起居条件下症状可缓解。伴头晕，心悸，不能安眠，昼夜两者之末发病。多在焦急，语多，心神不宁时发病。牙虫病症见有蛀牙，其面积可日渐变大发黑，慢慢形成洞或片状脱落，遇冷遇热均可疼痛。

【治疗】 促赫依血循环，镇赫依，止痛，对症施治。药物选用五味阿魏丸、五味嘎日迪丸、三子牙灸、三子汤、三红汤、骚血普清散、十二味漏芦花丸及十三味乌兰散等。

【治法】

（1）处方：早：五味阿魏丸 3g 温开水送服。午：三子汤 1.5g 加三红汤等量煎服。晚：骚血普清散 3g 加五味嘎日迪丸 2~3 粒用以上汤剂送服。

（2）辨证治疗：若赫依或寒性黄水偏盛时可用三子牙灸可见效。五味阿魏丸与黄油调制，咬于患牙处。将荜茇煮于沸黄油中温热置于患牙处。虫性牙病可用首乌、荜茇等份，铁杆藁本、阿魏、黑矾、木香及酸藤果调制于黄油置于患牙处或消粘红剂和牙熏剂熏治以达到杀虫目的。

（3）治疗期间在前额脉，牙脉放微量血疗效更佳；取耳前穴，牙穴针刺或灸疗可见效。

三、齿 龈 病

本病系以牙龈发痒、肿胀、糜烂及流脓为特征的牙龈疾病。

【病因病机】　多因恶血与黄水激增后与巴达干交搏影响局部赫依血运行侵于牙龈而发病。长时间的劳累，营养缺乏，口腔不洁以及巴木病，脾、胃病，牙疾病等均可诱发本病。

【症状】　疾病起初没有特殊的症状，偶见牙龈出血、红肿，症重可见边缘糜烂流脓。巴木病引起的可见牙龈肿胀，舌斑红，身体各处青紫等症状。合并黏虫时出现发热，咽喉痛，头痛。

【治疗】　祛巴达干热，杀黏，清血热，燥黄水，对症施治。药物选用三味皂矾汤、十二味漏芦花丸、四味文冠木汤、二十五味大汤散、骚血普清散、五味嘎日迪丸、十五味云香嘎日迪丸及噶木朱尔散等。

【治法】

（1）处方：早、午：二十五味大汤散1.5g加四味文冠木汤等量煎服。

晚：骚血普清散3g加7~9粒十五味云香嘎日迪丸温开水送服。

（2）辨证治疗：合并黏虫可投十二位漏芦花丸，骚血普清散加五味嘎日迪丸用四味文冠木汤和三红汤送服。

（3）在治疗过程中用三味皂矾汤漱口；用湿棉花或纱布涂抹噶木朱尔散放置于牙龈12小时以上，3~5天可见效。

四、舌 病

舌病系舌肿、溃疡等舌病总称。舌为心之外窍，上行赫依与司味巴达干循经，主司味觉。舌病分为赫依性、希拉性、巴达干性舌病和多舌，舌肿等。

【病因病机】　赫依、血偏盛与巴达干相搏引起赫依血运行受阻侵及舌的功能所致。饮食起居不当，巴达干、血相搏，心脏、胃、脾病遗余等均可诱发本病。

【症状】　舌颜色青紫，起疹，红肿，疼痛，影响进食。偶见舌尖起疹，溃疡伴疼痛，咽喉肿痛，头痛，舌下肿痛。

【治疗】　清血热，燥黄水，对症施治。药物选用五味肉豆蔻散、二十五味大汤散、骚血普清散、四味文冠木汤、噶木朱尔散、十五味云香嘎日迪丸及五味嘎日迪丸等。

【治法】

（1）处方：早：五味肉豆蔻散1.5g加骚血普清散等量温开水送服。午：二十五味大汤散1.5g加四味文冠木汤等量煎服。晚：骚血普清散1.5g十五味云香嘎日迪丸7~9粒用以上汤剂送服。

（2）辨证治疗：合并黏虫则晚投五味嘎日迪丸加骚血普清散用四味文冠木汤送服，或投十二味漏芦花丸。合并黄水投十八味孟根乌苏丸用四味文冠木汤送服。

（3）治疗过程中外用嘎木朱尔散敷于患处。

五、咽喉病与口腔溃疡

咽喉疾病与口腔溃疡分咽肿、咽热与口腔溃疡三种。

【病因病机】 多由血、希拉偏盛与黄水相搏亢升或巴达干热引起。过多进食热、锐、腻性食物，烟，酒类，经常日晒火烤，过劳，居处过于温热或全身受凉、感冒，疫热，肺热等疾病余热等均可诱发本病。

【症状】 咽肿病为悬雍垂两侧咽根部向两侧红肿。症轻疼痛不明显，症重时可见肿处化脓，吞咽困难，发热，耳、腮、颌疼痛。青少年易患而多见高热。本病易迁延而变陈旧热，患感冒时易复发或加重可引起肺、心脏热。

咽热病为血、黄水热偏盛所致，症轻者见吞咽时疼痛嘶哑或失声等。如不及时治疗遇感冒或其他引起热性疾病的条件上述症状反复出现变成陈旧热。症重者见患处见散在性发疹，化脓流脓。

口腔溃疡是口腔黏膜发生溃疡为表现的巴达干热性疾病。多见于青少年，起初流涎，不适，口腔黏膜见散在小疹，渐渐形成溃疡，糜烂，影响饮食。

【治疗】 清血热、燥黄水，对症施治。药物选用青蒿汤、四味沙参汤、三红汤、三子汤、七雄丸、嘎木朱尔散、十五味白花龙胆散、骚血普清散、二味漏芦花丸、三味皂矾汤、六味丁香散、十二味咽药散、三味檀香汤及十味白云香散等。

【治法】

（1）处方：早：三剂等量汤煎服。午：十五味白花龙胆散1.5g配骚血普清散等量用青蒿汤引服。晚：七雄丸3g用三剂等量汤引服或投十二味漏芦花丸3g用三剂等量汤引服。咽肿处外用嘎木朱尔散。

（2）辨证治疗：咽痛则十五味白花龙胆散配骚血普清散用四味沙参汤引服。口腔溃疡则用三味皂矾汤漱口，七雄丸用三剂等量汤或三子汤引服。外用嘎木朱尔散。合并赫依或年迈患者早投五味肉豆蔻散加十五味白花龙胆散。声音嘶哑投六味丁香散用青蒿汤引服。

第十章　妇科疾病诊治经验

基于人体的共性基础上根据女性独特的生理及体质功能的病理变化为妇科疾病。

本章主要介绍月经不调，白带增多，痛经，阴道虫病，阴道热症，子宫热症，子宫寒症，子宫痞病，子宫下垂，产后热，乳房病（包括乳房囊肿、乳腺病、乳房瘤）及不孕症等疾病的诊治经验。

第一节　月　经　不　调

月经不调是指月经周期提早、推后或者经期、经量不规律，经色发生变化等为表现的疾病。

【病因理机】　体内三根七素失调，赫依血或巴达干血增盛引起心、肾精华代谢紊乱而赫依血循环受阻下清赫依功能紊乱导致月经病。主要诱因有饮食及起居不当，长期强力劳作、过度寒凉、营养缺失、情绪波动或受挫、惊吓、情志上遭受严重刺激、水土不服等。一般情况下体虚及巴达干赫依体质人群的月经周期多提早，血希拉等热性偏盛体质人群的月经周期多退后。

【症状】　大多数表现心情不稳定、心悸、头痛或突然头晕，体虚无力、四掌不同程度的发热等赫依血紊乱的症状。

【治疗】　调理赫依，改善气血循环，平体素，对症治疗。

药物选用益母草丸、七味枸杞子散、七味豆蔻散、吉祥丸、十七味栀子汤、四味当归散、六味大黄散、七味苏木汤、二十五味大汤散、十一味持命丸、五味肉豆蔻散、七味广枣散、五味清浊散、十三味扎本散、三味黄丹散、八味止血红花散、五味发炭散、九味乌日塔拉丸等。

一、月经周期推后

月经周期推后指月经周期延晚 1~2 周或更长时间不来者为月经周期推后。主要由赫依血紊乱或血希拉紊乱引起血热偏盛所致。但根据患者的年龄、住所环境、时间季节、体质等的不同而伴随不同症状。月经推后伴手脚掌发热、心悸气短、头痛、鼻出血、下腹部胀痛、便秘、时而出汗、乳房不适及胀痛、脉速，面部发暗或面部出现花纹等表现。

【临床病例】　王某，女，36 岁，汉族，和林县人，农民，2007 年 5 月 3 日就诊。

【主诉】　下腹痛，月经推后 1 年余。

【病史】　去年 3 月份开始每次月经推后 8~10 天，量少，白带多，无异味。伴腰腹部疼痛、头疼，有时失眠，身体虚弱乏力，四肢厥冷，没有诊治。无特殊病史，父母健在，否认有家族遗传病史，生在本地，无烟酒不良嗜好。

蒙医检查：精神一般，体质消瘦，面色苍白，营养差，舌淡白，脉速弱，尿色淡黄。

【检查】 体温36℃，脉搏80次/分钟，呼吸18次/分钟，血压110/70mmHg。患者营养差，体形消瘦。神志清楚，精神欠差，自动体位，双肺呼吸音清晰，心律齐，大小便正常。

【蒙医诊断】 月经期推后。

【治法】

（1）处方：早：七味广枣散1.5g加七味枸杞子散等量用温开水送服。午：六味大黄散3g用温开水送服。晚：四味当归散1.5g加十一味大黄散等量用二十五味大汤散1.5g加红花等量煎汤送服。

（2）辨证治疗：月经周期推后人群如受寒或体虚，表现巴达干热者用七味苏木汤或二十五味大汤散上加七味苏木汤送服。如有血瘀痞表现者用七味枸杞子散加十味贝齿灰散等分服之。有赫依瘀痞表现则用七味豆蔻散，调经用益母草丸、吉祥丸，平衡体素用二十五味大汤散，赫依升偏盛用十一味持命丸或七味广枣散等辨证治疗。

二、月经周期提早

月经周期提早指月经周期提前1~2周或更短时间再次来经为月经周期提早。主要由于赫依血紊乱或血希拉紊乱引起赫依热盛或巴达干热偏盛。但根据患者的年龄、住所环境、时间季节、体质等的不同而伴随不同症状。月经提前伴体虚、心悸、睡眠质量差、食欲纳差、腹胀、四肢无力，发寒、下腹部发凉、时而寒战、行走急则引起头晕眼黑，面色发浅黄等。尤其月经量多则引起体虚加重、出冷汗及面部、指甲发白等赫依及血缺失的表现。

【临床病例】 刘某，女，33岁，汉族，武川县人，农民，2006年5月3日就诊。

【主诉】 腰痛、头痛，月经提前2年。

【病史】 患者2004年初开始腰腹部疼痛、头疼，失眠，身体虚弱乏力，每次月经提早8~9天。曾经在县医院诊治，效果不明显，手掌脚掌发热。无特殊病史，父母健在，否认有家族遗传病史，生在本地，无烟酒不良嗜好。

蒙医检查：精神尚可，体质健康，营养良好，舌苔淡黄，脉细速，尿色淡黄。

【检查】 体温37℃，脉搏20次/分钟，呼吸18次/分钟，血压120/80mmHg。患者营养良好。神志清楚，精神尚可，自动体位，双肺呼吸音清晰，心律齐，大小便正常。

蒙医诊断：月经期提前。

【治法】

（1）处方：早：七味广枣散1.5g加七味豆蔻散等量用温开水送服。午：益母草丸3g用二十五味大汤散送服。晚：吉祥丸3g用三十五味沉香散煎汤送服。

（2）辨证治疗：月经周期提早人群如体虚者早、晚各服10ml奶酒加红糖煎汤。经漏者用九味乌日塔拉丸或五味发炭散。一般用益母草丸或吉祥丸上加止血药效果更佳。有血瘀痞表现者用七味枸杞子散，赫依瘀痞表现者用七味豆蔻强身散，调经用益母草丸、吉祥丸，平衡体素用二十五味大汤散，赫依偏盛用十一味持命丸或七味广枣散辨证治疗。

三、月经不规律

月经不规律是指月经周期紊乱，不稳定、不定期来月经。常见于赫依血偏盛者，而且临床表现复杂。主要月经不规律伴浑身无力，时而心悸气短，头痛、头晕、心情不稳定，睡眠质量差，食欲纳差、四肢掌发热、腰部及下腹部疼痛，脸面部微发黄或浮肿为临床表现。脉沉而速或者沉而慢等。

【临床病例】　其某，女，36岁，蒙古族，锡林郭勒盟西乌珠穆沁旗人，农民，2007年11月13日就诊。

【主诉】　腰部及下腹部疼痛，月经不规律10个月余。

【病史】　患者今年开始腰及下腹部疼痛，月经周期紊乱，不定期来月经，伴头痛、头晕，有时失眠，身体虚弱乏力，没有诊治。食欲差、四肢掌发热。无特殊病史，否认有家族遗传病史，生在本地，无烟酒不良嗜好。

蒙医检查：精神一般，体质消瘦，面色苍白，营养差，舌淡白，脉沉弱，尿色淡黄。

【检查】　体温36℃，脉搏80次/分钟，呼吸18次/分钟，血压110/70mmHg。患者营养差，体质消瘦。神志清楚，精神欠差，自动体位，双肺呼吸音清晰，心律齐，大小便正常，脉弱。

【蒙医诊断】　月经不规律。

【治法】

（1）处方：早：七味豆蔻散1.5g加十三味蛤蚧丸等量用温开水送服。午：吉祥丸3g用鸡冠花煎汤送服，或加姜黄等量送服。晚：益母草丸2g加八味止血红花散1g用温开水送服。

（2）辨证治疗：可按月经提早辨证治疗。如肉痞瘤而引起经漏者用治痞瘤方法辨证治疗。如腹胀、纳差、食欲不振者用六味木香散加十味健胃散服之。睡眠差及头痛者用珍宝丸、三十五味沉香散送服或用三味豆蔻汤送服。心悸者用七味广枣散或十六味肉豆蔻散。饮食起居方面给予营养易消化食物，减轻患者心理精神压力保持乐观状态。血瘀痞用七味枸杞子散，赫依瘀痞用七味豆蔻强身散，调经用益母草丸、吉祥丸，平衡体素用二十五味大汤散，赫依偏盛用十一味持命丸或七味广枣散辨证治疗。

第二节　白带增多症

白带增多症是指妇女白带量比平时多、颜色改变、有异味的一种妇科疾病。

【病因病机】　随着体内三根失调引起肾、三舍的功能衰退、赫依血循环紊乱等引起。主要诱因为下身长期受寒凉、潮湿刺激，长期劳累等引起宫寒以及黏虫感染等。

【症状】　主要以白带增多，恶臭及颜色变黄色或黄绿色或灰白色稀薄白带或脓样白带。伴腰腹部疼痛、身体虚弱。如果是血希拉热偏盛则白带黏稠且异味儿大、颜色变黄。如果是寒气偏盛则白带稀薄且颜色灰白，异味儿相对小。如因黏虫感染则常伴阴部瘙痒。如果是子宫痞瘤引起的白带异常则白带颜色多样，有时带血、有时像水样、有时像凝乳样。赫依偏盛或体虚引起者伴有心悸、头疼、失眠，腰腹部疼痛显着。脉沉弱、缓慢。

【治疗】 调益肾和三舍，根据体质对症治疗。药物选用五味清浊散、六味云实散、七味豆蔻散、益母草丸、日轮丸、益肾宝凤丸、吉祥丸、四味姜黄汤、三红汤及七味洗剂等。

【临床病例】 王某，女，36岁，汉族，武川县人，农民，2007年5月3日就诊。

【主诉】 下腹痛，白带增多3个月余。

【病史】 长期劳累，受寒等白带增多，灰白色稀薄白带有臭味，伴腰腹部疼痛、头疼，有时失眠，身体虚弱乏力。没有诊治。四肢厥冷，身上有异味，眼睑有浮肿，小便次数多。无特殊病史，父母健在，否认有家族遗传病史，生在本地，无烟酒不良嗜好。

蒙医检查：精神一般，体质消瘦，面色苍白，营养差，舌淡白，脉沉弱、缓慢，尿色淡黄。

【检查】 体温36℃，脉搏80次/分钟，呼吸18次/分钟，血压110/70mmHg。患者营养差，体形消瘦。神志清楚，精神欠佳，自动体位，双肺呼吸音清晰，心律齐，大小便正常，脉弱。

【蒙医诊断】 白带增多症（寒性）。

【治法】

（1）处方：

寒盛性白带增多：早：六味云实散或五味清浊散1.5g加大托叶云实散等量用温开水送服。午：七味豆蔻散1.5g加大托叶云实散等量温开水送服。晚：日轮丸3g用温开水送服。

热盛性白带增多：早：益母草丸3g用温开水送服。午：吉祥丸3g用四味姜黄汤送服。晚：益肾宝凤丸3g用四味姜黄汤或加红药汤送服。

（2）辨证治疗：如因黏虫而白带增多的用以上方子加七雄丸或五味嘎日迪丸，用七味洗剂冲阴道。

第三节 痛 经

痛经是指经期或经期前后发生以小腹及腰部疼痛为特征的一种病症。

【病因病机】 分为原发性和继发性痛经。原发性痛经主要因卵巢子宫功能紊乱引起。继发性痛经主要因卵巢子宫等生殖器官的病理改变所致。不管是哪个痛经都因赫依血运行受阻及下清赫依功能失调所致。平时饮食起居不慎、下身受凉，嗜好寒凉、涩性食品，惊吓等因素均可诱发痛经。

【症状】 以月经初潮或未婚女性为多见。结婚后症状会缓解。主要在来月经前1~2天或经期间腰腹部甚至膀胱前后，腹部两旁阵阵疼痛或绞痛。有的在会阴部、胯部、大腿内侧等部位疼痛。疼痛持续几小时到两天不等。有的疼痛伴有明显脸面部发白、四肢发凉等。

【治疗】 调理下清赫依功能，结合患者的体质对症治疗。药物选用十三味下清赫依散、十一味持命丸、吉祥丸、三味檀香汤、土木香汤、七味豆蔻散及六味大黄散等。

【临床病例】　包某，女，16 岁，蒙族，蒙校学生，2008 年 5 月 3 日就诊。

【主诉】　月经前 2 天开始腹部两旁阵阵疼痛，经期结束后缓解。

【病史】　患者 13 岁来潮，每次月经前 2 天开始腹部两旁阵阵疼痛，经期结束后缓解。伴四肢厥冷，头疼，有时失眠，没有诊治。无特殊病史，父母健在，否认有家族遗传病史，生在呼市，无不良嗜好。

蒙医检查：精神良好，体质偏瘦，面色苍白，营养尚可，舌苔淡白，脉细速，尿色淡黄。

【检查】　体温 37℃，脉搏 80 次/分钟，呼吸 18 次/分钟，血压 110/70mmHg。神志清楚，自动体位，双肺呼吸音清晰，心律齐，大小便正常。

【蒙医诊断】　痛经。

【治法】

（1）处方：早：七味广枣散或十一味持命丸 1.5g 加六味大黄散等量用温开水送服。午：吉祥丸 3g 用三味檀香散或加土木香汤送服。晚：十三味下清散 1.5g 加六味大黄散等量用三味檀香散或加土木香汤送服。

（2）辨证治疗：如合并赫依者用三十五味沉香散。体虚者服奶酒加红糖煎汤。白带增多者用七味广枣散加等分大托叶云实散服之。

（3）治疗期间在后背 13、14 节椎骨两侧或 17、18 节椎骨两侧及下腹部热敷。

第四节　阴道虫病

阴道虫病是指妇女外阴部及阴道内瘙痒难忍、灼热疼痛、白带增多为主要特征的一种外生殖器疾病。

【病因病机】　此病因直接或间接受黏虫侵入所致。是由于接触阴道虫病患者或其被褥、衣物、马桶、洗浴用品，不注意个人及公共卫生等所致。

【症状】　腰腹部隐隐作痛伴白带量多、色黄、有泡沫、味臭，下身奇痒、灼热难忍等。严重的外阴部红肿，阴道口因搔抓而红肿，变硬及有黄水样液体流出，睡眠易醒，心悸，乳房发胀等。

【治疗】　杀黏虫，结合患者的体质对症治疗。药物选用七味洗剂、七味豆蔻散、八味黄柏散、十八味孟根乌苏丸、四味文冠木汤、三味马钱子汤及七味信筒子散等。

【临床病例】　赵某，女，36 岁，汉族，清水河县人，农民，2005 年 5 月 3 日就诊。

【主诉】　腰腹痛，白带增多，阴部奇痒，灼热 1 个月余。

【病史】　患者近 1 个月腰腹部隐隐作痛，阴部奇痒，灼热，难忍，伴白带量多、色黄、有泡沫、味臭。有时失眠，身体虚弱乏力，小便次数多。无特殊病史，否认有家族遗传病史，生在本地，无不良嗜好。

蒙医检查：精神一般，体质消瘦，面色苍白，营养差，舌淡白，脉沉缓，尿色黄。

【检查】　体温 35.8℃，脉搏 80 次/分钟，呼吸 18 次/分钟，血压 120/80mmHg。患者营养差，体形消瘦。神志清楚，精神欠佳，自动体位，双肺呼吸音清晰，心律齐，大小便正常。

【蒙医诊断】 阴道虫病。

【治法】

(1) 处方：首先加强个人及公共卫生，煎煮七味洗剂用蒸汽熏下身和冲洗，每日 1 次，持续 1 周。同时，早：七味豆蔻散 1.5g 加七味信筒子散或三味马钱子汤等量用温开水送服。午：八味黄柏散 3g 用四味文冠木汤加四味姜黄汤等量送服。晚：七味信筒子散 2g 加十八味孟根乌苏丸 1g 用以上汤药送服。

(2) 辨证治疗：如外阴部红肿，溃烂先洗净后喷撒七味溃疡散。如白带增多用益母草丸加大托叶云实散等量用四味姜黄汤送服。或服用六味大托叶云实散。腰腹部疼痛者用日轮丸加三味那如丸用三红汤或四味文冠木汤送服。

第五节 阴道热症

阴道热症是以腰腹部疼痛伴阴道及会阴部红肿热痛为表现的外生殖器热性疾病。

【病因病机】 血、黄水偏盛瘀积在阴道引起。主要由饮食起居不慎，尤其阴道部受刺激或受伤，经期房事、产期房事等不洁性行为，人体免疫力低下，黏虫感染等因素所致。

【症状】 本病发病相对较快，起初主要表现为外生殖器发热，疼痛伴红肿、膀胱区及腰腹部不适。如合并黏虫感染，病情加重、肿胀部位出现溃烂、疼痛、流黄水。若不及时治疗，病情会变顽固成慢性阴道炎或发展生殖器其他疾病。

【治疗】 调赫依，清血黄水热，根据病情对症治疗。药物选用四味文冠木汤、四味姜黄汤、三红汤、八味黄柏散、金刚丸、益母草丸、骚血普清散、七味枸杞子散、十五味云香嘎日迪丸、五味肉豆蔻散、吉祥丸及十七味栀子汤等。

【临床病例】 仁某，女，40 岁，蒙族，锡林郭勒盟白旗人，牧民，2009 年 5 月 4 日就诊。

【主诉】 下腹痛，外阴部发热，疼痛伴红肿 1 周。

【病史】 患者 1 周前在洗浴城洗澡后外生殖器发热，疼痛伴红肿、膀胱区及腰腹部不适伴腰腹部疼痛，伴头疼，失眠，身体乏力，食欲良好。无传染病等特殊病史，无不良嗜好。

蒙医检查：精神尚可，体质肥胖，营养良好，舌苔淡黄，脉洪，尿色黄。

【检查】 体温 37℃，脉搏 80 次/分钟，呼吸 20 次/分钟，血压 110/70mmHg。患者营养良好，体形肥胖。神志清楚，精神尚可，自动体位，双肺呼吸音清晰，心律齐，大小便正常。

【蒙医诊断】 阴道热症。

【治法】

(1) 处方：早：五味肉豆蔻散 1.5g 加骚血普清散等量用温开水送服。午：益母草丸 3g 用四味姜黄汤加红药汤等量送服。或投八味黄柏散 3g 用十七味栀子汤送服。晚：七味枸杞子散 2g 加十五味云香嘎日迪丸 1g 用四味姜黄汤加红药汤等量送服。

(2) 辨证治疗：白带增多者用六味大托叶云实散用四味姜黄散送服或七味豆蔻散加

大托叶云实散等分送之。腰腹部疼痛加重者取益母草丸加三味那如丸用十七味栀子汤煎汤送服。

（3）治疗期间在脊椎第 18 节及下腹部热敷。溃烂部喷撒七味溃疡散。

第六节　子宫热症

子宫热症是指腰部及小腹部发热及下坠痛，红白带下为表现的子宫血、黄水性疾病。

【病因病机】　三根失调，血热及黄水偏盛致卵巢及子宫某部发生病变所致。主要诱因有饮食起居不当，尤其辛、辣食物及下身长期着凉、潮湿、房事不洁、产后遗热、产道受伤等。本病多见于青壮年女性。

【症状】　本病虽属热性但因所处的环境、体质等影响容易合并赫依、巴达干，表现虚热或巴达干热症状为其特点。腰部下坠感伴小腹部尤其子宫病变区域阵阵作痛，白带增多，脓性白带等。有的患者出现月经不调、月经推后伴手掌、脚掌发热，胸闷不适、睡眠差、头痛头晕、食欲差，面部发暗或面部花纹，乳房胀痛、腹股沟腺体肿大。尤其来月经前几天疼痛加重，月经停后疼痛减轻等特点。本病在初期如果未能得到及时的积极治疗或治疗不彻底，则易发展为慢性顽症或发展为子宫其他疾病。本病一般初期表现热偏盛症状，逐渐发展为巴达干寒性疾病，或者受患者的居住环境、时间季节、年龄、体质等因素干扰而出现不同的伴随症状。

【治疗】　调理赫依，清血、黄水热，根据病情对症治疗。药物选用十七味栀子汤、三红汤、四味文冠木汤、四味姜黄汤、七味广枣散、五味肉豆蔻散、七味枸杞子散、吉祥丸、益母草丸、八味黄柏散、骚血普清散、金刚丸、十五味云香嘎日迪丸、十味白云香散及二十五味大汤散等。

【临床病例】　哈某，女，34 岁，蒙族，达茂旗人，牧民，2000 年 5 月 3 日就诊。

【主诉】　腰部及小腹部疼痛，月经不调、白带增多 6 个月余。

【病史】　患者去年底开始腰部下坠感伴小腹部尤其子宫病变区域阵阵作痛，白带增多，月经不调、月经推后伴手掌，睡眠差、头痛头晕、脚掌发热，胸闷不适、食欲差，有时乳房胀痛、乏力。无特传染病等病史，否认有家族遗传病史，已婚，生有一男一女，无不良嗜好。

蒙医检查：精神一般，体质消瘦，面色暗，营养尚可，舌苔淡黄，脉沉紧，尿色淡黄。

【检查】　体温 36.5℃，脉搏 80 次/分钟，呼吸 18 次/分钟，血压 110/70mmHg。神志清楚，精神欠佳，自动体位，双肺呼吸音清晰，心律齐，大小便正常。

【蒙医诊断】　子宫热症。

【治法】

（1）处方：早：七味广枣散或五味肉豆蔻散 3g 加益母草丸等量用温开水送服。午：七味枸杞子散 1.5g 加三红汤等量用四味姜黄汤送服。晚：七味枸杞子散 1.5g 加十五味云香嘎日迪丸等量用十七味栀子汤送服。

（2）辨证治疗：表现睡眠差、心慌意乱等赫依或赫依血偏盛症状者用七味广枣散或十一味持命丸，腰部、膀胱区疼痛者用八味黄柏散加益肾宝凤丸 1/3 量口服。闭经者用四味当归散加六味大黄散。白带增多者用六味大托叶云实散或七味豆蔻散加大托叶云实散。红白带下者用三红汤送服。月经量多者用益母草丸加五味发炭散或九味乌日塔拉丸。头痛或头晕者用二十五味大汤散加十味土木香汤煎服。

（3）治疗期间在脊椎第 18 节及下腹部热敷。子宫颈糜烂者可以喷撒七味溃疡散。

第七节　子宫寒症

子宫寒症是指浑全身关节酸痛、心神不定、白带增多或月经不调等为临床表现的子宫赫依血或巴达干血合并的偏寒性疾病。

【病因病机】　体内巴达干赫依紊乱与血相搏累及卵巢及子宫引起其功能失调所致。诱因主要有饮食起居不当，尤其下身长期着凉、心身活动过度尤其在经期过多劳累、凉水洗手脚、精神受刺激，三舍热症遗余，出血，年迈者或体虚等。

【症状】　经常腰部及全身关节酸痛、心神不定、心慌、心悸、头晕、寒战、哈气增多，睡眠欠佳、易劳累，眼睑微肿、白带增多等。有的患者出现月经不调、腹胀、食欲不振、手脚冰凉。根据患者的居住环境、时间季节、年龄、特质等因素不同会出现不同的伴随症状。脉象沉缓。

【治疗】　祛子宫寒气，益肾，根据病情对症治疗。药物选用五味肉豆蔻散、七味枸杞子散、五味清浊散、十一味持命丸、七味广枣散、珍宝丸、三十五味沉香散、六味安消散、吉祥丸及六味大托叶云实散等。

【临床病例】　乌某，女，38 岁，蒙族，锡林郭勒盟黄旗人，牧民，2002 年 7 月 8 日就诊。

【主诉】　腰部及全身关节酸痛、心慌、月经不调 1 年余。

【病史】　患者经常腰部及全身关节酸痛、月经不调、腹胀、食欲不振、手脚冰凉。伴有心神不定、心慌、心悸、头晕、睡眠差、有时失眠，有时晨起眼睑微肿，易疲劳，白带多等。已婚，生育三个儿女，均健康。无特殊病史，否认有家族遗传病史，无烟酒不良嗜好。

蒙医检查：精神良好，体质消瘦，面色苍白，营养一般，舌苔白厚，脉沉、缓慢，尿色淡黄。

【检查】　体温 36℃，脉搏 80 次/分钟，呼吸 18 次/分钟，血压 110/70mmHg。患者营养一般，体形消瘦。神志清楚，精神良好，自动体位，双肺呼吸音清晰，心律齐，大小便正常，脉弱。

【蒙医诊断】　子宫寒证。

【治法】

（1）处方：早：七味枸杞子散 2g 加六味安消散 1g 用温开水送服。午：十六味石榴平安散 3g 用温开水送服。晚：珍宝丸 3g 用三十五味沉香散送服。

（2）辨证治疗：心神不定、睡眠差投七味广枣散或十一味持命丸用三味豆蔻散送服。白带增多投六味大托叶云实散或五味清浊散加大托叶云实散用温开水送服或鸡冠花汤送服。腰部疼痛加重者投日轮丸或七味豆蔻散加五味云香嘎日迪丸用温开水送服。月经不调用吉祥丸加五味发炭散或九味乌日塔拉丸用二味枇杷叶汤送服。

第八节　子宫痞瘤病

子宫痞瘤病是指子宫某个部位增生不同程度的痞瘤。本节主要介绍子宫肉痞、子宫水疱痞、子宫血痞的诊治经验。

一、子宫肉痞

子宫肉痞是在子宫的某一个位置上的肌肉变肥厚成痞瘤，伴月经不调或白带增多等症状的疾病，也称肥厚痞。

【病因病机】　随着体内三根失调引起巴达干赫依偏盛紊乱与血相搏，累及子宫壁某处并影响其赫依血运行，巴达干黏液被赫依聚集逐渐凝结形成肉痞。主要因长期用寒冷饮食，下身受寒，月经期或产褥期受风着凉，不讲个人卫生及子宫其他疾病遗余；精神受刺激，长期劳累，心、肾功能受累引起。

【症状】　多见于中年妇女，病程缓慢。早期并无特别症状，逐渐出现月经不调，经期延长或经血淋漓，月经周期缩短，白带增多等症状。腰腹部疼痛或经前腰部、下腹部疼痛，随病情加重而疼痛加重等。检查可触及子宫某一个位置痞块。乳房胀满并能触及大小不等硬结，此硬结在月经期缓解。伴有心悸、心慌、头痛、头晕、胸闷等赫依血紊乱现象或食欲减退，胃、剑突周围胀满等巴达干血紊乱的现象。受患者的居住环境、时间季节、年龄、体质等因素可出现不同的伴随症状。

【治疗】　补体素，破痞化瘀，对症治疗。药物选用益母草丸、益母草浸膏剂、十味贝齿炭散、五味发炭散、吉祥丸、三份丸、十一味沙棘散、十五味大黄散、三味沙棘散、三味黄丹散、三味大黄散、十七味玉竹散、十一味文冠木汤、十七味栀子汤及二十五味大汤散等。

【临床病例】　额某，女，38 岁，蒙古族，锡林郭勒盟黄旗人，干部，2007 年 5 月 15 日就诊。

【主诉】　月经不调，腰部、下腹部疼痛，白带增多 2 年余。

【病史】　患者 2004 年底开始月经不规律，经期延长，月经周期缩短，伴腰腹部疼痛或经前腰部、下腹部疼痛。近半年经血淋漓不断，白带增多，有时小腹部疼痛加重。并伴有心悸、心慌、头痛、头晕、胸闷，有时失眠，乏力。去年在锡林郭勒盟医院诊治，效果没有明显，前来就诊。无传染病等特殊病史，没有家族遗传病史，无过敏史，无烟酒不良嗜好。

蒙医检查：精神欠佳，体质消瘦，面色灰暗，营养差，舌苔白薄，脉弱、缓，尿色淡黄。

【检查】　体温 36℃，脉搏 80 次/分钟，呼吸 18 次/分钟，血压 105/70mmHg。患者营养差，体形消瘦。神志清楚，精神欠佳，自动体位，双肺呼吸音清晰，心律齐，大小便正常，B超检查子宫肌瘤 2.5cm×3.0cm。

【诊断】 蒙医诊断：子宫肉痞；西医诊断：子宫肌瘤。

【治法】

（1）处方：早：二十五味大汤散 1.5g 加十一味文冠木汤等量煎服。午：益母草丸 3g 用二十五味大汤送服。晚：益母草丸 3g 用益母草浸膏剂煎汤送服。

（2）辨证治疗：如果月经淋漓不止者用八味红花止血散加五味发炭散或九味乌日塔拉丸。身体虚弱者投八味红花止血散加十七味玉竹散用二十五味大汤散加红糖煎汤送服。赫依偏盛者七味广枣散加吉祥丸用骨头汤送服。头晕眼花者用二十五味大汤散加十味土木香汤服之。病症加重则用土茯苓汤 10～15g 煎服，每日两次。

二、子宫水疱痞

子宫水疱痞是在子宫内生长水疱样坚硬泡块群，阴道内流出血液、黄水及葡萄样东西，伴有腰腹部疼痛为特征的异常妊娠。

【病因病机】 本病性质为赫依、黄水偏盛。主要是由于男子精液与女子精血在宫内相遇时受到三根相搏之伤害，或者在胚胎发育过程中因其母饮食、起居及药物影响，或治疗失误等，导致恶血、黄水偏盛损害胚胎，或者其母体内外之有毒物质影响致使胚胎中毒等而不能正常发育，便在子宫内形成水疱痞。

【症状】 停经后 2～3 个月左右，阴道内淋漓不断地流血，其中混杂黄水或葡萄状水疱。宫体增大比正常怀孕快，逐渐出现小腹部胀痛，腹部突起，但触诊触摸不到胎儿，听诊听不到胎心音。患者出现食欲不振，恶心，呕吐等反应比正常妊娠严重。病情加重会引起腰部小腹部疼痛，大量的流血，手脚冰凉，面部发白，贫血及乏力明显。妇科检查可发现水疱块上下波动，触及疼。可做尿检和B超检查确诊。

【治疗】 调理体素，燥黄水，破痞化瘀，对症治疗。药物选用益母草丸、益母草膏、十味贝齿炭散、五味发炭散、吉祥丸、三份丸、十一味沙棘散、十五味大黄散、三味沙棘散、三味黄丹散、三味大黄散、十七味玉竹散、十一味文冠木汤、十七味栀子汤及二十五味大汤散等。

【临床病例】 图某，女，26 岁，蒙古族，锡林郭勒盟阿巴嘎旗人，教师，2002 年 5 月 13 日就诊。

【主诉】 怀孕近 3 个月，阴道内淋漓流血，其中混杂黄水和葡萄状水疱 1 周。

【病史】 患者停经 3 个月，有过食欲不振，恶心，呕吐等妊娠反应。1 周前没有任何原因阴道内淋漓地流血，其中混杂黄色水样液体和葡萄状水疱。感觉腰部小腹部疼痛，手脚冰凉，乏力明显。患者无其他特殊病史，否认有家族遗传病史，无烟酒不良嗜好。

蒙医检查：精神尚可，体质中等，面色苍白，营养一般，舌苔淡黄，脉弱、缓、尿色正常。

【检查】 体温36℃，脉搏85 次/分钟，呼吸20 次/分钟，血压110/80mmHg。患者营养一般，体质偏瘦。面色发白，神志清楚，精神尚可，自动体位。宫体增大，小腹部压痛，触诊触摸不到胎儿，听诊听无胎心音。

【蒙医诊断】 子宫水疱痞。

【治法】

（1）处方：早；十七味玉竹散 1.5g 加七味豆蔻散等量温开水送服。午：十七味沙棘散 3g 用三味大黄散送服。晚：十味贝齿炭散 3g 用十七味栀子汤送服。

（2）辨证治疗：如果月经淋漓不止者用八味红花止血散。身体虚弱者投十七味玉竹散用二十五味大汤散。头晕眼花者用二十五味大汤散加十味土木香汤服之。病症加重则用土茯苓汤 10～15g 煎服，每日两次。

三、生殖器血痞

生殖器血痞是指生殖器的某个位置恶血瘀积或病邪残留被赫依旋积久而成之痞块。

【病因病机】　生殖器受伤而产生恶血、黄水被赫依涡旋凝结日久而成。其诱因有产后身心起居不当，产后热或恶露不下，损伤等。

【症状】　腰部、小腹部疼痛或绞痛，月经不调，行走时髂部震痛或伸腿时病变部位粘连而抻拉疼或烧热感，如果痞瘤破裂则突然大量出血伴心烦易怒，头疼，手脚掌发热等。

【治疗】　清热燥黄水，破痞化瘀，对症治疗。药物选用益母草丸、益母草膏、十味贝齿炭散、五味发炭散、吉祥丸、三份丸、十一味沙棘散、十五味大黄散、三味沙棘散、三味黄丹散、三味大黄散、十七味玉竹散、十一味文冠木汤、十七味栀子汤及二十五味大汤散等。

【临床病例】　白某，女，35 岁，蒙古族，包头市人，工人，2007 年 11 月 5 日就诊。

【主诉】　小腹部疼痛，月经不调 4 个月余。

【病史】　患者 4 月初做过人工流产手术。术后一直身体不适，近几个月月经不规律，腰部、小腹部疼痛，伸腿或弯腰时下腹部抻拉痛。有时心烦易怒，头疼，手脚掌发热等。没有进行诊治。无传染病等特殊病史，没有家族遗传病史，无过敏史，无不良嗜好。

蒙医检查：精神一般，体质偏胖，营养良好，舌苔淡白，脉沉细、沉，尿色淡黄。

【检查】　体温 37℃，脉搏 80 次/分钟，呼吸 18 次/分钟，血压 110/70mmHg。患者营养良好，体形偏胖。神志清楚，精神一般，自动体位，双肺呼吸音清晰，心律齐，大小便正常。

【蒙医诊断】　子宫血痞。

【治法】

（1）处方：早：益母草丸 3g 温开水送服。午、晚：七味枸杞散 3g 加十七味贝齿炭 1g 用三子汤送服。

（2）辨证给药：若经血多则十三味牛黄散用二味枇杷叶汤送服，或者十八味吉祥丸加红花八味丸服之；若白带多则五味清浊散加大托叶云实用温开水服之；身体虚弱者投十七味玉竹散用二十五味大汤散用三红汤水送服。赫依偏盛者七味广枣散加吉祥丸用骨头汤送服。头投十味土木香汤服之。

（3）治疗期间常用三红汤和四味文冠木汤 25g 加砖茶煎后在脊椎 13、14 及 18 椎骨处和下腹部疼痛处进行热敷。

第九节　子宫下垂

子宫下垂是指子宫不同程度的垂降的子宫寒性疾病，也称子宫脱垂。

【病因病机】　主要是体内赫依偏盛紊乱，下清赫依功能失调，子宫韧带松弛而使子宫位置下移所致。主要由于产后举负重物，受寒着凉，长期站立、蹲坐，持续剧咳，便秘，难产者、产伤、多产者、长期营养不良、体虚、寒盛体质者等因素引起。

【症状】　根据子宫下垂的不同程度分为三级。一级并无明显症状，表现腰部、下腹、膀胱区附近长感到不同程度的胀痛，白带增多，妇科检查见子宫位置比正常稍有下降。二级，阴道中有异物悬垂感、举负重物、咳嗽时子宫下降至宫颈露于阴道口、卧床休息则还纳。三级则子宫暴露于阴道口外，平卧时子宫亦不回收，只能用手复位方能还纳。重者长期脱出阴道口外，被衣褥反复摩擦而发紫、溃疡等。

【治疗】　镇赫依，暖宫复位，根据病情对症治疗。药物选用七味豆蔻散、七味广枣散、六味大托叶云实散、吉祥丸、三十五味沉香散等。

【临床病例】　依某，女，46岁，蒙古族，四子王旗人，农民，2006年10月23日就诊。

【主诉】　确诊下垂2年，腰疼，白带增多3个月余。

【病史】　患者因阴道中有异物悬垂感，伴腰腹部疼痛、头疼，有时失眠，乏力，小便次数多等在附属医院检查确诊子宫下垂二级。曾经治疗3个月，稍有好转。近几个月腰疼，白带增多，前来就诊。无特殊病史，无家族遗传病史，无不良嗜好。

蒙医检查：精神一般，体质肥胖，营养良好，舌苔白厚，脉沉、数，尿色淡黄。

【检查】　体温36.5℃，脉搏80次/分钟，呼吸18次/分钟，血压130/90mmHg。患者营养良好，体形偏胖。神志清楚，精神一般，自动体位，双肺呼吸音清晰，心律齐，大小便正常。

【诊断】　蒙医诊断：子宫下垂；西医诊断：子宫下垂

【治法】

（1）处方：早：七味广枣散1.5g加吉祥丸等量用红糖水或骨头汤送服。午、晚：七味豆蔻散3g用温开水送服。

治疗1～2周后进行子宫复位术：先用温水洗净后再用温牛奶洗，然后涂白硇砂细分推入复位之。然后配合针灸脊椎第18节三组穴位3～5次。取胸部低，臀部高体位连续卧床7～14天。须注意针灸穴位部防水、潮湿等。

（2）辨证治疗：如伴咳嗽者投十八味清肺散用三剂等量汤送服；如行手法复位术必须止咳。白带增多者投六味大托叶云实散或七味豆蔻散加大托叶云实等量用温开水送服。

（3）治疗期间在脊椎第13、14节三组穴针灸及下腹部进行热敷治疗。

第十节 产 褥 热

产褥热是指产褥期患者出现发热、脸潮红、胸闷等症状的急性血热炽盛性疾病。又称产后发热、产褥毒症。

【病因病机】 系因分娩过程和产后调护不当或生殖道黏虫感染，血希拉热炽盛引起。原因有难产或产后护理不当，大出血，发热受风，劳累，受精神刺激，营养不良或锐腻食物过度，身体虚弱，黏虫感染等。

【症状】 产后1~10日之内发病并开始高热、头痛、面红或蜡黄、口干、大渴引饮，胸肋刺痛、气短、倦怠、小腹疼痛，阵阵胸闷惶恐，甚有的晕厥。脉象虚速或细速。如果赫依相搏则表现睡眠差、心身不定、语无伦次等。如果治疗不及时或病情加重可危及生命。

【治疗】 清血希拉热，杀黏，对症治疗。药物选用二十五味大汤散、吉祥丸、新-Ⅱ号、八贵散、十三味牛黄散、二十五味冰片散、三味檀香汤、十七味栀子汤、三十五味沉香散、十五位沉香散、七味苦参汤等。

【临床病例】 萨某，女，24岁，蒙古族，锡林郭勒盟黄旗人，牧民，2007年3月13日就诊。

【主诉】 产后高热、头痛3天。

【病史】 患者产后第5天开始高热、头痛、阵阵胸闷惶恐，伴口干、引饮，小腹疼痛。脉象虚速或细速。

【检查】 体温39℃，脉搏98次/分钟，呼吸24次/分钟，血压110/70mmHg。急症面容，体质偏瘦，面色潮红，营养尚可，舌苔黄厚，脉洪、速，尿色深黄。

【蒙医诊断】 产褥热。

【治法】

（1）处方：早：二十五味大汤散3g加西红花0.5g煎服。午：八贵散散1.5g加麝香、牛黄、西红花、冰片1.5g用七味苦参汤加三味檀香散等量送服。晚：吉祥丸2g加麝香、牛黄、西红花1g用二十五味大汤散送服。

（2）辨证治疗：如胸闷，心悸，气短投新-Ⅱ号；睡眠质量差用牛奶送服三十五味沉香散。反酸或便秘者大黑散加六味安消散等量服之。血崩时投十三味牛黄散或八味西红花散用三红汤送服。

（3）治疗期间食用瘦肉、黄油、新鲜蔬菜、鸡蛋、大米、小米等新鲜有营养之饮食，所处环境要保持安静舒适。

第十一节 乳 房 疾 病

乳房疾病主要介绍乳房肿块、乳腺病、乳房瘤等疾病的诊治经验。

一、乳房肿块

乳房肿块是指乳房的局部出现红肿疼痛为临床表现的血，黄水性疾病。

【病因病机】 常见于产后或哺乳期妇女饮食起居不当，导致恶血、黄水偏盛聚集于乳房妨碍赫依血运行，或见于初产妇女的乳头发育不全或乳头干裂等引起。感冒、温热环境、劳累、不注意乳房卫生、压迫乳房或惊吓等均为其诱因。

【症状】 单侧或双侧乳房局部红肿、发硬及肿胀疼痛，浑身不适、低烧，貌似感冒，严重者肿胀部位发胀、化脓等。如合并黏虫感染则疼痛加剧，累及到腋窝及腮腺，出现黏血热症状。

【治疗】 祛恶血热，燥黄水，对症治疗。药物选用八贵散、金刚丸、骚血普清散、十五味云香嘎日迪丸、十味白芸香散、三子汤、三红汤、十一味文冠木汤、三味檀香汤、消肿散、五味嘎日迪丸及土茯苓汤等。

【临床病例】 陈某，女，35岁，蒙古族，呼和浩特市人，2009年3月12日就诊。

【主诉】 右侧乳房外侧肿块、发硬及胀痛1个月。

【病史】 患者1个月前自己触及右侧乳房外侧肿块、发硬及按压胀痛，曾服用中药，效果不佳，前来就诊。伴有月经推后5～7天，经量少，色淡，白带量少，睡眠差，食欲尚可，大小便正常。平素身体健康。13岁月经初潮，发病前月经正常，2年前做过人工流产，生育两个孩子，健康。生活及工作环境良好，无不良嗜好。

蒙医检查：精神尚可，面色红润，左侧乳房及胸腹未见异常，四肢活动自如。右侧乳房1象限处触及2cm×2cm包块，按压痛，舌质淡红、苔白薄，脉细弦。

【检查】 体温36.4℃，脉搏75次/分钟，呼吸18次/分钟，血压110/70mmHg。患者营养良好，体形偏胖。神志清楚，精神尚可，自动体位，双肺呼吸音清晰，心律齐，大小便正常。

【蒙医诊断】 房肿块。

【治法】

（1）处方：早：三红汤1.5g加三子汤等量煎服。午：骚血普清散2g加十味白芸香散1g用十一味文冠木汤送服。晚：骚血普清散1.5g加十五位云香嘎日迪丸等量用四味文冠木汤送服或加等份的三红汤送服。

（2）辨证治疗：如合并黏虫者晚投骚血普清散加五味嘎日迪丸用三子汤或三红汤等份送服，同时服用下泻药。如乳腺肿块陈旧者取土茯苓汤1.5g，四味文冠木汤1.5g每次用5～10ml水煎服，每日服2～3次。晚上投吉祥丸加十八味孟根乌苏丸1/3量用以上汤药送服。

（3）治疗期间取八味消肿散适量用醋或蛋清搅拌敷在肿胀处，每日两次；若是哺乳期每日用吸奶器吸出肿胀的奶水。

二、乳 腺 病

乳腺病是指乳腺局部出现不同程度的囊肿为特征的赫依血偏盛性乳房疾病。

【病因病机】　常见于生育期妇女，且常为月经不调或血脉病等疾病的并发症。饮食起居不当，导致巴达干、赫依、黄水紊乱聚集于乳房妨碍赫依血运行所致。

【症状】　单侧或双侧乳房不同程度的一块或几块乳腺肿大。但是肿块不太硬、皮肤颜色不变、不脓肿，病灶部不易扩大。月经前和经期时乳腺囊肿肿胀疼痛加重，经期后疼痛慢慢缓解，肿块变小。如出现肿块急速增大发硬不移动及腋下腺肿大等表现者立即进一步检查治疗。如赫依偏盛者表现睡眠差、心慌心悸、眩晕、心神不定。如巴达干黄水偏盛者食欲差、全身发冷等。

【治疗】　调理三根，消肿，对症治疗。药物选用益母草丸、十七味栀子汤、二十五味大汤散、十五味云香嘎日迪丸、三味檀香汤、土茯苓汤、十一味文冠木汤、七味豆蔻散及七味枸杞子散。

【临床病例】　格某，女，30 岁，蒙古族，呼和浩特市人，2010 年 3 月 15 日就诊。

【主诉】　左侧乳房下侧肿块 1 年。

【病史】　患者 1 年前自己触及左侧乳房下侧肿块、按及较软，没有疼痛等症状。月经前和经期时肿块稍有胀痛感。从没有诊治，今前来就诊。月经正常，白带量少，睡眠和食欲尚可，大小便正常。平素身体健康，无传染病等特殊疾病史，无不良嗜好。

蒙医检查：精神尚可，右侧乳房及胸腹未见异常，四肢活动自如。左侧乳房 3 象限处触及 2cm×3.5cm 包块，按压软、囊性。舌质红、苔淡黄薄，脉细弦。

【检查】　体温37℃，脉搏80 次/分钟，呼吸20 次/分钟，血压120/75mmHg。患者营养良好，神志清楚，精神尚可，自动体位，双肺呼吸音清晰，心律齐，大小便正常。

【蒙医诊断】　乳腺囊肿。

【治法】

（1）处方：早：七味豆蔻散 3g 用温开水送服。午：十七味栀子汤 3g 煎服。晚：益母草丸 3g 用益母草浸膏汤送服，或七味豆蔻散 1.5g 加十五味云香嘎日迪丸等量用十一味文冠木汤散送服。

（2）辨证治疗：如赫依偏盛则早投五味肉豆蔻散用温开水送服，巴达干偏盛则投七味豆蔻散加四味光明盐汤等份用温开水送服。月经不调者投吉祥丸或益母草丸用二十五味大汤散加四味文冠木汤等量送服。

三、乳　房　瘤

乳房瘤是指妇女乳房中形成的恶性肿瘤性疾病，治疗效果差。

【病因病机】　蒙医学认为本病主要因中毒及血黄水偏盛紊乱有关。在妇女经期或产产褥期间或流产后因饮食起居不规律而引起。例如，过度饮食辛辣、咸、锐热性食物，或长时间处于炎热干燥环境、过度劳累、房事频繁、生气郁闷，或乳房长期受压迫，外伤及乳汁沉积等原因引起乳腺导管堵塞而影响乳房赫依血循环，或者恶血黄水偏盛瘀积于乳腺等引起本病。根据本病病程及临床表现、疾病程度分为重度和轻度两种。

【症状】　常见于 40 ~ 65 岁妇女，其 45 ~ 49 岁及 60 ~ 64 岁妇女更为常见。本病发病初期多数患者表现为单侧乳房出现肿块，无红、肿、热、痛等表现，只在洗澡等时不经意发现。肿块多数情况下呈绿豆大小并较坚硬，触摸时肿块粗糙而不移动，与邻近组织粘连，边界不清楚，增长较迅速等特点。随着肿块的增大乳头向一侧偏移或凹陷，肿块部位乳腺皮肤呈橘子皮状，伴有腋下淋巴腺肿大疼痛及乳头流血性液体，锁骨上下窝淋巴腺肿大、胸痛、气短、乏力等表现。

【治疗】 调理三根，解毒，祛恶血黄水，对症治疗。药物选用土茯苓、益母草丸、十七味栀子汤、吉祥丸、五味嘎日迪丸、十七味红花散、二十五味文冠木散、七味枸杞子散、十一味文冠木汤及十五味云香嘎日迪丸。

【临床病例】 德某，女，47岁，蒙古族，锡林郭勒盟苏尼特右旗人，2011年4月12日就诊。

【主诉】 左侧乳房外侧肿块3个月。

【病史】 患者3个月前在洗澡时自己触及左侧乳房出现肿块，较坚硬，开始黄豆大小，无疼痛等表现。现在感觉比原来增大了，前来就诊。伴有月经不调，经量较多，白带正常，睡眠稍差，食欲尚可，大小便正常。身体健康，无特殊疾病史。无不良嗜好。

蒙医检查：精神良好，右侧乳房及胸腹未见异常，四肢活动自如。左侧乳房2象限处触及1cm×1.5cm肿块，触及质地坚硬，表面粗糙而不移动，与邻近组织粘连，边界不清楚。舌质淡红、苔白薄，脉细紧。

【检查】 体温36.8℃，脉搏85次/分钟，呼吸20次/分钟，血压120/80mmHg。患者营养良好，神志清楚，精神良好，自动体位，双肺呼吸音清晰，心律齐，大小便正常。

【蒙医诊断】 乳房肿瘤。

【治法】

（1）处方：早、午：土茯苓汤3g煎服。晚：十七味红花散3g用十一味文冠木汤送服。

（2）辨证治疗：疼痛加重及合并黏虫者用十七味红花散加五味嘎日迪丸用十一味文冠木汤送服。取三味黄丹散适量用醋搅拌后外敷于肿块处。体质虚弱者投吉祥丸用三十五味沉香散送服。病势重者如果身体状况良好可用十四味强泻剂或希拉泻剂泻之。

（3）治疗期间在肿块部或四周进行温针治疗，每次加热3~5次，然后投二十五味文冠木散、十五味云香嘎日迪丸服之。

第十二节　不　孕　症

女子婚后未采取任何避孕措施，保持正常性生活，但连续3年内不受孕，或已孕育过又中断3年以上再未受孕者，称为不孕症。

【病因病机】 其因男女双方的受孕"三十六体素"缺陷所致。主要由男精液和女方精血不成熟，或生殖器官先天缺陷及后天病理变化等导致。比如女方卵巢、子宫受寒邪所侵或其他原因引起生殖功能的退化及其他疾病引起月经不调、子宫痞瘤、恶血残留等。

【症状】 不孕为主要临床表现。伴有月经错乱或腰腹部疼痛等，有的患者有流产所留的后遗症等。寒邪所致者伴有月经提前、心悸、白带增多、失眠、寒战、身体虚弱等。热邪所致者下腹部疼痛、月经推后，月经和白带混现，手掌、脚掌发热、脸面潮红等。

【治疗】 治宜祛宫寒，调理体素，补益元气，开窍，对症治疗。药物选用益母草丸、七味豆蔻散、吉祥丸及二十五味大汤散等。

【临床病例】　塔某，女，30 岁，蒙族，锡林郭勒盟黄旗人，牧民，2012 年 7 月 18 日就诊。

【主诉】　结婚 4 年，不孕。

【病史】　患者 2008 年结婚，婚后没有采取任何避孕措施，但一直没能怀孕，前来就诊。患者 14 岁来月经，一直不规律，有时提前，有时推后。推后较多、白带增多、睡眠不好、食欲较差，身体疲乏等。患者无传染病特殊病史，否认有家族遗传病史，无烟酒不良嗜好。丈夫身体健康，无传染病特殊病史，否认有家族遗传病史，无烟酒不良嗜好。

蒙医检查：精神一般，体质消瘦，面色苍白，营养一般，舌苔白厚，脉虚、缓、尿色淡黄。

【检查】　体温 36.5℃，脉搏 80 次/分钟，呼吸 18 次/分钟，血压 110/70mmHg。患者营养一般，体形消瘦。神志清楚，精神一般，自动体位，双肺呼吸音清晰，心律齐，大小便正常。

【蒙医诊断】　不孕症。

【治法】

（1）处方：早：七味豆蔻散 3g 用奶酒加红糖煎汤送服。午：益母草丸 3g 用二十五味大汤散送服。晚：益母草丸 3g 用益母草浸膏汤送服。

（2）辨证治疗：血热偏盛者投七味枸杞子散、脉泻剂或腹泻剂。心悸、失眠者投新-Ⅱ号和三十五味沉香散。头痛、肩胛僵硬者投七味广枣散、二十五味大汤散。伴白脉病者投珍宝丸用三十五味沉香散送服。

第十一章　男性病诊治经验

反映男性生理特点的疾病总称。分肾三舍虚弱病、遗精病、阳痿、前列腺增生、男性生殖器病、睾丸肿等。

第一节　肾三舍虚弱病

肾三舍虚弱病是以精神不振、面色暗淡、体质虚弱等症状为主的慢性疾病。

【病因病机】　由机体的三根七素失衡，随之代谢终产物的循行受影响所致。诱因有缺乏营养，过度操劳，惊恐、受气等精神受刺激，失血过多，慢性病等。

【症状】　发病迟缓，病程长，因属代谢疾病所以初起出现消化不良、食欲不振，体弱乏力，全身发凉，精神状态欠佳，面部失去光泽，失眠、心慌，腰及全身酸痛，眼耳等五官功能不同程度下降，性功能减退，遗精等。脉象迟弱或芤数。

【治疗】　以助胃火，调理、滋补体素为前提，根据病情对症治疗。药选用五味清浊散、二十五味大汤散、三十七味手参丸、三十五味沉香散、巴萨木油制剂、日轮丸及十五味牛黄清肾散等．

【临床病例】　白某，男，40岁，蒙古族，已婚，于2010年11月9日就诊。

【主诉】　腰酸痛，体弱乏力5年。

【病史】　患者自述2005年始，出现腰酸不适等症状，并有食欲不振，体弱乏力，全身发凉。患者未行任何检查及诊疗，症状逐渐加重，失眠、心慌，腰及全身酸痛，性欲减退等，前来就诊。患者精神不振，面无光泽，体形肥胖。既往体健，无急慢性传染病史，无糖尿病、高血压病史。有烟酒嗜好。已婚，夫妻关系和睦，生育1女，身体健康。

蒙医检查：患者神志清，精神欠佳，体形肥胖，肤色白，脉象迟弱数，舌苔灰白，小便色黄。

【检查】　体温36.5，脉搏80分钟，呼吸16分钟，血压120/80mmHg。患者神志清，精神欠佳，查体合作，体形胖，发育正常，营养较好，双肾区无叩击痛。

【蒙医诊断】　肾三舍虚弱病。

【治法】

（1）处方：早：五味清浊散3g温开水送服。午：二十五味大汤散3g加人参1g煎服。晚：三十七味手参丸3g用冬春夏草、鹿血角各0.5g汤药送服。

（2）辨证给药：如失眠、心悸则沏服三十五味沉香散。腰痛较明显者十五味牛黄清肾散少加三味诃子祛风散。最后服用巴萨木油制剂1~2次/天，

（3）须进行适宜运动，休养滋补肾三舍。

第二节 遗（滑）精

遗精系精液不自主流出或接触异性则流出的一种慢性病。

【病因和发病机制】 由机体巴达干和赫依相搏合并血热等累及肾三舍功能所致。诱因主要有用力过度、劳累、下身受寒、尤其精神受刺激、过度吸烟饮酒或肾三舍热病未愈等。

【症状】 多为精神不振、腰骶酸痛、体弱、不自主或排尿时遗精、性欲激发或接触异性即精液流出，一周遗精2次以上，重者一日内遗精数次。随病情发展遗精次数增多、并出现头晕、心悸、腰骶部刺痛、失眠、若因下身迁延热病所致者出现排尿时膀胱或尿道灼痛、尿量增多、精液黏稠带血等症状。成年未婚或夫妻分居的男性偶遗精一次属正常现象。

【治疗】 治以镇赫依、固精，根据病情对症治疗。药物选用五味肉豆蔻丸、三十五味沉香散、四味姜黄汤、七味槟榔散、九味手参散、十七味益肾丸、六味冬葵果汤、八味黄柏散、三红汤、尼达金杜格及十味诃子清肾丸等。

【临床病例】 郝某，男，47岁，汉族，干部，已婚，2009年9月23日就诊。

【主诉】 性功能下降、遗精2年。

【病史】 2年前无明显原因开始出现性功能下降、遗精等。后逐步发展为性功能障碍，腰部酸痛，乏力，未经治疗，前来就诊。患者神志清，精神欠佳，睡眠差，饮食尚可，二便正常，体重未有明显变化。既往身体健康，兄弟姐妹体健，否认家族及遗传病史。患者吸烟多年，无其他不良习惯。

蒙医检查：精神欠佳，形体偏瘦，肤色稍黑，无光，脉缓弱，舌淡红舌苔白色，舌边有齿痕。

【检查】 体温36.6℃，脉搏80次/分钟，呼吸15次/分钟，血压120/80mmHg。心率80次/分钟，患者神志清，精神欠佳，查体合作，双侧肾区间无叩击疼，四肢无异常，肌力Ⅴ级。

【诊断】 蒙医诊断：遗精；西医诊断：遗精。

【治法】

（1）处方：早：十一味安神散3g加九味手参散1g温开水送服。午：八味黄柏散3g用四味姜黄汤加三红汤送服，或者用六味冬葵果汤送服。晚：五味肉豆蔻丸1.5g加十七味益肾丸1.5g以上述汤药送服。

（2）辨证给药：如偏热性则八味黄柏散2g加十二味漏芦花1g用三红汤3g送服。如精液带血或带脓则上述药上少加熊胆、麝香用三红汤3g送服。如肾三舍寒性则十味豆蔻温肾丸2g加十七味益肾丸1g温开水送服。体虚者服九味手参散。心慌、失眠等赫依盛者十七味益肾丸用三十五味沉香散送服。

第三节 阳 痿

阳痿是一种以生殖器功能减退为症状的慢性病。

【病因和发病机制】 因巴达干赫依偏盛，导致肾和三舍受寒气，其火温衰减，功能减退致病。诱因有过食性凉、轻或涩、咸味饮食，烟酒，过度劳累、压力过大或失眠、精神受刺激，长期居住潮湿寒冷的环境，或肾三舍的其他慢性疾病。

【症状】 一般情况下无明显症状，但随着病程出现不同的性功能衰退症状。即若肾和三舍之体素衰减者，主要表现为性功能减退症状，有性欲望却阴经勃起障碍，因而心理压力加重、精神不振、体质虚弱。严重体素耗损者，因赫依导致元气耗损表现无性欲，肾三舍虚症症状。有的患者即使有性欲，能勃起却性交中断，达不到性满足或早泄，性欲随即消失。脉象多为虚弱，尤其尺脉弱。

【治疗】 治宜滋生体素、壮阳强肾和助三舍之火温的基础上对症治疗。药物选用十三味羌活鱼散、三十七味手参散、十一味手参散、羌活鱼制剂、日轮丸、二十五味大汤散、四味光明盐汤及五味清浊散等。

【临床病例】 那某，男，39岁，蒙古族，已婚，于2007年11月9日就诊。

【主诉】 腰酸痛，乏力3年，阴经勃起障碍半年。

【病史】 患者自述2004年5月始，出现腰部不适、夜间小便次数增多等症状。患者未行任何检查及诊疗，症状逐渐加重，并有腰部酸痛、乏力、性生活达不到性满。近半年以来阴经勃起障碍，在当地私人诊所就诊，诊所给予口服药（药名、剂量不详），服4个月，未见效果前来就诊。患者神志清，精神不振，体形偏胖。既往体健，无急慢性传染病史，无糖尿病、高血压病史，无输血史。有烟酒嗜好。已婚，夫妻关系和睦，生育1男1女，身体健康。

蒙医检查：患者神志清，精神欠佳，体形胖，肤色白，脉虚弱，舌苔淡黄，小便色黄，味腥臭，大便无异常。

【检查】 体温36.7℃，脉搏84分钟，呼吸17分钟，血压130/80mmHg。患者神志清，精神欠佳，查体合作，体形胖，发育正常，营养较好，双肾区无叩击痛。

【诊断】 蒙医诊断：阳痿；西医诊断：阳痿。

【治法】

（1）处方：早：五味清浊散3g加五味肉豆蔻散1g用温开温水送服。午、晚：十三味羌活鱼散3g用温开水送服。

（2）辨证给药：如面色发红，鼻头上长痘或声音嘶哑等血热症状者投二十五味大汤散加同等量的三子汤煎服。消化不良者投二十五味大汤散加同等量的四味光明盐汤煎服。失眠、心悸等赫依偏盛投三十五味沉香安神散用三骨滋养汤沏服。

（3）饮食起居方面宜食牛羊肉、鸡肉、牛奶、新鲜大米等富含营养食品，需静养的同时适当的运动促进血液循环。

第四节　前列腺增生

前列腺增生是一种因前列腺增生肿胀引起以尿频、尿急、排尿困难等症状为主的男性病。

【病因病制】　下清赫依失调和巴达干偏盛与血相搏，影响三舍和前列腺功能所致。诱因有过摄烟酒等刺激食物，长期受凉或久坐潮湿、硬地，老年人原有肾和三舍的伏热病。临床上分为热性和寒性两种。

【症状】

前列腺热性增生：发病较快，病情较重。主要以尿频尿急，排尿困难，尿流细而间断，尿浑浊或血尿，肾和膀胱周围疼痛，伴膀胱和大腿内侧坠痛，有时发热。

前列腺寒性增生：发病较缓，病程较长。主因为三舍伏热，因此常表现为巴达干热或合并赫依热表现。主要以腰骶部僵痛，四肢发凉以及尿频尿急，排尿不畅，尿不净等症状不同程度出现，亦可伴遗精，早泄，阳痿等。脉象细弱迟，尺脉甚弱。

【治疗】　以祛巴达干，助火温，滋补三舍，增强下清赫依的循行，利尿，对症治疗。药物选用十三味石榴散、日轮丸、四味姜黄汤、三红汤、八味黄柏散、十味诃子清肾散、永瓦尼吉乐、三味蒺藜汤、十味豆蔻温肾散、五味嘎日迪丸、十七味益肾丸、十三金簪散及骚血普清散等。

【临床病例】　特某，男，56岁，蒙古族，已婚，于2011年11月9日就诊。

【主诉】　腰酸痛，尿频尿急，排尿不畅1年。

【病史】　患者自述1年来出现腰酸不适等症状，并有食欲不振，尿频尿急，排尿不畅，夜尿多等症状。患者未行任何检查及诊疗，症状逐渐加重，失眠等，前来就诊。患者精神不振，面无光泽，体形偏瘦。既往体健，无急慢性传染病史，无糖尿病、高血压病史。有烟酒嗜好。

蒙医检查：患者神志清，精神欠佳，体形偏瘦，脉象迟弱，舌苔灰白，小便色黄。

【检查】　体温36.5℃，脉搏80分钟，呼吸16分钟，血压120/80mmHg。患者神志清，精神欠佳，查体合作，体形胖，发育正常，营养较好，双肾区无叩击痛。

【蒙医诊断】　前列腺增生。

【治法】

(1) 处方：早：十三味石榴散1.5g加永瓦尼吉乐等量温开水送服。午：八味黄柏散3g用四味姜黄汤、三红汤、四味蒺藜汤（统称三汤）同等量送服。晚：八味黄柏散加2g五味嘎日迪丸2~3粒用上述汤药送服。

(2) 辨证治疗：寒性则晚上十味豆蔻温肾散加同等量八味黄柏散用上述汤药送服。病情较重且尿混浊则八味黄柏散加同等量骚血普清散外加麝香、熊胆、藏红花等用三汤送服。腰及膀胱疼痛较明显则十七味益肾丸用三汤送服。心悸，失眠则三十五味沉香散用四骨滋养汤沏服。

(3) 治疗期间热性则取内踝脉行针刺放血。寒性则取第13、18椎关节三穴施灸疗。

第五节　男性生殖器病

男性生殖器病是一种以生殖器红肿、疮疡、尿道狭窄为症状的血黄水热或黏虫感染所致男性病。

【病因病机】　随着清浊消化不良，恶血和黄水偏盛，影响局部赫依血循环导致。除了因发病部位易合并赫依，还可合并黏虫。诱因有房事不洁，受强大刺激，黏虫侵袭，接触性病，禁排或用力排二便，外伤等。

【症状】　主要以龟头部位红肿、起丘疹，重则发生糜烂、溃疡、疼痛等症状为主。有尿道刺痛，流脓；龟头部皮疹密集；尿道粘连，排尿困难。若合并黏虫则疼痛加重，红肿引发溃疡。赫依为主则阴经持续勃起，皮肤皲裂。血黄水为主则多为红肿，皮疹易扩散，流脓血。

【治疗】　清恶血，燥黄水，杀黏，消肿，根据病情对症治疗。药物选用四味文冠木汤、三红汤、十五味云香嘎日迪丸、消黏红丸、五味嘎日迪丸、十味白云香散、骚血普清散、嘎木珠儿、土茯苓汤及十八味孟根乌苏丸等。

【临床病例】　陈某，男，42岁，汉族，河南人，1995年8月就诊。

【主诉】　全身酸累不适伴发热、龟头红肿3天。

【病史】　患者在工地打工，前两天突然全身不适，伴发热、口干咽痛，尿黄赤，自服感冒药缓解，之后下身发痒，逐渐红肿，前来求诊。其他病史无特殊。

蒙医检查：精神一般，面色暗，目赤，脉洪数，舌质红，苔黄腻。

【检查】　体温39℃，血压120/80mmHg，心率80次/分钟，呼吸16次/分钟。

【蒙医诊断】　男性生殖器病。

【治法】

（1）处方：早：四味文冠木汤、三红汤、土茯苓汤各2g煎服。午：消黏红丸3g用上述汤药送服。晚：骚血普清散3g加五味嘎日迪丸2~3粒用四味文冠木汤送服。

（2）辨证给药：若合并黏则骚血普清散加十八味孟根乌苏丸用四味文冠木汤送服。寒性黄水为主则十味白云香散用四味文冠木汤送服。赫依为主则服投三十五味沉香散。有溃疡者涂嘎木珠儿散，包扎。

第六节　睾　丸　肿

睾丸肿是以睾丸肿胀或阴囊积液、肿胀为症状的黄水热性病。

【病因病机】　巴达干和血偏盛，合并黄水入肾、三舍所致。诱因有布病等黄水热性病史，肾病及其他黄水为主热性病史，外伤，长期居住潮湿寒冷地方受冷、受寒等。

【症状】　若血黄水为主或合并黏虫则发病快，突发感冒样全身不适症状，高热寒战，两侧睾丸红肿，阴囊肿胀，表皮发亮，行走时有坠痛感。若巴达干热或合并赫依则发病缓，疼痛轻。主要以阴囊积液肿胀为主。积液较多时如同装满水的袋子，表皮发亮。有时伴腰骶和膀胱部坠痛。

注意与布病引起的睾丸肿和疝气引起的睾丸肿区分。

【治疗】　以平火温，燥黄水的前提下，根据病情辨证治疗。药物选用十一味文冠木汤、七味肾汤、三红汤、十三味荜茇子散、十味白云香散、十五味云香嘎日迪丸、十三味益肾散、十四味荜茇子散、二十五味文冠木散及四味姜黄汤等。

【临床病例】　蔡某，男，42 岁，回族，察右前旗人，2008 年 10 月 27 日就诊。

【主诉】　阴囊坠胀、疼痛 1 周。

【病史】　1 周前受凉后全身酸胀不适，发热，头痛，当地医院诊断为感冒经治疗好转。5 天前觉阴囊坠胀，左右双侧睾丸疼痛，以左侧为甚，小腹亦有胀感。饮食尚可，睡眠较差，无尿频尿急，腰部有酸痛感。既往体健，无类似疾病发作史，出生于本地，居住、生活条件一般，吸烟多年，无其他不良嗜好。

【检查】　体温 37℃，脉搏 84 次/分钟，血压 120/80mmHg。发育营养可，神志清晰，痛苦病容，周身浅表淋巴结不肿大，头、颈、四肢、脊柱、四肢无畸形，心肺检查未见异常，腹平坦柔软，肝脾未扪及，无压痛，无反跳痛，双肾区无叩击痛，阴囊外观正常，双侧睾丸略显肿大，以左侧为明显，扪之有压痛感，精索、附睾等未触及结节。

【诊断】　蒙医诊断：睾丸肿；西医诊断：睾丸炎。

【治法】

（1）处方：早：七味益肾汤或十一味文冠木汤加同等量三红汤煎服。午：十三味荜茇子散 3g 用上述汤药送服。晚：十味白云香散 3g 用四味文冠木汤送服。

（2）辨证给药：若因其他病引起的睾丸肿则以治疗原病为主。如布病引起的以十八味诃子益肾散用五味润僵汤送服为主。外伤引起的用骚血普清散加五味嘎日迪丸。疝气引起的则轻推入位并热油敷疗。无论哪一种睾丸肿都适合三子汤热敷。

第十二章　小儿疾病诊治经验

从出生到16岁称之为儿童，儿科疾病可分为先天性疾病和出生后突发的疾病。本章重点介绍临床常见多见的小儿消化不良、小儿呕吐及腹泻病、小儿脏器病、小儿感冒、百日咳、麻疹、猩红热、风疹、水痘、黏脑刺痛、黏白喉、腮腺炎、虫病、小儿尿床病的临床诊治经验。

治疗小儿疾病时的用药量：1~5岁儿童用药量是成人量的1/4，6~15岁的用药量是成人量的1/2，16岁以上按成人量。

第一节　小儿消化不良症

小儿消化不良是指患儿有持续或反复发作的厌食、恶心、呕吐等症状为特征的消化不良疾病。

【病因病机】　主要因小儿体质特点的原因，在某些外因的作用下，如受凉、饮食不规律、食用甜食、油性、锐性饮食及生冷、变质、被污染的食物等引起胃三温失衡，巴达干增盛而致病。该病分为寒性和热性两种。

【症状】　寒性偏盛时一般症状较轻，起初对奶或食物无欲，反酸或呕吐，或食物不完全消化，腹胀，腹泻伴有响声，面部凹陷，舌苔淡白。热偏盛者，上述症状不同程度的存在，低热、口渴、嗳气、轻微腹痛，尤其在腹泻时疼痛，腹胀、大便常呈黄绿色，恶臭，或黏稠。脉数，舌苔浅黄。尤其某一食物未能消化，即对本食物明显厌恶是本病特点。

【治疗】　调胃温，助消化，止泻，对症治疗。药物选用五味清浊散、十味健胃丸、八味石榴莲花散、四味光明盐汤、普利丸、六味木香散、七雄丸、七味熊胆散、九味五灵脂丸及四味止泻木汤等。

【临床病例】　赞某，女，9岁，蒙古族，2007年10月23日就诊。

【主诉】　胃不适、腹胀，食欲欠佳3个月，腹泻2天。

【病史】　7月份以来无明显诱因出现上腹不适、反胃，食欲不振，恶心，有时腹泻。当时在校医务室就治，给予口服西药，服药后明显好转，但偶尔饮食不当，就复发。2天前因身体受凉，再次出现腹泻，自服西药，仍不缓解，前来就治。平素身体健康，无急慢性传染病史，无家族遗传病史。

【检查】　体温37℃，脉搏84次/分钟，呼吸18次/分钟，血压90/60mmHg。发育正常，营养中等，痛苦面容，精神差，巩膜无黄染，舌质红，舌苔淡黄，脉弱、细，热尿色淡黄。腹部平坦、软，上腹部剑突下压痛明显，肝脾不肿大，未触及包块。

【蒙医诊断】　小儿消化不良证。

【治法】

（1）处方：一般禁食一段时间后给予软食，多饮开水。

Ⅰ.寒性偏盛者：早：五味清浊散温开水送服。午：八味石榴莲花散温开水送服。晚：予十味健胃丸温开水送服。

Ⅱ.若热偏盛：早：五味清浊散加九味五灵脂丸温开水送服。午：普利丸温开水送服。晚：七雄丸用四味止泻木汤加四味光明盐汤送服。

（2）辨证治疗：若腹胀多，可予六味木香散配合微量的十一味寒水石散，疼痛偏多时七雄丸配合1/3量的四味光明盐汤，用温开水送服。饮食宜给予少量软、易消化的食物，忌锐、油性食物。若呕吐严重时给予六味甘草散配合同等量的十一味寒水石散，用石斛单味汤送服。

（3）病程中需在胃部和北部第12穴位周热敷和在胃前后穴位灸疗。

第二节　小儿呕吐和腹泻病

小儿呕吐和腹泻病是指患儿有厌食、恶心、呕吐和腹泻等症状的小儿胃肠道疾病。

【病因病机】　小儿体内三根七素的失衡的同时，巴达干希拉增盛相搏，影响胃肠道功能而发病。主要由于食用相克的食物、饮食不规律而消化不良，食用变质被污染的食物或过多食用锐性油性的食物，受凉等因素所致。

【症状】　呕吐和腹泻均分为热性和寒性。寒性者食物不完全消化，腹胀，呕吐，腹泻，大便多为未消化物，呈水液状。热性者，患儿全身不适，精神委靡、食欲减退，呕吐，呕吐物为胃内容物，胃胀腹胀，低热。反复腹泻，大便呈黄绿色黏液状，泻时腹疼，出现面色苍白、乏力。病情重时腹泻加重，腹泻次数增多，乏力，皮肤苍白或苍灰、弹性差。合并虫时症状加重，便血，便呈暗黄绿色，高热，甚至昏迷等。

【治疗】　调理体素，保护胃肠道，助消化，止泻，对症治疗。药物选用四味止泻木汤、十一味木瓜丸、七雄丸、十五味止痢丸、七味熊胆散、九味五灵脂丸及三臣丸等。

【临床病例】　其某，女，8岁，汉族，农民，呼和浩特市人，2002年5月28日就诊。

【主诉】　腹痛伴呕吐、腹泻5小时。

【病史】　患者于凌晨4点后感腹痛，疼痛呈持续性，伴腹泻，呕吐，自发病以来解大便4次，呈稀水样便，呕吐2次，为胃内容物，在家中自服甲氧氯普胺等，症状未缓解，前来就诊。既往无特殊病史，无急、慢性传染病，无药物过敏史。

【检查】　面部五官端正，眼部及眼睑无浮肿，结膜无充血，巩膜无黄染，双侧瞳孔等大等圆，对光反射灵敏，耳鼻通畅，无异常分泌物，舌苔薄白，脉细数，大便为稀样便，小便正常。体温37.8℃，脉搏119次/分钟，呼吸22次/分钟，血压100/40mmHg。神志清楚，查体合作，全身浅表淋巴结无肿大，咽无充血，扁桃体无肿大，心肺及腹部无异常，肝脾无触及，脊柱生理弯曲存在，神经系统检查无异常，腰椎棘突压痛明显。双下肢无浮肿。

【蒙医诊断】　小儿呕吐和腹泻病。

【治法】

（1）处方：早：四味止泻木汤煎服。午：七味熊胆散用四味止泻木汤送服。晚：十五味止痢丸加麝香、牛黄、熊胆，用四味止泻木汤送服。

（2）辨证治疗：若病情轻可予七雄丸，用四味止泻木汤送服，或用十一味木瓜丸亦可。热盛时予十五味止痢丸或七雄丸配合微量的三臣丸和麝香、冰片（与天竺黄和），用四味止泻木汤送服。饮食忌锐性、油性的和硬的食物，少量给予糖水、大米粥、白面稀饭等。若呕吐重时，给予三臣丸配合六味甘草散，石斛煎于大米汤中送服。

第三节　小儿抽搐

小儿抽搐是以全身阵挛性抽搐昏迷为临床特征的小儿疾病。又称"小儿鬼怪病"。

【病因病机】　主要由于热病的毒邪降于心和神经、惊恐、跌倒、过度哭泣、缺乏营养、体弱等外因引起小儿体内三根七素的失衡的同时，赫依增盛并与巴达干、血相搏，致赫依血运和白脉、神经功能受累而发病。

【症状】　赫依偏盛时小儿哭闹不断、全身不适、惊厥、睡眠无规律、频繁哈欠，继而忽然眼面口痉挛、四肢拘急、颈项强直、脸面发青、呼吸急促、暂停或不规律、甚至昏迷。四肢发凉，清醒后转入嗜睡或全身松软。平时虽无特殊症状，但发作频繁。若是热证毒邪引起，多数发热、颜面潮红、全身症状重，昏迷。随余热逐渐退去，相应的痉挛、昏迷等症状减轻。

【治疗】　针对病因疏通赫依、血和白脉前提下，对症治疗。药物选用珍宝丸、五味朱砂丸、三十五味沉香散、十五味沉香散散、八味小儿竹黄丸、三臣丸、八味清热丸、七味红花清心散、八味红花散、十六味肉豆蔻散味散及十三味嘎日迪丸等。

【临床病例】　张某，男，3岁，汉族，托县人，2010年8月13日就诊。

【主诉】　眼面口痉挛、四肢拘急1天。

【病史】　今天早晨无明显诱因突然出现眼面口痉挛、四肢拘急、抽搐1次，大约30秒左右，前来就诊。患儿精神欠佳，体质消瘦，营养差，脉象细而数，舌苔白而舌质柔软，尿色淡黄。

【检查】　体温37℃，脉搏80次/分钟，呼吸20次/分钟，血压。发育正常，营养差，体形消瘦。神志清楚，精神欠差，自动体位，双肺呼吸音清晰，心律齐，大小便正常。无遗传病史。

【蒙医诊断】　小儿抽搐。

【治法】

（1）处方：使病儿在平板床上侧卧，以免气道阻塞，防止任何刺激。按压人中穴，用三棱针针刺十指指尖，少量放血。

Ⅰ．寒性：早：十六味肉豆蔻散味散加入微量朱砂温开水送服。午：十五味沉香散煎服。晚：珍宝丸用三十五味沉香散送服。如此治疗2~3周，根据病情给予五味朱砂丸，用三味大黄汤送服软泻，利于除病根。

Ⅱ．热性：早：十六味肉豆蔻丸加八味清热丸温开水送服。午：七味红花清心散用三味檀香汤送服。晚：珍宝丸用三味檀香汤送服。

（2）辨证治疗：若病情重可给予十三味嘎日迪丸，用适当的药引子送服。消化差或便秘者给予六味安消散。肺热、咳嗽着可予八味小儿竹黄丸，加入冰片、牛黄，用七味苦参味汤送服。若疫热引起的，可投予二十九味藁本丸味丸，用七味苦参味汤送服。

第四节　小儿脏器病

小儿五脏疾病诊治与成人疾病相同，需根据小儿特点辨证施治。必须根据小儿体质、病位、时间、特点等不同注意以下事项。

治疗心热、心脏黄水病等时应注意的要点：

（1）小儿在体质方面相对巴达干偏盛，因此有些热证的热像不完全表现。如感冒，病性若是巴达干热偏盛，那么发热症状不明显，病程相对缓慢，因此容易导致治疗不及时或疾病加重的可能。

（2）感冒等热病若治疗不及，病根不除时，热易降于心、肾，导致热疾隐伏而病程延长。

（3）小儿任何一种病，若突然应用凉性的药物或药量过量时易导致胃火温失衡，巴达干偏盛，火温衰弱而导致其他疾病，故用药务必谨慎。

（4）有心脏疾病的小儿，严禁对其诉说病情，避免造成惊吓或心理负担。

（5）上述主要为小儿年龄相关的体质特点方面应主要的事项。但每一个小儿天生体质特点及脏腑、不同疾病的性质及原因的不同，所以务必认真观察每个患儿的不同特点。如希拉偏盛体质的小儿，患有肝热症，尤其所遇季节为希拉季节（阴历8~10月），热易成熟，病情易加重，因此热症症状明显，应立即用凉性的药物及时治疗，避免病情加重危及生命。巴达干偏盛体质小儿，患有肾热症，发病时节为巴达干季节（阴历2~4月），热症的症状表现不明显，且有虚症，因此应先揭去寒罩恰当治疗，否则有加重病情，危及生命的可能。

第五节　小儿感冒

感冒分鼻感冒、咽感冒、肺感冒及疫感冒四种。

一、鼻　感　冒

鼻感冒是以鼻塞、喷嚏、流清涕为主要表现的感冒之一，又称伤风感冒。

【病因病机】　伤风引起热、寒相搏侵入鼻咽部所致，原病属巴达干、血混淆的热性疾病。气候骤变、受风受寒等诱因引起。

【症状】　前驱期出现全身不适、畏寒、鼻塞、流清水样鼻涕，同时鼻、咽痒或烧灼感，可有喷嚏，鼻腔黏膜可有单纯疱疹。轻者1~3日内自愈。伴有喑哑、咽喉部红肿外症状加重时可演变肺感冒。血偏盛时出现头痛、面红等症状。巴达干赫依混淆时伴有寒战和全身酸痛等症状。

【治疗】 以将热症引入成熟之路的前提下对症治疗为基本原则。药物选用七珍汤、七味苦参味汤、三臣丸、七雄丸、小儿九味嘎日迪丸。

【临床病例】 查某，女，5岁，蒙古族，呼和浩特市人，2011年3月28日就诊。

【主诉】 打喷嚏，流鼻涕，鼻塞1天。

【病史】 患者今早起床后打喷嚏，流鼻涕，鼻塞，前来就诊。患者无其他传染性、家族遗传性疾病，也无药物过敏史。

蒙医检查：精神尚可，脉象细速，尿色黄。

【检查】 体温37.5℃，脉搏90次/分钟，呼吸20次/分钟，血压110/75mmHg。神志清楚，自动体位，双肺呼吸音清晰，心律齐，未闻及病理性杂音，腹部平软。

【蒙医诊断】 鼻感冒。

【治法】

（1）处方：多饮开水。早、午：七珍汤煎服。晚：小儿九味嘎日迪丸用七味苦参味汤送服。

（2）辨证治疗：热盛者中午可投三臣丸。病情较严重时选二十九味藁本丸用七味苦参送服。

（3）将上述汤药煎煮后趁热熏蒸于鼻，即可改善鼻腔通气。

二、咽 感 冒

咽感冒以咽喉部不适、痒或有灼热、疼痛等为主要表现的感冒病之一。

【病因病机】 感染等导致血、希拉相搏，侵入咽喉部引起。受风受凉等诱发。

【症状】 前驱期出现全身不适，上颚、咽喉部发痒。之后出现咽喉部红肿并在进食物及吞咽时不适、疼痛。甚至全身酸痛、寒战等感冒其他症状不同程度地出现。轻者1～3日内自愈。病程迁延加重时出现咽喉肿大、化脓。病原属血热偏盛，因此如不及时治疗或饮食、起居不当易继发肺感冒。

【治疗】 以引热促熟的同时杀黏，对症治疗为原则。药物选用三剂等量汤、三子汤、三红汤、四味沙参汤、青蒿汤、十三味清肺散、十三味嘎日迪丸、七雄丸、骚血普清散、二十九味藁本丸及十五味龙胆花散等。

【临床病例】 满某，男，5岁，蒙古族，呼和浩特市人，2012年4月26日就诊。

【主诉】 咳嗽，发热，咽喉疼痛2天。

【病史】 昨天下午开始发热，咳嗽，咽喉发干、发痒、疼痛。自服感冒药未缓解，前来就诊。患者无其他传染性、家族遗传性疾病，也无药物过敏史。

蒙医检查：精神一般，脉象细速而紧，尿色黄而气味大，量正常。

【检查】 体温38.5℃，脉搏95次/分钟，呼吸25次/分钟，血压120/80mmHg。神志清楚，自动体位，双肺呼吸音清晰，心律齐，未闻及病理性杂音，腹部平软。

【蒙医诊断】 咽喉感冒。

【治法】

（1）处方：早：七珍汤煎服。午：骚血普清散加十五味龙胆花散等量用七珍汤送服。晚：七雄丸用青蒿汤送服。

（2）辨证治疗：咳嗽时投十三味清肺散用三剂等量汤送服。病情较重时选二十九味藁本丸用七味苦参味汤引服。

（3）多饮开水，饮食方面宜进流食、清淡饮食。

三、肺　感　冒

肺感冒以咳嗽、胸痛为主要症状的感冒病之一。

【病因病机】 外感等导致血、希拉偏盛并相搏，侵入肺部引起。外因有感染、吸入粉尘、气候的突然变化等。

【症状】 前驱期出现全身不适，咽感冒的症状，胸痛、干咳、寒战、低热、鼻塞、味觉迟钝、头痛等。甚至出现喘息、气短。加重时发热、咳嗽、咳黄痰。治疗或饮食起居不当时血、希拉热加重，可发展为肺搏热和脓肿等。舌苔黄白，脉数、紧。

【治疗】 以清肺热、祛痰，对症治疗。药物选用七珍汤、三剂等量汤、十八味清肺丸、十三味清肺散、五味沙棘散、九味嘎日迪丸、二十九味藁本丸味、二十五味冰片散、十二味漏芦花丸、十五味龙胆花散及七雄丸。

【临床病例】 阿某，男，8岁，蒙古族，呼和浩特市人，2009年4月27日就诊。

【主诉】 咳嗽，咳痰，胸痛3天。

【病史】 3天前着凉后打寒战，发热，咳嗽，咳黄色痰，自服克感灵。今天开始前胸后背疼痛，前来就诊。患者无其他传染性、家族遗传性疾病，也无药物过敏史。

蒙医检查：精神一般，脉象细速而紧，尿色黄而气味大。

【检查】 体温38.8℃，脉搏95次/分钟，呼吸25次/分钟，血压120/80mmHg。神志清楚，自动体位，可闻及支气管呼吸音，心律齐，未闻及病理性杂音，腹部平软。

【蒙医诊断】 肺感冒。

【治法】

（1）处方：早：三臣丸用三剂等量汤送服。午：十八味清肺丸用七珍汤送服。晚：十八味清肺丸加小儿九味嘎日迪丸7~9粒用三剂等量汤引服。

（2）辨证治疗：喑哑、有湿啰音时投十三味清肺散加十五味龙胆花散用三剂等量汤引服。发热咳黄痰时投十三味清肺散加等量二十五味冰片散用三剂等量汤引服，或者选二十五味犀角散用三红汤饮服。

四、疫　感　冒

疫感冒由黏虫疫毒侵袭引起的传染性感冒，又称流行性感冒。

【病因病机】 因黏疫毒侵入人体引起血希拉相搏致人体三根七素失调而发病。可通过接触病人，不洁气候粉尘、被污染饮食等传染。根据病情可分为轻型和重型。根据病程可分为三期，即头三天为未成熟热期，中三天为炽盛热期，后三天为虚热前期。疫感冒一年四季均可发生，具有季节性，好发于冬春季。具有突然发生和迅速传播的特点。

【症状】 前驱期即出现全身不适，寒战，喜暖，全身关节、全身肌肉关节酸痛，头痛，口鼻干燥，发热，干咳，打喷嚏，时而流涕，时而鼻塞，食欲减退，发热不规律，多数午后傍晚发热，全身乏力，多梦，脉象细、数、空，尿赤黄、浑浊。上述为未成熟热期症状。炽盛热期时，出现高热，全身肌肉关节酸痛，寒战减轻，口唇发干、烦渴加重，可咳黄痰。脉象细、数、紧，尿赤黄，味大。

末期如治疗适当，体温逐渐消退，全身症状好转，失眠，干呕，口渴，脉象空，尿泡沫多，舌干红。此期应注意避免过度清凉法治疗，以免转为虚热。重型疫感冒时上述症状较重，可出现剧烈咳嗽，咳血痰，惊厥。

【治疗】 以引热成熟、杀毒清热为前提，辨证施治，避免转为虚热证。药物选用查干汤、三子汤、七珍汤、七味苦参汤、三剂等量汤、二十九味藁本丸味、十二味漏芦花丸、十四味巴特尔丸、九味嘎日迪丸、三味冰片散、五味冰片散、七味冰片散、十八味清肺丸、十三味清肺散、八贵散及九味清瘟消肿丸等。

【治法】

（1）处方：早：三臣丸温开水送服。中：七雄丸用三剂等量汤送服。晚：九味嘎日迪丸用七味苦参味汤送服。

（2）辨证治疗：重型疫感冒者，高热时投予五味冰片散或三味冰片散加用八贵散或十二味漏芦花丸，用七味苦参味汤送服。恶心时将大黑散和1/3量的甘草六味散，用糖水送服。咳嗽、胸痛、痰不易咳出时将十八味清肺丸和同等量的五味沙棘散，用沙参止咳汤引服。合并肺热患者宜选八味竺黄小儿清肺丸或三臣丸加少量三味冰片散，用三剂等量汤引服。

（3）治疗期间卧床休息，多饮水，可供给稀粥、果汁、新鲜蔬菜、水果和瘦肉面片汤等清淡易消化饮食物。忌锐、油、热性饮食。

第六节 百 日 咳

百日咳是以反复阵发性痉挛性咳嗽，以及咳嗽终止时伴有鸡鸣样吸气吼声为临床特征的儿童传染病。又称"牦牛咳"、"驴咳"等。

【病因病机】 百日咳黏侵入人体后，使体内三根七素失调，主要由血热、巴达干增盛而降于肺部发病。由于体弱和接触病人经呼吸道飞沫传染。该病四季均可发生，但冬春季多见。5岁以下小儿易感性最高。本病性质属巴达干热。

【症状】 起病时表现类似感冒症状，如低热、寒战，夜晚咳嗽。约两周后，咳嗽加剧，尤以夜晚为甚。阵咳发作时连续很多声短促的咳嗽，继而深长的吸气，吸气时发出奇异的声音。痉咳发作时面红耳赤、张口伸舌、唇色发绀、涕泪交流，头向前倾、双手握拳屈肘、两眼圆睁等，表情极其痛苦，直至咯出稠痰液为止。如此反复发作多次，每日可发作几次至几十次。痉咳频繁者可出现食欲减退，眼睑浮肿，鼻出血。病重时可出现窒息。脉沉而数，舌苔淡。病期持续数周或更长后进入恢复期。加强护理，治疗得当方可缩短病程。

【治疗】 除巴达干热，止咳化痰，对症治疗。药物选用四味土木香汤、三剂等量汤、八味芫荽子散、十一味葡萄散、十三味清肺散、五味沙棘散、十八味清肺丸及五味丁香汤等。

【临床病例】 布某，男，6 岁，蒙古族，呼和浩特市人，2000 年 4 月 26 日就诊。

【主诉】 咳嗽，咳痰 40 余天。

【病史】 3 月初感冒一次，自服克感灵等症状消失。之后一直咳嗽，咳痰，咳白色泡沫痰，尤以夜晚为甚。食欲减退，前来就诊。患者无其他传染性、家族遗传性疾病，也无药物过敏史及其他不良嗜好。

蒙医检查：精神一般，脉沉而数，舌苔淡，尿色黄而气味大。

【检查】 体温 37.5℃，脉搏 95 次/分钟，呼吸 20 次/分钟。神志清楚，自动体位，可闻及支气管呼吸音，心律齐，未闻及病理性杂音，腹部平软，肝脾肋下未触及。

【蒙医诊断】 百日咳。

【治法】

（1）处方：早、午：十三味清肺散加入同等量的五味沙棘散，用五味丁香汤（四味土木香汤加入 1/2 量的丁香）送服。晚：五味沙棘汤 2g 加入 1g 十八味清肺散，用三剂等量汤送服。

（2）辨证治疗：眼睑浮肿时可给予十一味葡萄散，用十一味广枣汤送服。食欲差可给予五味清浊散，与食物一起服用。呕吐严重时给予十六味肉豆蔻丸和同等量的六味寒水石散，温开水送服。面红耳赤时可给予八味芫荽子散，配合其他药，痉挛时给予如意珍宝丸，用三十五味沉香散配合相同量的北四味沙参汤送服。该病性质属巴达干热，故不宜给予过凉、过热性质的疗法。

（3）病程中隔离病人，保持室内安静、空气新鲜，避免烟雾、粉尘污染等。饮食宜羊肉大米粥或白面稀饭、牛奶、鸡蛋、新鲜果蔬。忌锐、油性或焦味大的食物和刺激性的食物。

第七节 麻 疹

麻疹是麻疹黏毒引起以发热、眼结膜红、皮肤斑丘疹为主要临床表现的小儿传染病。又称红疹和博格病。

【病因病机】 麻疹黏毒侵入人体，三根七素失衡，希拉增盛与血、黄水相搏而致病。主要因接触患者或病人咳嗽、打喷嚏时，黏毒随排出的飞沫经呼吸道侵入人体。该病发病季节以冬春季为多，主要在小儿间流行，病后可获持久免疫力而不再受染。

【症状】 病初三天为未成熟热期，第四至六天为增盛热期，第七至十二天为热寒间期或恢复期。但因患者所处的地点、时间、年龄、生活习性、体质等的不同病程持续时间也不同。前驱期出现似感冒、全身不适、寒战、关节疼痛、头痛、咳嗽、发热、流涕、鼻子不通气、眼结膜充血、流泪，在此期末病人口腔颊膜上出现针眼大小的小白点，周围有红晕，为麻疹前驱期的特征性体征。中三天增盛热期主要表现为呼吸困难、发热明显加重，此时开始出现皮疹。皮疹首先见于耳后、发际，渐及前额、面、颈、上肢，后遍及全身。皮疹渐渐增多融合成为红色斑丘疹，疹间皮肤正常。脉细数，体温散发越快，出疹越快，全身症状减轻越快。部分患者因受风或闻及异味等因素，出疹不完全或出疹后迅速消退，这些预后较差，往往病邪侵袭肺、心等脏腑而易导致死亡，因此应及时给予引热外出和透疹治疗。通常在上述情况期间，护理及饮食不当可导致肺热、咽部红肿、眼睛内长异物等并发症或留后遗症。

后 3～5 天的恢复期，若无特殊病变，全身症状明显减轻，体力和食欲恢复，皮疹随之按出疹顺序依次消退。

【治疗】 引热成熟、清热杀黏、透疹，对症治疗，以防后遗症。药物选用五味印度枣汤、三剂等量汤、七珍汤、七雄丸、十二味漏芦花丸、二十九味藁本丸、清热八贵散、七味苦参汤、十三味清肺散、十八味清肺丸、三臣丸、八味竹黄小儿丸等。

【治法】

（1）处方：早：五味印度枣汤和七珍汤交替煎服。午：十二味漏芦花散用上述汤送服。晚：二十九味藁本丸用七味苦参汤送服，利于引热外出、透疹。或七味苦参汤加入同等量的紫草煎汤送服七雄丸，疗效同上。

（2）辨证治疗：若透疹不完全，可投二十九味藁本丸加入麝香，用七味苦参加同等量的杠柳煎汤送服。小儿可给予七味苦参汤大量煎熬后渗于布，趁热缠其身，以利发汗引热外出。若音哑、咳嗽、气促，给予十三味清肺散，加其 1/2 量的五味沙棘散，用三剂等量汤送服。也可用北四味沙参汤送服三臣丸。只音哑，无咳嗽，可给予十三味清肺散和相等量的十五味龙胆花散，用三剂等量汤送服。眼红流泪者，可给予三子汤蒸汽熏眼的同时冲洗眼睛。若腹泻可给予七雄丸，用四味止泻木汤送服。

（3）病人单间隔离，加强护理，预防其传染。饮食注意忌热、锐、油性的饮食，多饮开水，可食牛奶、大米粥、面食等；保持室内空气清新，阳光充足。

第八节 猩 红 热

骤起畏寒、发热、咽部红肿、出现红色皮疹的小儿传染性疾病。本病一年四季均可发生，但冬春季多发。多见于小儿，成年人和 6 个月以下的婴儿患病及少，患病后可获持久免疫力不再发病。

【病因病机】 黏疫毒侵入人体使三根七素失衡，血、黄水热增盛，散于皮肤、发于肌肉及降于脏腑而致病。主要经气候突变或空气污染、患者飞沫、鼻涕和其他被污染的物传播。

【症状】 起病急骤，全身不适、畏寒、突然高热、头痛、咽痛红肿、扁桃体肿、可有化脓。呕吐、软腭充血水肿，腮腺肿大，有压痛，白色舌苔脱落，舌色鲜红，舌乳头红肿突出。多数自起病第 2 天从颈部开始出现皮疹，继而蔓延耳后、四肢，24 小时内即蔓延及全身，全身皮肤充血发红的基础上散布针帽大小、密集而均匀的点状充血性红疹，伴有痒感，压之退色，去压后复现。在皮肤皱褶处如腋窝、肘窝、腹股沟部可见皮疹密集呈线状。颜面部位无皮疹，口周发白。后期舌被白苔，乳头红肿，突出于白苔之上，以舌尖及边缘处为显著，称为"杨梅舌"。皮疹一般在 3～5 天可趋于消失，退热，全身症状减轻。退疹后一周内开始脱皮，病情轻者为糠状脱皮，手掌足底皮厚处多见大片膜状脱皮。若病情重且合并黏虫感染或疫毒降于脏腑，全身症状加重，体温下降缓慢，心肾易受累。尿、脉象表现热证特征。

【治疗】 清热、杀黏毒、燥黄水，对症治疗。药物选用四味文冠木汤、四味沙参汤、七味沙参汤、三红汤、七雄丸、十五味龙胆花散、十味乌兰汤、十二味漏芦花丸、二十九味藁本丸味丸、外用溃疡散、三味黑矾汤、七珍汤及十三味红药散等。

【治法】

（1）处方：早：十三味红药散加同等量的四味文冠木汤煎服。午：十五味龙胆花散用七味沙参汤或四味沙参汤加和三红汤口服。晚：七雄丸用上述汤送服。

（2）辨证治疗：若病情重且热势大，晚间可给予二十九味藁本丸，加入牛黄、冰片（与天竺黄同揉）、麝香，用七味苦参汤送服。心悸或心率快时可予十六味肉豆蔻散，三味檀香汤送服。腰疼、尿黄，可给予十味诃子清肾丸配少量二十九味藁本丸，用三红汤送服。

（3）病程中经常用三味黑矾汤漱口或咽部用溃疡散，有利于消咽喉、舌红肿。饮食宜予凉性、易消化的食物，忌锐、油性食物，保持室内空气流通，室温宜凉爽。

第九节 风 疹

风疹以发热、咳嗽、淡红色皮疹和耳后、枕部淋巴结肿大为特征的急性传染病。

【病因病机】 黏疫毒侵入人体使三根七素失衡，血、黄水热增盛，散于皮肉而致病。主要由飞沫经呼吸道传播，人与人之间密切接触可经接触传染。体弱者易感，多发病于冬春季，一般多见于 2～10 岁的儿童，成年人也可被传染。

【症状】 前驱期全身不适，乏力及咳嗽、流涕、低热，但症状常较轻微。耳后、枕部淋巴结肿大为该病的特点之一。通常于发病 24 小时内出现皮疹，皮疹初见于面颈部，几个小时内布满全身，尤其四肢、背部、臀部皮疹密集。皮疹呈圆形或椭圆状淡红色斑疹、斑丘疹或丘疹，融合成片，一般持续 2～3 天消退，疹退时全身症状逐渐好转。

【治疗】 清热、杀黏毒、燥黄水，对症治疗。药物选用十三味红药散、四味文冠木汤、三红汤、七雄丸、二十九味藁本丸味丸、十二味漏芦花丸、十味乌兰汤、七珍汤及四味沙参汤等。

【临床病例】 巴某，男，7 岁，蒙古族，呼和浩特市人，2000 年 5 月 25 日就诊。

【主诉】 皮疹 1 天。

【病史】 患儿今早感觉全身不适，咳嗽、流涕。下午 3 时左右面颈部出现皮疹，现在上肢、背部也出现皮疹，前来就诊。患者无其他传染性、家族遗传性疾病，也无药物过敏史及其他不良嗜好。

蒙医检查：精神一般，脉细而数，舌苔淡，尿色黄而气味大。

【检查】 体温 37℃，脉搏 85 次/分钟，呼吸 20 次/分钟。神志清楚，自动体位，心肺未见异常，腹部平软，肝脾肋下未触及。耳后、枕部淋巴稍有肿大，面部、上肢见椭圆状淡红色斑疹。

【蒙医诊断】 风疹。

【治法】

(1) 处方：早：七珍汤或十三味红药散煎服。午：七雄丸用四味文冠木汤送服。晚：十二味漏芦花丸用四味文冠木汤加三红汤送服。

(2) 饮食、行为若无差错，病情不加重，给予轻凉性营养的食物，适当护理，病情很快痊愈。

第十节 水 痘

水痘以周身性红色斑丘疹、疱疹、痂疹为特征的传染病，又称水疹。水痘主要发病于儿童。

【病因病机】 该病病毒侵入人体后，体内三根七素失调，血、黄水热增盛，与巴达干相搏而发病。接触病人，或接触被污染的用具经呼吸道传播。

【症状】 起病急，儿童多见，幼儿或成年人发病往往病情较重。本病一年四季均可发生，以冬春季为高。

起初出现类似肺感冒，全身不适、发热、头痛，食欲减退等症状，同时出现皮疹并发痒，皮疹先自前颜部始，后见于躯干、四肢。躯干皮疹较多，四肢较少。数小时后皮疹迅即变为米粒至豌豆大的圆形紧张水疱，周围明显红晕，后水疱干涸结痂。3~4 天后出现新的皮疹，因而丘疹、水疱和结痂往往同时存在。若合并感染，水疱成脓疱，全身症状重，病变累及肺、脑、心脏而出现头痛、心情抑郁、胡言乱语、呼吸困难、发热等症状加重。病情轻者全身症状轻，多为低热、身体不适，皮疹少。

【治疗】 引热成熟，清热杀黏，透疹，对症治疗。药物选用七珍汤、四味文冠木汤、七雄丸、十二味漏芦花丸、二十九味藁本丸、十三味清肺散、十八味清肺丸、七味苦参味汤及三均汤等。

【临床病例】 萨某，男，5 岁，汉族，2007 年 9 月 26 日就诊。

【主诉】 发热出疹 2 天。

【病史】 患儿于前天不明原因发热，不愿吃东西，没精神。3~4 小时后，身体躯干部皮肤上出现红色斑点，慢慢变大并突出皮面，如半粒黄豆大小，昨天开始变成水疱。水疱破后有淡黄色液体流出。无咳嗽、呕吐、腹泻等。饮食较前减少，仍能玩耍，但不够活泼。既往体健，无类似病情发作。患儿足月顺产，母乳喂养，半岁添加牛奶、菜汤、稀饭等辅食，1 岁断奶。已接受相关免疫接种。

【检查】 体温38℃，神志清楚，精神略显委顿，皮肤、巩膜无黄染，周身浅表淋巴结不肿大，头、颈、脊柱、四肢无畸形，心肺肝脾检查无异常，躯干胸、背、腹部皮肤散在淡黄色丘疹，半粒黄豆大小，淡黄色明亮，基部皮肤略红。

【诊断】 蒙医诊断：水痘；西医诊断：水痘。

【治法】

(1) 处方：早：七珍汤和四味文冠木汤交替煎服。午：十二味漏芦花散用上述汤送服。晚：二十九味藁本丸味用七味苦参味汤送服。

（2）辩证治疗：病情较重，咳嗽，心悸，可予清热八贵散，加入冰片和麝香，用三剂等量汤送服。若咳嗽明显，可以给予十八味清肺丸，用三剂等量汤送服。若病情较轻，可予七雄丸，用七味文冠木汤送服或七味苦参味汤送服。

（3）隔离，加强护理，防止传染；病程中多饮开水，给予轻、凉性质的饮食，忌重、油、焦味、烟等。

第十一节　黏脑刺痛

黏脑刺痛是由黏毒侵入脑而引起的急性传染性疫病。

【病因病机】　黏毒进入人体内后侵入脑，引起血、希拉偏盛相搏，使三根七素失衡而发病。与饮食、起居、气候多变、环境等因素有关，可通过呼吸道或蚊虫叮咬而传播，儿童发病率比成人高。本病一年四季均可发生，但多见于冬春季。

【症状】　病情轻者，病初出现情绪不稳，烦躁，寒战的同时出现头痛，咽喉部不适伴疼痛，咳嗽，恶心呕吐等未成熟热证的前驱症状。5～7天后，体温升高，剧烈头痛，呕吐，嗜睡，颈项强直，但是意识清楚。个别小儿出现抽搐。一般情况下，积极治疗1周左右可完全恢复。

病重时体温高达39～40℃，寒战，颈项强直，剧烈头痛，气短，频繁呕吐，意识障碍，言语杂乱，儿童多出现昏迷，皮肤瘀点、瘀斑。部分患者出现言语杂乱，烦躁。可表现为咳嗽，大小便失禁或尿潴留。脉象细数沉。尿赤黄，味大。部分可出现耳聋、口吃，眼红，视物模糊，瘫痪等症状。

【治疗】　祛热杀黏毒，对症治疗。药物选用五味天灵盖汤、清热止痛汤、十四味泡囊草散、十二味漏芦花丸、十三味红花秘诀丸、三味天灵盖汤、十味土木香汤、六味麝香丸、五味嘎日迪丸、泡囊草膏、狼毒泻剂、二十九味藁本丸及七味苦参汤等。

【临床病例】　任某，男，8岁，汉族，和林人，2007年9月14日就诊。

【主诉】　发热2周，视物不清1日。

【病史】　患者无明显诱因出现发热，体温41℃，头疼，呕吐，血压升高，肢体无力。发热不退，食则吐，消瘦，无力，生活不能自理。经人介绍前来求治。患者高热，神昏，头痛，不能自理，消瘦，无力，大便干，小便黄。平素身体健康，无传染病史，无外伤史手术史，无特殊病史及特殊嗜好。生长在本地，环境一般。

【检查】　急性消耗性病容，形体极度消瘦，卧床不能起，五官端正，双目无神，口鼻无异常分泌物，胸廓对称，四肢关节无红肿，活动尚可，双下肢轻度浮肿，舌红苔黄腻。头面部无压痛，胸背部无压痛，脉细弦。体温38.8℃，脉搏90次/分钟，呼吸22次/分钟，血压120/85mmHg。

【蒙医诊断】　脑刺痛。

【治法】

（1）处方：

Ⅰ方：病初期给予五味天灵盖汤，每次适量，每日2～3次煎服。午：十三味红花秘诀丸用五味天灵盖汤送服。晚：十三味泡囊草丸用三味天灵盖或十味土木香汤引服。

Ⅱ方：病初给予五味天灵盖汤，每次适量，每日2～3次煎服。午：十二味漏芦花丸用五味天灵盖汤引服。晚上：泡囊草膏绿约豆粒大小量用三味天灵盖汤引服。

（2）辨证治疗：病情重时，可用三味大黄汤引服十味狼毒泻剂或泻黏丸。如病程长，留下白脉的后遗症时，根据病情酌情给予加味十三味红花丸，珍宝丸，十三味嘎日迪丸，十味土木香汤等。心悸、失眠时投十六味肉豆蔻丸，用三味檀香汤引服，或三十五味沉香散加其1/3量的三味天灵盖汤煎服。

（3）治疗过程中，针刺前额穴放血为宜。亦可用十四味泡囊草散烟熏治疗。

第十二节　黏　白　喉

黏白喉是以咽喉疼痛和气憋，声音嘶哑，咽、扁桃体及其周围组织出现白色假膜为特征的黏疫病，常见于1～6岁的儿童。

【病因病机】　黏白喉病菌侵入人体，使体素失衡，导致血黄水热偏盛入咽喉鼻而引起。主要接触病人、玩具、衣物或书本后经呼吸道传播。根据病情轻重将其分为轻型、重型，按病变部位可分为咽白喉、喉白喉和鼻白喉等三种。本病毒素广泛侵袭全身多个部位，尤其可影响心肺、白脉、神经、肾、腺体等，如病情加重，临床症状表现极为复杂。

【症状】　表现为小儿出现寒战、不同程度地发热、关节疼痛、食欲不振、恶心、咽喉红痛等。咽白喉最常见，病初轻至中等度发热和乏力、疼痛、头痛等症状轻微，但咽食时咽疼，扁桃体上有点状或小片状假膜，1～2日后蔓延成大片。如不及时治疗，病情将加重。病情加重者，假膜可扩大至腭弓、上腭、悬雍垂、咽后壁和鼻咽部。全身症状加重，高热，颌下及颈部腺体肿胀，伴口臭。随即出现极度乏力，心悸，呼吸急促，烦躁不安或嗜睡。脉数、无力。喉白喉主要见于小儿，多为咽白喉延续而成。临床表现为发热，气短，声音嘶哑或失声，甚至空咳，喉梗阻或呼吸困难，面色苍白、嘴唇发绀。假膜蔓延至气管时，呼吸困难加重，可致窒息。鼻白喉多见于婴幼儿，症状较轻。表现为低热，鼻塞，浆液血性鼻涕，鼻孔周皮肤受累糜烂、结痂。有些累及皮肤、眼睛、外阴、耳，病情加重时影响肺、心脏、神经和四肢。

【治疗】　杀黏、清血、黄水热，对症治疗。药物选用十二味漏芦花丸，七雄丸、十五味龙胆花散、嘎日迪五味丸味丸、青蒿汤、清热八贵散、三子汤、三红汤、八味竹黄小儿清肺丸、外用溃疡散等。

【治法】

（1）处方：早：清热八贵散加冰片用温开水引服。午：十二味漏芦花丸用单味青蒿汤或三剂等量汤送服。晚：七雄丸加麝香、牛黄各适量用上述汤药引服。

（2）辨证治疗：若侵袭肺时予十八味清肺丸，用三剂等量汤送服。若侵袭白脉和神经，可予珍宝丸。病重时宜予五味朱砂丸和泻黏丸。

（3）时常用单味或三味黑矾汤漱口。

第十三节　腮腺肿大

腮腺肿大以寒战发热、腮腺肿大为临床特征的急性传染病。又称"腮腺肿"。

【病因病机】　黏毒侵入人体使三根七素失衡，血、黄水热增盛，降于腺体所致。直接接触患者及体弱者经患者飞沫、鼻涕、口水传播。多发于 5～15 岁的儿童，以冬春季节为主。

【症状】　发病急，出现寒战、发热、食欲不振，单侧或双侧耳下腮腺体疼痛，1～2 天后腮腺肿大、疼痛。腮腺肿大是以耳垂为中心，发亮、边缘不清，表面灼热。病情重则头痛、高热、累及颌下腺、舌下腺，吞咽困难、疼痛加剧。体温和腮腺肿大持续几天后逐渐消退。适当治疗，8～10 天病情好转。如治疗不当病情加重，则寒战高热，睾丸肿大和疼痛，并发睾丸和卵巢炎症，见于成年人。部分患者出现耳聋。如果并发脑膜炎者出现高热、剧烈头痛、呕吐、嗜睡、胡言乱语。并发胰腺炎时，可有腹痛、食欲不振、呕吐、腹泻和便秘、左下腹部疼痛加剧。

【治疗】　清热、杀黏、消肿，对症治疗。药物选用八味瑞香狼毒散、四味文冠木汤、三红汤、七雄丸、二十九味藁本丸味丸、十二味漏芦花丸、十三味清肺散、消黏红丸、五味嘎日迪丸及十三味红药散等。

【临床病例】　阿某，男，6 岁，蒙古族，呼和浩特市人，2000 年 4 月 6 日就诊。

【主诉】　发热，腮腺肿大 2 天。

【病史】　患儿前天开始食欲不振，打寒战，发热，咽喉发干、发痒、疼痛，今天发现左侧腮帮肿大，前来就诊。患者无其他传染性、家族遗传性疾病，也无药物过敏史及其他不良嗜好。

蒙医检查：精神一般，脉象细速而紧，尿色黄而气味大，量正常。

【检查】　体温 37.5℃，脉搏 95 次/分钟，呼吸 25 次/分钟。神志清楚，自动体位，双肺呼吸音清晰，心律齐，未闻及病理性杂音，腹部平软，肝脾肋下未触及。

【诊断】　蒙医诊断：腮腺肿大；西医诊断：腮腺炎。

【治法】

（1）处方：早：四味文冠木汤加同等量三红汤煎服。午：十二味漏芦花丸用四味文冠木汤和三红汤送服。晚：二十九味藁本丸味丸加 1/3 量的十三味清肺散，用十三味红药散煎汤送服。

外敷：取九味瑞香狼毒散适量用醋或鸡蛋清调匀敷于患处，每日 2～3 次。

（2）辨证治疗：若病情严重，可予泻黏剂，用三味大黄汤送服。合并睾丸炎、卵巢炎时，给予十三味蒺藜子散丸配合微量十七味益肾丸，用四味姜黄汤配合同等量的四味蒺藜汤送服。合并脑膜炎，按黏脑刺痛治疗。合并胰腺炎，给予七味诃子丸配合七雄丸，用四味黑冰片汤送服。或者土木香、木香、石斛、瞿麦等量汤送服。

（3）病人需隔离，宜在明亮空气清新的室内护理。饮食起居方面，多饮开水，用盐水多次漱口。给予轻、凉性软食，忌锐、油性饮食。

第十四节 遗 尿 病

遗尿病是以小儿夜间常尿湿自己的床铺为主要症状的肾、膀胱寒性疾病。

【病因病机】 人体三根七素失衡，巴达干赫依增盛相搏，下清赫依功能失调，影响肾脏、膀胱功能而致病。主要由于胎儿时期母体缺乏营养而致寒性赫依增盛、下身着凉、久居阴凉地、营养缺乏，多食凉性食物、劳累过度、惊恐所致。

【症状】 无特殊疾病表现，已懂事的小孩在睡眠中出现无意识遗尿或尿床。病情轻时，隔几日有一次尿床，病情重时每晚睡眠中尿床。有些孩子因尿床苦恼、产生自卑心理，因此，必须在安慰及鼓励的情况下进行治疗。

【治疗】 驱下身寒、改善赫依功能、温肾，对症治疗。药物选用五味肉豆蔻散、三味龙骨丸、姜黄日轮散、四味姜黄汤、日轮丸、八味黄柏丸及十味白豆蔻丸等。

【临床病例】 奥某，男，7岁，满族，呼和浩特市人，2001年4月6日就诊。

【主诉】 睡眠中尿床。

【病史】 患儿无特殊表现，只是晚间睡眠中尿床。每周有1~2次尿床，前来就诊。患者无其他传染性、家族遗传性疾病，也无药物过敏史及其他不良嗜好。

蒙医检查：精神良好，脉象速而紧，尿色、量正常。

【检查】 体温36.5℃，脉搏95次/分钟，呼吸18次/分钟。神志清楚，双肺呼吸音清晰，心律齐，未闻及病理性杂音，腹部平软，肝脾肋下未触及。

【蒙医诊断】 遗尿。

【治法】

（1）处方：早：五味肉豆蔻散加相同量的姜黄日轮温开水送服。午：三味龙骨丸用四味姜黄汤送服。晚：三味龙骨丸加1/3量的十味白豆蔻丸用四味姜黄汤送服。

（2）辨证治疗：若出现巴达干热的症状，给予八味黄柏丸用四味姜黄汤送服。若腰疼、膀胱周围疼痛，给予十味白豆蔻丸配合五味嘎日迪丸温开水送服。若睡眠差、心悸等赫依症偏盛，给予三十五味沉香散，用以上汤药送服。

（3）病程中热敷脊椎第14节、18节三组穴位。饮食以温性营养食物为宜，忌轻、凉性食物。

第十三章　老年病诊治经验

人在年迈期，胃火和分热能衰减、发生浊不消化、精微不消化、三根与七素间的相互依赖和促进能力减退，是老化的根本原因，因此会导致赫依偏盛，体素生化滋生能力下降，脏腑功能衰弱，器官功能减退。

老年以赫依偏盛为主要特性，易罹患赫依病。在赫依作用下，容易使病变发作和蔓延，耗竭体素，因此，老年病变化复杂，病情重，难以治疗。饮食不规律、过量食用轻、糙性具苦涩味不易消化的硬块状刺激食物或饮食，陈旧食物和低营养食品，劳累，饥饿，失眠，患痼疾，活动量少，悲伤等，是老年病的主要原因。在年迈期，由于体素滋生不良，脏腑器官功能衰退等诱因，容易出现下列病变特征和症状，即丧失体力调节能力、发生中毒；体热能和胃火衰竭，以致消化不良，便秘；心脑肾及其他器官赫依血运行不良，以致头晕、心悸、高血压；血液巴达干油质偏多，在赫依作用下诱发血管硬变，失去弹性；肾虚，阳痿；前列腺增生，尿频；易患嘎日格、乎扬、支气管炎、喘症；失眠、智力低下、健忘；骨质疏松，骨折；五官感能减退等。治老年病，宜采取助胃火、调理三根、促进体素滋生、强身补养的原则。

第一节　老年十项健身要诀

老年人为保持健康，应注意坚持的十项饮食起居要诀。老年人经常注意调节对身体有益的饮食起居，则能保持健康。

（1）每日早晨坚持喝一杯温开水，则能起到滋补水源，助消化，促进血液循环，预防血液黏稠度增高，延缓衰老作用。

（2）常食用新鲜蔬菜瓜果、豆类、葱、蒜、乳制品、脂肪含量低肉制品、以炒米、荞麦、莜麦等粗粮为主，适当调摄细粮，并注意饮食的合理调节。应避免进餐过饱或不定时进餐；禁忌使用变质酸败的食物、禁忌不熟食物、过烫或过冷、具有锐、腻效能饮食品、不能偏食；禁忌吸烟，已习惯喝酒者每天的饮酒量控制在一两之内为宜。

（3）睡眠、起床时间，进餐时间及量、体育锻炼时间、工作时间甚至排便时间都应有一定规律，这样会起到保证三根与体素协调关系，促赫依气血，预防脏腑器官生理功能衰竭的作用。

（4）注意饮食、衣物、住宅、环境等的卫生清洁，以提高防病能力，预防传染病。

（5）平时心情要平和、乐观，情绪要饱满、避免烦恼、急躁、生气等。

（6）正确对待和处理人际关系，要关心他人苦难、心胸开阔、大度、有耐心，处理事情稳重谨慎。

（7）早睡早起，在空气新鲜幽静环境中，进行自己爱好的体育活动，这样能起到消除巴达干黏液，消瘦脂肪，促进赫依血，舒筋活脉，促进新陈代谢，延缓衰老。

（8）避忌慵懒，参与读书看报，背诵诗歌，下棋，画画，练书法，修炼手工艺等活动，以调节身意之业，促进司命赫依运行，这样可延缓脑髓衰老。

（9）坚信自己身体健康、有青春朝气、思维敏捷、语意之业敏锐，以克服因年岁大易产生的悲观消极情绪。

（10）为终身追求的理想而继续努力，并以此作为健康长寿的最终目标，应保持对事业成就及身体健康的信心。

第二节　老年补身壮阳

补身是指利用饮食和药物强身延缓衰老，壮阳是指增强生殖器官和性功能。补身法具有助胃火、促进清浊生化、强身、提高抗病能力、增强体力、美容养颜、改善器官功能、提高智力、稳定情绪作用。壮阳法具有强身、并增强生殖器官功能和性功能作用。但是，对耄耋老人、肥胖者、心肝胆肠等脏腑慢性病患者、脑神经和脉管病人、慎用或禁用补身壮阳法。

补身法有饮食、起居、药物补身三种。饮食起居，照"老年十项健身要诀"进行。

（1）饮食方面，宜食面粉、白米、糜子、小米及羊、牛肉、禽肉、野兽肉，可增加体力、压抑赫依之骚动。此外常吃新鲜水果、牛奶、奶茶、酸马奶，并应常饮开水；少用酒类，或可将人参、手参等药浸泡于白酒中，每日少饮，亦有健身作用。

（2）起居方面养成早睡早起的习惯，适宜进行散步、慢跑、体育锻炼和轻微体力劳动。

补身壮阳的药物有四味光明盐汤，五味清浊散、二十五味丁香散，三子油剂，五精华（土之精华五灵脂能滋补肌肉、石的精华寒水石能滋养骨质、木的精华甘蔗糖能增体力、花的精华蜂蜜能滋润肌肤、草的精华奶油能滋补精气）或四津（侧柏子、冬青叶、麻黄、小白蒿）汤。

（3）药物补身法：先用泻剂清洁消化道，通窍。一般情况下，做好先期准备。助胃火、促消化口服五味清浊散；调和三根口服二十五味大汤散；心悸、气短、体软无力等心赫依表现者口服五味肉豆蔻散；咽痛、牙痛等血热症状者口服十三味红药汤；胃胀、嗳气等消化不良症状者口服四味光明盐汤。根据实际情况，把补身治疗时间约定为21，36，49，81，108 天。在治疗过程中，取赫依穴进行涂油按摩疗法，以促进气血运行，舒软筋脉。

（4）壮阳法：做好补身所有上述前期准备，并口服羌活鱼剂、三十七味手参散等。在一般情况下把壮阳治疗时间约定为21～36 天，有特殊需求时，可延长至补身治疗期限。

（5）外治疗法：外治可在赫依穴、顶会穴、脊椎第 1 节、黑白际等穴位涂擦黄油，进行按摩或热敷。

第三节　痴　呆　症

痴呆症系以进行性智力衰退为症状的老年人脑神经病。在 60 岁以上老年人中多发。

【病因病机】　老年人身体赫依偏于亢盛，三根、七素之相对平衡关系易于失常，特别是胃火减弱，消化力减退，主宰生命之心脏和脑及白脉的功能亦逐渐衰弱。由于其病症为健忘，反应迟钝，思维能力差，智力低下，故名"痴呆"。巴达干赫依特性者、胃火不足者、身意行为不当或过度、体力运动减少、过摄性锐、腻或轻、糙食物、营养缺乏、饮酒过量、吸烟、突发性神经刺激等外因的诱因作用下，赫依血和巴达干相搏，心脉赫依血运行不足所致。

【症状】　患者在年迈衰老过程中，表现为反应迟钝、多虑、呆坐、语不切题、健忘、即可忘记所发生的事和所说的话、面无表情、无故而怒、爱唠叨、委屈、哭笑无常、不知饥饱、玩弄粪尿、有时双眼瞪视、失去知觉、四肢抽搐、下肢活动障碍等。

【治疗】　治宜以助胃火，通脉，开启感能之窍、改善赫依血运行原则。药物选用五味清浊散、十味土木香汤、三味天灵盖汤、二十五味丁香散及珍宝丸等；

【临床病例】　依某，女，70 岁，呼和浩特市人，蒙古族，2009 年 9 月 10 日就诊。

【主诉】　健忘、痴呆 1 年。

【病史】　大约去年 7、8 月份起无明显诱因出现健忘、反应迟钝、呆坐、语不切题等症状，到市医院就诊，按老年痴呆一直服药，无明显好转，前来就诊。患者精神一般，表情淡漠，营养中等，舌苔淡白，脉细弱。无传染性疾病，无家族遗传性疾病，无药物过敏史，亦无其他不良嗜好。

【检查】　体温 36℃，脉搏 70 次/分钟，呼吸 18 次/分钟，血压 130/90mmHg。患者营一般，体形消瘦。神志尚可，精神差，自动体位，双肺呼吸音清晰，心律齐。

【蒙医诊断】　老年痴呆症。

【治法】

（1）首先让患者服用五味清浊散和二十五味安神丸，服用一段时间调胃火和赫依功能的基础催泻一次，投泻剂前一天晚让患者煎服三味大黄汤。次日早晨空腹赫依病泻剂后禁忌食用糙和生冷食物，第三天早上用四津汤送服二十五味丁香散、中午用同一剂量二十五味大汤散和十味土木香汤、晚上用三十五味沉香散煎汤送服珍宝丸。根据患者情况七周左右让患者 3～5 次腹泻或呕吐。

（2）辨证给药：肥胖，巴达干为主特性者，加用囊吾催吐剂；一般情况下加用赫依病泻剂；希拉病变为主者用无碍泻剂。宜食用营养丰富的新鲜软食，饮骨汤和开水，保持心情舒畅，精神焕发，适宜运动。

第四节　老年便秘

老年便秘即老年人大便干燥、排便困难，或连续数日不排便为特征的疾病，又名

"大便干燥"、"便秘"、"排便困难"等。

【病因病机】 由活动量少，饮水不足，少食蔬菜水果和纤维性食物，多食性热食品，精神因素，下肢瘫痪，镇静安眠药物、大肠和前列前疾病、痔疮、热病残留于肠道等作用下，下清赫依紊乱或赫依血相搏所致。也可随着年龄变老，由三根七素失衡直接引起。

【症状】 患者排便习惯失常，间隔期延长，排便困难，亦可出现排气受阻、下腹痛、腹胀、肠鸣等症状。

【治疗】 治以通下清赫依，视病根对症治疗为原则。药物选用八味下清散，三味大黄汤，六味安消散。

【临床病例】 和某，男，68岁，鄂尔多斯人，2008年5月5日就诊。

【主诉】 排便困难7天。

【病史】 患者以往有习惯性便秘史，本次一周未大便，近2天出现腹胀、肠鸣等症状，前来就诊。既往有高血压病史，无传染性疾病，无家族遗传性疾病，无药物过敏史，嗜好喝酒，无其他不良嗜好。

蒙医检查：精神欠佳，体质消瘦，营养尚可，脉象沉，舌苔黄而舌质红，尿色淡黄。

【检查】 体温35.6℃，脉搏70次/分钟，呼吸18次/分钟，血压140/90mmHg。患者营养尚可，体形消瘦。神志清楚，精神差，双肺呼吸音清晰，心律齐，小便正常。

【蒙医诊断】 便秘。

【治法】

(1) 处方：早：十三味石榴散温开水送服。午：四味木香散1.5g加六味安消散等量温开水送服。晚：四味木香散1.5g加六味安消散等量温开水送服。

(2) 辨证治疗：疼痛剧烈，热证症状突出者十五味止泻木散加六味安消散口服；腹胀、肠鸣等赫依症状突出时十三味诃子散加三味大黄汤口服。

(3) 用温和导剂缓下疗法或灌肠导泻剂治疗。宜多饮开水。食蔬菜水果，进行适宜运动。

第五节 老年瘙痒病

老年瘙痒病以局部或全身皮肤瘙痒为特征的赫依黄水性慢性老年病，主要以60～80岁的老年人多见。

【病因病机】 老年人的皮肤较薄且干燥，因此，在衣服摩擦、肥皂热水洗浴、环境温度变化、干旱气候的影响下，皮肤干燥皱裂、搔抓；食用轻、粗糙的刺激性食欲、营养缺乏；肝病、糖尿病、药物等致使赫依偏盛，与黄水相搏，皮肤赫依血运行受阻而发病。

【症状】 皮肤干燥，不同部位或全身皮肤瘙痒，脱衣、洗浴、吸烟饮酒、食用辣椒等刺激性食物、精神刺激或心理负担、失眠等条件容易诱发骚样发作，而且有时发作时间固定。瘙抓损伤的局部皮肤粗糙增厚，发生结痂、鳞屑改变，渗出血、黄水。

【治疗】 治以调节热能、镇赫依、燥黄水为原则。药物选用二十五味阿魏散、二十五味大汤散、四味文冠木汤、二十五味文冠木汤及日轮丸等。

【临床病例】　苏某，男，72 岁，蒙古族，东乌珠穆沁旗人，牧民，2007 年 10 月 10 日就诊。

【主诉】　全身瘙痒 3 年。

【病史】　患者 5 年前开始双下肢瘙痒，逐渐加重，现四肢和身上不同程度瘙痒，晚上睡前尤甚。前后内服和外用过西药和蒙药，能够缓解，但反复发作，前来就诊。精神尚可，体质偏瘦，脉象弱，舌苔淡黄、薄，尿色淡黄。既往无传染性疾病，无家族遗传性疾病，无药物过敏史，嗜好烟酒。

【检查】　体温 36.5℃，脉搏 80 次/分钟，呼吸 18 次/分钟，血压 120/85mmHg。神志清楚，自动体位，双肺呼吸音清晰，心律齐，未闻及病理性杂音，腹部平软，肝脾肋下未触及。

【蒙医诊断】　老年瘙痒病。

【治法】

（1）处方：早：二十五味阿魏散 3g 温开水送服。午：二十五味大汤散 1，5g 加四味文冠木汤等量温开水送服。晚：日轮丸 2g 加二十五味文冠木汤 1g 温开水送服。

（2）辨证治疗：助胃火、促消化口服五味清浊散；渗出血黄水，用四味文冠木汤送服十味白云香散；心悸、失眠，用三十五味沉香汤送服五味肉豆蔻散；补肾、助胃火，口服日轮丸。

（3）配合治疗并发症，防寒，保持室内温度适宜，用油性浴液和中性肥皂洗浴后，涂搽油性护肤软化剂。忌食诱瘙痒发作的饮食。

第十四章 传统治疗术介绍

文献记载蒙医传统疗法可分为峻疗法和软疗法。本章对蒙医针灸疗法、放血疗法、阿尔山疗法、皮疗、色布苏疗法、推拿按摩疗法、震动复位疗法和其他疗法等做简要介绍。

第一节 针灸疗法

针灸疗法是指通过使用特制的针刺入人体特定的穴位或疼痛部位给予刺激,从而达到治疗疾病的一种疗法。它属于蒙医治疗四施法里的峻疗法,有治疗范围广、引病外除、除病根等特点,尤其可纠正疗法失误,治愈疑难杂症等优势。例如,用药物或其他方法无法治愈的关节炎使用针灸治疗后疗效显著。针灸疗法分为针疗与刺疗。

一、针 疗

蒙医传统针大多是由金和银制造。因为金有延年益寿之作用;银的质地结实而富有弹性,并且有燥瘀血黄水的作用。目前临床上除了使用银针以外还有不锈钢针。银针粗细,针柄和针身的直径为 10~15mm,长度为 1 寸半或 4 寸不等。

(一)针灸概要

穴位主要分为不定穴、特定穴和总穴位等三种。不定穴是指术者按压时患者感觉舒服,并且疼痛有所缓解的相关部位。而大多数不是要害穴位及脏腑要害穴位。但也有特殊人群,所以针疗或灸疗时也要多注意避免伤到要害部。特定穴是在人体表面给予各种刺激的指定部位,它与体内五脏六腑及其他器官之间都由黑脉和白脉等相互连接。文献书籍里记载的总穴位有 95~107 个不同数,但按一致的数法可总结为 119 个或更多。总穴位是指根据患者身上特定穴位、不定穴(要害,是否脏器部位)及病情来确定针刺的方式、方法、深度和范围。其穴位分为宽穴位、很宽穴位、狭窄穴位、很狭窄穴位等四种,针刺穴位不管有多少,都概括于以上四种。

(二)温针

温针又称火针或火针疗。方法有很多种,但主要是针刺后在针柄上加热,通过给予局部针刺和加热的刺激来治疗疾病的方法。例如,将针扎进穴位,在针柄上缠绕干净炮制好的白山蓟或艾蒿后点燃加温。目前还有些地方用烛火加热针柄。如果加热不当可引起热度过量,烧伤局部皮肤或导热不足,影响疗效,因此目前临床上广泛使用温针仪。

温针的主要适应证为胃火衰败、巴达干赫依性寒症、消化良、痞块、黄水病及脓疮等病症。此外，还可治疗疖痈、炭疽、白脉病、骨疣等疾病。

（三）冷针

冷针指通过针刺刺激治疗疾病的疗法。主治功效是改善赫依血循环、调节赫依功能、开通五官神经、降火清热等。主治因白脉黄水引起的手脚麻木、腰酸腰痛、腰僵直等疾病。

（四）针刺法

首先让患者取正确舒适的体位，术者的右手拇指、食指和中指持针尖以上 1cm 处，左手中指触寻穴位并做记号。趁患者咳嗽或不经意间迅速垂直地刺破皮肤，逐渐深刺。针刺方向除了直刺、斜刺、横刺外，应与不同穴位不同刺法相结合。宽穴位用斜刺或横刺法，很宽穴位可用直刺、斜刺、横刺法，患处是狭窄穴位或要害部位时根据情况用斜刺或横刺法，很狭窄穴位必须避开脏腑及要害部位斜刺或横刺法。

（五）注意事项

在针刺过程中，有些患者可出现晕针现象。如患者突然出现脸色苍白、恶心干呕等症状时，立即停止针刺并拔针，让患者平躺，头部偏低位静躺片刻，喝热牛奶、酥油茶或红糖水便可恢复正常。此症状多因饥饿，精神过度紧张所致。针刺时必须避开脏腑及要害部位。

二、穿刺疗法

穿刺针有很多种，即空心针、有孔针、三棱针等。用穿刺主要治疗水臌、脓疡、痞块、黄水病向外引流排除病邪等。

三、灸　疗

（一）禁忌证与注意事项

凡属于各种希拉性热证、血症、五官之门、男女生育脉道（从隐处分支出的三条脉：中间为水脉、右侧为命脉、左侧为续种脉）、阴毛上际的动脉皆禁忌火灸施治。

（二）具体操作

在相关穴位上放置已切好的姜片或蒜片作垫，其上放灸炷施灸，等灸炷燃烧到 2/3 时清理燃灰，换一新炷，最后一炷烧完后用灸模叩炷。

灸疗期间，不时的问患者施灸热的程度并调节。治疗后让患者多来回走动，以便疏通脉道，舒散灸热。灸疗后忌喝凉水、施灸部位着凉、蘸脏物等。在六腑部位施灸时忌饱食。如施灸部位不小心蘸了水或脏物可能会感染成痈，应立即给予祛希拉、排毒治疗。

例如施灸部位出现红肿、全身发热状况时喝四味森登汤、三味大黄散 2/3 汤后三味大黄散送祛希拉药。根据患者体质和病情给予日服 1 ~ 3 次。之后给十二味漏芦花散、八贵散等药物。

四、针刺及灸疗穴位

针刺及灸疗穴位分别为头部穴位、后背穴位、前身穴位、胸旁穴位、上肢穴位、下肢穴位等六部分简要说明（彩图 1、彩图 2）。

（一）头部穴位

顶会穴、囟门穴和顶穴（即前顶穴）：文献中被誉为"顶三会"穴，也被称作"肉脉、骨脉、颅脑脉之三会"。顶会穴位于眉间与项和两耳叶上缘连线交叉处。主要适用于赫依性头痛、头晕、昏厥、癫狂、妇女赫依瘀症与巴达干赫依性视力减退等疾病的治疗。

前顶穴：位于顶会穴正前 1 寸处。别名取婆罗门穴。气短鼻塞与胸膈刺痛时可施于此穴。

后顶穴：位于顶会穴正后 1 寸处。用于下肢酸麻疼痛与浮肿等。

顶会右穴：位于顶会穴正右 1 寸处。用于肺赫依刺痛与赫依热（热邪）、脸面部、眼睑浮肿，癫狂与昏厥等病症。

顶会左穴：位于顶会穴正左 1 寸处。用于急躁、易怒等。上述四个穴位在有些文献中也称作"顶会四系穴"。

囟门穴：位于头正中前发际直上四指宽的位置。它的左右各 1 寸处有囟门边穴，这三个穴位也称作"颅骨缝三会"穴。它主要适用于健忘、头晕、昏厥、赫依性神经功能紊乱、视力模糊、鼻出血等。

前额穴：位于前发际正中边缘处。主治头痛、视物模糊、疫病导致的发狂等症状。

眉间穴：位于两眉正中间。主治巩膜及皮肤黄染、头痛、鼻出血等。

眉上穴：位于眼睛正上方前发际边缘下 1 寸处。主治头痛、赤眼病等。

眉穴：位于眉中上缘处。主治头痛、眼眶痛等。

眉中穴：位于眉毛正中。主治巩膜、皮肤黄染及鼻出血等。

颞穴：位于眼外角，眼窝缘外 1 寸。主治头痛、头晕、心闷昏沉等赫依血引起的病症。

耳前穴：位于耳孔前一指宽的位置。主治口眼、颜面歪斜、昏厥、淋巴结肿胀、耳鸣、牙痛等。

耳后穴：位于耳后，与耳前穴位对齐，即耳后凸出骨后缘处。主治耳鸣、牙痛、偏头痛等。

嚼穴：位于下颌骨下凹陷处，张嘴时出现凹陷的位置。主治口眼、颜面歪斜，耳鸣、张口困难等。

颊穴：位于唇角两侧四分处。适用于口颊㖞斜与流涎等。

唇上穴：位于上唇正中凹陷处。适用于昏迷、失语、舌肿等。

唇下穴：位于下唇正中凹陷处。适用于赫依性疫症引起的口吃、神志模糊等。

颌上穴：位于唇下穴以下1寸，颌下缘正中处。适用于舌肿、失语、牙痛等。

达格日乐穴：位于耳郭上缘正中以上发际处。主治头痛、头晕、耳朵疼痛等。

耳郭后穴：位于耳郭直后一指宽处。主治颈项发僵、头痛、颈部两侧僵疼等。

耳后凹陷穴：位于耳垂下凹陷中。主治头痛、心闷昏沉、口吃等。

枕会穴：位于后颈窝以上1寸处，枕外隆凸上的斜角。它与其两侧各1寸处的两个穴位成为三组穴位。主治赫依性头痛与头晕、昏迷昏厥、颈项发僵、低头受限、腰部僵痛等。

发旋穴：位于头顶发旋处。主治瘟疫、热证、心闷昏沉、全身麻木不适与巩膜黄染等。

枕三组穴：为后颈窝正中的穴位与两侧各1寸的两个穴位。主治颈项发僵、头痛、咽部与舌头肿胀等。

（二）腰部主要穴位

赫依穴：位于脊椎第1节（蒙医数法，实为解剖位颈椎第七节）凹陷处。此穴同其左右两侧各1寸的穴位成为第一节三组穴位。主要适用于癫狂、颤抖、心悸、失眠、耳聋、舌泛白、颈项发僵等赫依引起的疾病。对此三组穴位灸疗可治疗心慌、气短、出汗、纳差等。

希拉穴：位于脊椎第2节（蒙医数法，实为解剖位胸椎第1节）凹陷处。此穴同其左右两侧各1寸的穴位成为三组穴位。主治希拉寒证引起的所有疾病。对此三组穴位灸疗可治疗热渗于内、痛病、胸部沉重与齐素（血）希拉增盛等疾病。

巴达干穴：位于脊椎第3节凹陷处。此穴同其左右两侧各1寸的穴位成为三组穴位。主要适用于赫依寒证与肺脏、心脏、头部、胸部的巴达干希拉增盛等疾病。对此三组穴位灸疗可治疗巴达干增盛、鼻塞、口干等。

母肺穴：位于脊椎第4节凹陷处。此穴同其左右两侧各1寸的穴位成为三组穴位。主要适用于巴达干赫依性肺引起的疾病。对此三组穴位灸疗可治疗眼睛流泪等。

子肺穴：位于脊椎第5节凹陷处。此穴同其左右两侧各1寸的穴位成为三组穴位。主要适用于眼睛流泪等眼病与肺巴达干赫依症。对此三组穴位灸疗可治疗肺痈疾证和痰中带血、咳嗽、瘟疫引起的神志不清或癫狂症、后背刺痛、手脚颤抖、恶心、呕吐等。

命脉穴：位于脊椎第6节凹陷处。此穴同其左右两侧各1寸的穴位成为三组穴位。主要适用于心悸、颤抖、癫狂、昏迷、健忘、失眠、烦闷等命脉巴达干赫依症与命脉赫依黄水浑浊症等。对此三组穴位灸疗可治疗心悸与心闷昏沉、心脏黄水病、胸憋、食不知味等。

心穴：位于脊椎第7节凹陷处。此穴同其左右两侧各1寸的穴位成为三组穴位。它的适应证与命脉穴位相同。

膈穴：位于脊椎第8节凹陷处。此穴同其左右两侧各1寸的穴位成为三组穴位。主要适用于嗳气、呕吐、膈肌隐痛、肝脏痞瘤证与肝脏巴达干赫依症、血热性刺痛、肝脏衰退、肝门溃溢等症。对此三组穴位灸疗可治疗假肋刺痛、膈肌牵拉痛等。

肝穴：位于脊椎第9节凹陷处。此穴同其左右两侧各1寸的穴位成为三组穴位。适应证与膈穴相同。对此三组穴位灸疗可治疗吐酸水、腹胀、肝赫依性刺痛和遗精带血等。

胆穴：位于脊椎第 10 节凹陷处。此穴同其左右两侧各 1 寸的穴位成为三组穴位。主要适用于胃火衰败、不消化、希拉性呕吐、巩膜黄染、胆痞瘤、大便秘结、黑其亚病、脑病引起的失明、头痛等症。在一些文献上有对该三组穴位不可施灸的记载。

脾穴：位于脊椎第 11 节凹陷处。此穴同其左右两侧各 1 寸的穴位成为三组穴位。主要适用于脾胃膱胀作鸣、身体沉重、嗜睡等。对此三组穴位灸疗可治疗腹胀、饮食不消、颜面发黑等。

胃穴：位于脊椎第 12 节凹陷处。此穴同其左右两侧各 1 寸的穴位成为三组穴位。主要适用于胃火衰败引起的胸口巴达干、铁锈巴达干、痞瘤症、宝如巴达干、腰背酸痛、长期腹泻等症。对此三组穴位灸疗有上述功效，但对呕吐症状明显有效。

三金穴：位于脊椎第 13 节凹陷处。此穴同其左右两侧各 1 寸的穴位成为三组穴位。主要适用于遗精带血、子宫痞瘤症、心神不安、寒赫依症、腹胀、大便秘结、脐周肠鸣等症状。对此三组穴位灸疗均有上述功效。

肾穴：位于脊椎第 14 节（解剖位第 1 腰椎）凹陷处。此穴同其左右两侧各 1 寸的穴位成为三组穴位。主要适用于肾寒痧症、下腹部疼痛、精寒或射精剧痛等症。对此三组穴位灸疗也有上述功效外，还治疗尿频、男女外生殖器肿胀、性欲减退、腹泻等。

脏腑总穴：位于脊椎第 15 节凹陷处。此穴同其左右两侧各 1 寸的穴位成为三组穴位。主要适用于寒赫依症、不孕不育、黑查亚病、脐以下疼痛、倦怠等。此穴两侧穴位位于肾区，因此在古代文献中有对男性勿在此穴施灸的记载。

大肠穴：位于脊椎第 16 节凹陷处。此穴同其左右两侧各 1 寸的穴位成为三组穴位。主要适用于腹胀、结肠痞瘤症、腹泻、痔疮等病症。对此三组穴位灸疗有上述功效外对腰部疼痛、消化不良也有好的疗效。

小肠穴：位于脊椎第 17 节凹陷处。此穴同其左右两侧各 1 寸的穴位成为三组穴位。主要适用于小肠痞瘤症、寒赫依症、长期腹泻等。对此三组穴位灸疗有上述功效外对尿频也有疗效。

膀胱穴：位于腰第 18 节凹陷处。此穴同其左右两侧各 1 寸的穴位成为三组穴位。主要适用于膀胱结石、寒性尿频、小便不利、膝关节发凉、疼痛等症状。对此三组穴位灸疗可治疗妇女子宫脱垂、闭经、下腹部拧痛、产后赫依上涌、男生殖器肿胀、发硬等。

精穴：位于脊椎第 19 节（解剖位第 1 骶椎）凹陷处。此穴同其左右两侧各 1 寸的穴位成为三组穴位。主要适用于遗精、腰部剧痛、髋部大腿肌肉酸痛、下身沉重起身困难等。对此三组穴位灸疗可治疗腰部及尿道口疼痛、大便秘结、便血、气短、体虚等。

下清赫依穴：位于脊椎第 20 节凹陷处。此穴同其左右两侧各 1 寸的穴位成为三组穴位。主要适用于下清赫依不通、大便秘结或腹泻等症。对此三组穴位灸疗可治疗迁延热、尿频、闭经或量多、脂肪偏多等。

第 21 椎穴：位于脊椎第 21 节（解剖位于骶椎 3～4 节）处。此穴同其左右两侧各 1 寸的穴位成为三组穴位。对此三组穴位灸疗可治疗肾腰僵硬疼痛、髋眼部刺痛、腹泻、肛周疾病与气短等症。

第 22 椎穴：位于脊椎第 22 节（解剖位于骶椎 4～5 节）处。此穴同其左右两侧各 1 寸的穴位成为三组穴位。对此三组穴位灸疗可治疗尿闭、尿不尽、闭经、空虚热证与赫依病等。

第 23 椎穴：位于脊椎第 23 节，髋骨闭孔窝（解剖位于骶椎第 5 节下凹陷与两侧）处。对其左右三组穴位灸疗可治疗腰肾剧痛、胡言乱语、腹泻等病症。

（三）前身穴位

命脉心穴：是连接命脉与心的穴位，与此同时位于胸骨柄上窝处。主治心绞痛、呃逆、喉塞、巴达干等病症。

黑白际穴：位于两乳头连线正中间的位置。主治胸憋、心慌等赫依性心脏病。

剑突穴：位于剑突下 1 寸处。此穴同其左右两侧各 1 寸的穴位成为三组穴位。主治剑突下巴达干潴聚疼痛等。

痞瘤穴：位于剑突穴以下 1 寸的位置。此穴同其左右两侧各 1 寸的穴位成为三组穴位。主治剑突痞症、胃火衰败、巴达干赫依病等。

火衰穴：位于痞瘤穴以下 1 寸的位置。此穴同其左右两侧各 1 寸的穴位成为三组穴位。主治由胃火衰败引起的寒巴达干病与赫依病、痞证等。以上三个三组穴位被誉为"胃九穴"。

大肠穴：位于脐左右各 1 寸的位置。主治大肠痞症、腹胀作鸣、长期腹泻等病症。

盲肠穴：位于大肠穴左右各 1 寸的位置。适应证同大肠穴。

小肠上穴：位于脐下 1 寸的位置。此穴同其左右两侧各 1 寸的穴位成为三组穴位。主治小肠寒赫依性腹泻病。

小肠下穴：位于小肠上穴下 1 寸的位置。此穴同其左右两侧各 1 寸的穴位成为三组穴位。适应证同小肠上穴。

膀胱穴：位于小肠下穴以下 1 寸的位置。此穴同其左右两侧各 1 寸的穴位成为三组穴位。主治寒赫依性尿频、尿不尽等病症。

脐窝穴：位于脐窝。主治不孕不育、月经量过剩、赫依性子宫胀气等妇科疾病。

（四）胸旁穴位

乌鸦眼穴：位于嗓窝下 2 寸外一指宽并左右各 1 寸的位置。主治心脏赫依引起的癫狂病。

乳外穴：位于两乳头外各 1 寸处。主治赫依性失语、气短等病症。

锁骨下穴：位于锁骨下凹陷正中处。主治胸闷、手臂酸麻等。

（五）上肢穴位

肩中穴：位于肩胛骨正中处。主治肩膀僵痛、半身麻木等白脉病。

青穴：位于肩中穴位左右各 1 寸处。主治肋缘牵拉痛、嗳气、呃逆、胸骨疼痛、胸胀等病症。

肩角穴：位于肩胛角凹陷处。主治肩膀僵痛、手麻等乎扬病。

肩胛前穴：位于肩胛关节前，腋窝褶皱点到肩胛前角连线正中处。主治肩膀酸痛或剧痛难忍、肩膀以下麻木、手臂不能抬高等。

肩胛后穴：位于肩胛关节后，腋窝褶皱点到肩胛上角连线正中处。适应证同肩胛前穴。

腋后穴：位于腋后褶皱点以上一个手指宽处。主治胸部沉闷疼痛、手麻疼痛等病症。

肩胛窝穴：患者双手臂胸前交叉后，中指能够到的凹陷处，即肩胛窝穴。主治肩胛僵硬、手臂不能抬高、黏白喉、炭疽、舌根和喉咙肿胀、咳嗽、气短、胸部刺痛等病症。

肩胛上穴：位于肩关节角上1寸的位置。主治肋间疼痛、咳嗽等。

肘窝穴：位于肘关节内侧窝处。主治肘关节的黄水病。

肘尖穴：位于尺骨茎突尖。适应证同肘窝穴。

腕上穴：位于腕关节内侧横褶皱中点以上四指宽的位置。主治疫病哭泣、谵语、幻视、视力减退等。

速效穴：位于手掌中心，握拳时中指与无名指触点中间处。主治手掌、脚掌心发热、牙痛等。

大指食指穴：位于大拇指与食指之间以上1寸的位置。主治疫病、肝热引起的眼病。

大拇指、食指、中指、无名指与小拇指等五个手指尖处略微针刺或使其惊一下的程度灸疗，可依次治疗心小肠、肺大肠、肝胆、脾胃、肾膀胱与精府子宫等五脏六腑的疾病。

（六）下肢穴位

髂突穴：位于髂骨后突出处中心点。主治髂骨的黄水病、便秘、痞证下移等病症。

髋穴：于髋关节孔中心处。主治半身麻木、腰腿、下肢僵直等白脉病与黄水病。

髋突穴：位于髂峭正中处。主治膈肌疼痛、呕血、便血、寒黄水引起的抽筋等病症。

大腿内穴：位于股沟线中点以下3指宽的位置。适应证同髋突穴。

大腿穴：患者站立，双臂向下伸直时位于中指指尖处，即大腿穴。主治大腿酸痛、麻木等白脉病与黄水病等。

膝下穴：位于膝关节外窝（膝眼）以下3寸处，肌肉间隙中。主治胃肠疾病、头疼、眼眶痛、眼花、腰痛、闭尿、体力下降、四肢疼痛等病症。

胫骨头外穴：位于髌骨角以下2寸，腓骨头外侧凹陷处。主治脑梗死、腿部发凉疼痛、大腿外侧发麻、便秘、尿频、胸痛等。

腓肠肌穴：位于腘窝横褶皱中点以下一扎处，膝盖伸直、足背绷紧时胫骨后中间出现凹陷的中点。主治颈项筋拘挛、不能后仰或颈项不能转动、肛门病、出血、黄水疮等。

腓肠肌下穴：位于腓肠肌穴以下4指宽处。主治颈项疼痛及肌肉萎缩等。

胫下穴：位于外踝中点以上4指宽处，在胫骨前缘与筋之间。主治阳痿、遗精、踝关节疼痛等。

足背穴：位于足背踝关节正中两筋之间凹陷中心处。适应证同胫下穴。

胫穴：位于内侧膝眼直下一扎处。主治月经淋漓不止及下身诸病等。

跟上穴：位于脚跟以上一扎处。主治月经淋漓、呕吐、腹泻、喉肿、头晕目眩等。

髌鼻穴：位于髌骨下四指宽处胫骨缘外的位置。主治腓肠肌萎缩、腰腿疼痛、产后流血过多等病症。

膝眼穴：位于髌骨下两侧凹陷处。主治消化不良、膝盖及肌肉疼痛等。

蹞趾间穴：位于脚大蹞趾与中蹞趾间正上方一寸处。对腹胀、尿多、腿部酸困疼痛有效。

𧿹趾副穴：位于大𧿹趾缝直上 1 指宽处。主治痛风、痹病、睾丸肿等疾病。

𧿹趾第一穴：位于大𧿹趾以上 3 寸处。主治胸腹沉重不适、睾丸肿胀等。

𧿹趾第二穴：位于大𧿹趾跟处凹陷中点。主治脑病及尿频等病症。

𧿹趾第三穴：位于大𧿹趾背面汗毛处中点。主治癫狂证、失语、失聪等。

跟间穴：位于足跟上缘正中。主治颈项僵痛、癫狂、目红、口干、口吐泡沫、腮部僵硬、舌旁发疹等。

足底穴：位于足掌面正中凹陷处，第 2 𧿹趾到脚跟的连接线 2/5 处。主治心慌、气短、胸痛、头晕、咽喉肿痛、昏厥、下肢发凉、不孕不育等病症。

第二节　放血疗法

此疗法是在人体浅部脉道（静脉）的指定部位用特制的器械进行放血，借以引出病血（恶血）来治疗和预防疾病的一种传统疗法。

蒙医放血疗法是引出在全身扩散的病气通过血气排出，或直接放出患病部位的病血（恶血）为目的的疗法。它在多个疗法之中占重要地位。经过长期临床经验，目前 77 个放血脉中少数的现在已经不采用了。但也发现了临床疗效较好的新放血脉。

放血疗法有不同的手法，但所有的手法都要根据病情及治疗部位的不同选择放血脉（放血部位）和放血器。放血疗法有以下几种：直刺法、纵切法、复切法、斜切法、侧刺法、横断法等六种不同的方法。放血疗法适用于由血、希拉热引起的多种病。比如说伤热、骚热、疫热、疖肿、疮疡、痛风、索日亚、丹毒、黄水病热、麻风等热病，此外还适于血、希拉或巴达干希拉混合引起的病及痧病、迁延性热症、中风症、高血压等病。但一定要按规范要求操作放血疗法。

一、放血疗法禁忌证

体质虚弱者、孕妇及产后、浮肿、大痨痼疾、胃火衰者，儿童和老人；用泻药、催吐剂后；不能放动脉血；血寓、命脉、脉锁上禁忌放血。放血疗法不适于巴达干赫依引起的疾病。虽然放血疗法适于血希拉热引起的病，但未成熟之热性病，过早放血则易使其血液混浊而紊乱；疫热时过早放血则易使热邪内陷脏器；骚热时在病血与正血尚未分离之前放血则易使正血亏损，导致赫依增盛，驱散热邪，病血滞留；空虚热时使用放血疗法则易使赫依扩散而引起疼痛或刺痛；毒热时施行放血则易使热邪扩散于全身或滞留于体内不易清除。故以上情况不能放血疗法。

二、放血前的准备

放血前 3~5 天要口服分离正血和病血的汤药三子汤每日煎服两次，每次 3g。

（1）放血前：消毒放血器和手、放血脉（放血部位），用碘酒和 75% 酒精消毒。

（2）结扎：放血时将放血脉的部位确立之后，在该部位以上距 1 寸半处（向心近端）

进行结扎，不使皮肤褶皱，用力要均匀，松紧度均等，然后用手轻度拍打几次，使血管显露。进刀时用手指压迫血管，不使血管滑动。出血后或适量出血后即缓缓解开结扎。

（3）放血后：用消毒棉球按压，之后用消毒纱布包扎，防止感染。

三、放 血 脉

通常放血脉位于头部，上肢、下肢等处（彩图3至彩图7）。

（一）头部常用的放血脉

前额脉：位于前额正中线发际下1横指处。常用斧式放血器弹刺。主要作用于血希拉热引起的头痛和高血压引起的头痛、眼赤等病症。

金柱脉：位于前额脉下右上分叉处、眉上1寸半处。放血操作与主要作用同前额脉。

银柱脉：位于前额脉下左上分叉处、眉上1寸半处。放血操作与主要作用同前额脉。

鼻尖脉：位于鼻尖正中下处。用细针式放血器针直刺见血即收。作用于鼻子红肿、出现红疹等鼻部疾病。

枕骨脉：位于枕骨窝的正中发际左右旁开各1寸向上4横指处。常用针刺拔罐。主治颈项强直，头痛等病症。

枕辫脉：位于鬓角上。放血操作与主要作用同前额脉。主治昏厥、癫痫、胡言乱语、下肢无力不能行走、剧烈头痛、虫病等病症。

耳脉：位于耳棱窍后稍下方处，用三棱放血器针刺。主治心肺热、血热引起的头痛头晕和高血压脑病等病症。

舌脉：位于舌下两条静脉之上中间点。放血时舌头向上卷曲三式放血器纵行直刺。主治心热病、高血压脑病引起的语言障碍等病症。

齿脉：位于距下颌骨角中斜缘窝处。放血结扎与主要作用同前额脉，使用三棱放血器延血脉纵轴斜刺放血。主治恶血热引起的牙痛。

（二）上肢放血脉

六头脉：即肺脉，位于距肘窝内角（肱骨内上髁）直上4横指处。放血脉点上三横指处结扎，用三棱放血器延血脉纵轴斜刺放血。主治肺热病、胸闷气短、肺刺痛等病症。

露顶脉：位于距肘窝的外角处向前臂的桡侧上行4横指处。放血脉点上三横指处结扎，用斧式放血器弹刺或三棱放血器针刺。主治肺热引起的咳嗽，刺痛，声音嘶哑、胸闷气短等病症。

脏腑总脉：也称肘内脉、心脏脉，位于自肘窝内侧略斜向上外行之脉之上。结扎与上述相同，用三棱放血器纵轴斜刺放血。主治肺、心、膈、胸前后疼痛及一切脏腑之病症。

肝脉：也称肘外脉，位于屈肘向上，鹰嘴向桡骨四横指处，握紧拳头血脉显露时弹刺或针刺。肘关节以上处结扎。主治肝、脾、膈区骚热引起刺痛、巴达干包如痛、热性痞等病症。

胆沙仍脉：位于肘窝横纹尺侧下，距肝脉略外处。放血操作和上述的肝脉相同。主治目黄、黄疸、希拉疫、胆热。食欲不振等病症。

巴达干沙仍脉：位于从肘窝正中至腕关节横纹正中点，即前臂内侧之中处。放血操作和肝脉相同。主治食欲不振、口中泛甜、反酸、胃肠不适等病症。

黄水沙仍脉：位于巴达干沙仍脉以下3寸处。结扎及放学操作方法与上述相同。主治体倦、嗜睡、热性黄水病及巴达干血降于胃等病症。

肺心合脉：位于拇指与食指之间上两寸处。肘关节下结扎用三棱放血器放血。主治肺心血症、肺心刺痛、肝区疼痛等病症。

肝胆合脉：位于肺心合脉向上三横指处。放血操作和上述相同。主治血希拉引起的疾病。

六合脉：也称脏腑总脉，位于手腕中部向上四横指处。放血操作和上述相同。主治胃与肝之血症，手与手腕疼痛等病症。

肺肝会脉：位于肝脉以下3横指处。放血操作和上述相同。主治胸部刺痛、咳嗽、咯血等病症。

无名指背脉：位于无名指根关节间隙以上1寸处。在腕关节略上处结扎，用三棱式放血器直刺放血。主治胃、脾、肾的热病，腹胀、便血等病症。

（三）下肢放血脉

脾脉：位于膝关节内侧下四横指处胫内侧。在膝关节以上处结扎，用斧式放血器弹刺。主治疮疡、脾损伤热症、胆病、黄水病等病症。

肌尖脉：也叫肾脉，位于足后跟无垢之处向上两寸的大筋之旁。腘窝处结扎，用三棱式放血器放血。主治肾损伤热症、结核病、体倦、腓肠肌酸痛、髋关节刺痛、阴道流血等病症。

内踝脉：位于由内踝正中向前上方斜量一寸处。在小腿肌肉下结扎，用斧式放血器弹刺放血。损伤热后遗症影响下肢、胃肠痧症、阴道出血、二便不通等病症。

第三节 阿尔山疗法

阿尔山疗法是通过在天然矿泉水里沐浴或饮用天然矿泉水，达到除病的一种疗法，也叫浸泡疗法。它是以泉水的热力、外引功能以及所含的矿物元素和药物成分而治疗疾病的疗法。有改善全身气血运行、增强清浊分泌功能、舒张毛孔等功效。

主要分为天然矿泉浴和人工浴两种，以下分别介绍相关内容及注意事项。

一、天然矿泉浴

天然矿泉是利用在地表深层含有特殊成分的矿泉水治疗相关疾病的一种疗法。它们的分类与天然矿泉所含的成分有直接关系，所有性质和功效概括如下：温泉里的成分多为石灰，冷泉的成分多为寒水石等。其有共同处但也有不同的特点。

根据古籍将阿尔山疗法及疗效分为以下五种：

（1）主要成分为石灰、寒水石的温泉主治以热、黄水引起的关节痛、风湿、类风湿的后遗症。

（2）主要成分为石灰、硫黄的温泉主治关节炎（寒黄水）、皮肤病、创伤、黄水性肿瘤等病，但略有糙性，所以致赫依偏盛，一定要注意。

（3）主要成分为石灰、五灵脂的温泉的性质为平，所以适合治疗并发症与扩散病，并祛除身体毒热的后遗症等，从毛孔中引病外出。

（4）主要成分为石灰、寒水石、硫黄的温泉主治扩散在皮肤、肌体、关节的黄水病和浊热的后遗症，赫依、白脉病和赫依黄水病僵直及创伤、血管病、肾赫依的后遗症。

（5）主要成分为石灰、硫黄、五灵脂、雄硫黄的温泉主治伤热、毒热余邪扩散或浸渗、疖痈、旧疮疡、结核、赫依和肾达日干病、女性的赫依瘀症等病。分为浸泡疗法和淋浴疗法两种。

浸泡疗法是将下半身入泉或全身入泉坐式浸泡，手脚等疾病部位入泉浸泡等，根据疾病部位的特点用不同的方法浸泡。

沐浴疗法主要把温泉装入似茶壶的容器里，先从头、肩胛、腰、手、下臂、肘、臀、腿、髋臼、膝盖等疾病部位倾倒，根据病情部位的差异倾倒温泉的方式方法不同。后在疾病部位敷厚毛巾，在其上方滴温泉水或将毛巾浸泡在温泉后敷在疾病部位等方法交替使用疗效更佳。

饮泉疗法是让患者饮用适量的泉水，通过生化饮食精微滋养血液而治病的一种疗法。饮用的泉水以温度和性质的不同而分为很多种，但是主要成分为种类不同的寒水石和种类不同的五灵脂，或者由寒水石、五灵脂、石炭、碱花、硼砂、白矾、芒硝、石灰、硫黄等不同的矿物质药物的一个或多个组成的泉水。按规定方法饮用冷、温泉，对治疗某些病有很好的疗效。如对治疗消化不良、胃肠道的希拉热的病、胃肠道宝如病的初期和毒热病、精华消化不良引起的血液病等有很好的疗效。

二、人 工 浴

在清水里加入相关药物后煎煮成药物浴，进行浴疗。又称药浴、五味甘露浴等。人工浴也有酸奶黄水浴、马骨浴等。

五味甘露浴的主要药物：侧柏叶，照白杜鹃各一份，水柏枝、麻黄各两份，小白蒿三份。

臣药：要根据病情在君药上灵活加入使用。例如风湿和类风湿等病时加白云香、决明子、苘麻子、文冠木各一份，玉竹、黄精、天冬、紫茉莉、蒺藜各半份，云香、儿茶各半份。

如类风湿骨骼变形或赫依偏胜，加入马骨或驴骨、酒麴、白酒等。

如血热偏胜，加白檀木、红檀木、三子汤、三红汤等。

如皮肤病，加四汤森登汤和加少许的硫黄。

煮法：将五味药物混合，加1∶10的水，煎煮至1/2时，取出上面的清汤，在药渣上再1∶10的水继续煎煮2/5时，取出上面的清汤，在药渣上再加1∶10的水，再继续煎煮3/10时，滤药渣留清汤，以上加一起为五味药浴原汁。此外根据患者的体质加臣药，煎煮方法与上述相同，每次患者入浴时在主浴内加入臣药。

入浴治疗时间：视病人的体质强弱及疾病的轻重程度等，14～21 天为 1 个疗程，每天入浴 1～2 次，刚开始入浴治疗时入浴时间要短，逐渐延长，在 1 个疗程的中期入浴时间设为最长，然后再次渐渐缩短，最后入浴时间跟刚开始时入浴时间相同。一般每次入浴时间限制在 20 分钟至 1.5 小时。温度也与上述一样，第一次和最后一次的温度相仿，疗程中期温度为最高。一般温度在 34～41℃ 左右即可。

三、入浴注意事项

（1）入浴时间、季节的掌握是关键。根据人与自然复杂的整体关系而论，要求在温暖季节入浴为宜，以为温暖季节人体毛孔扩张，入浴时病症、毒素随毛孔引出。禁忌寒冷季入浴。

（2）煎煮的药浴可以用 2～3 天，如变质不能继续入浴。

（3）患者初次入浴前要洗澡，如女患者在经期不得入浴。

（4）入浴前要在头顶上淋水，防止血热上盛。

（5）入浴疗法时要注意补充营养，注意食用新鲜饮食，不可食用凉、生、变质食品。切忌在有风、阴凉处坐卧，要充分休养，合理护理。

（6）治疗后休息，时间不短于入浴全疗程所用时间。

（7）最后休息期间根据患者的体力和患者的体质情况进行调整，血、希拉或热黄水偏盛者在恰当的脉道进行放血治疗或拔罐针刺治疗，促进血液循环。若巴达干赫依或寒性黄水偏胜者在恰当的穴位上进行灸疗。

第四节 皮疗法和色布苏疗法

本法适用于温热病患者，能使患病部位疾病随汗液由毛孔排出体外除一种疗法，也是蒙医传统疗术中的一个特色疗法。用于分布在身体各部位的病症，尤其是分布在皮肉、关节等病症的治疗有着非常好的疗效。此疗法分为色布苏疗法和皮疗法两种。

一、皮疗法和色布苏疗法的操作方法

用动物皮包裹患者或患病部位治疗疾病的疗法：把健康的羊宰杀剥皮后将白酒、专用药混合搅拌后涂在羊皮里面趁热披在患者身上保持一定时间，以治疗相关疾病。

（1）治疗寒性黄水引起的病配以白云香、决明子、苘麻各 25g；文冠木 30g；三子汤、玉竹、蒺藜、黄精、天冬、紫茉莉各 10g 为主药。加 2kg 水煎煮至减半时加黄油 50g白酒 100g 趁热倒入瘤胃内进行充分搅拌后涂抹在羊皮内披在患者身上。

（2）治疗女子赫依瘀症配以十三味红药汤和三子汤各 25g；七味暖宫丸、玉竹、蒺藜、黄精、天冬、紫茉莉各 25g 为主药。同上述方法煎煮倒入瘤胃内充分搅拌后让患者骑在上面。然后在羊皮内涂抹加热的黄油和白酒披在患者身上即可。

有些患病部位可直接塞入瘤胃里或在瘤胃内加入专用药剂再将患病部位放入其内封

闭胃口用皮包扎。

二、皮疗法、色布苏疗法的注意事项

（1）注意季节，冬季不宜进行。

（2）施疗时关好门窗保持室内温度，注意避免受风着凉，施疗时间以 1 ~ 2 小时为宜，不得超过 2 小时。

（3）为预防赫依增盛将羊肾从中间切开，在患者两耳上各贴一片包扎。将小肠取出，清理干净后把相关配好的药剂倒入小肠里煮熟后趁热放在患者的头上。

（4）施疗完毕后为防风寒侵袭，油和面粉充分炒熟后在施疗部位的皮肤上涂擦。

第五节　推拿疗法

术者用推拿手法，针对患者三根、白脉之行道、五脏、六腑、关节眼等穴位给予适当刺激的一种疗法。

有些疾病使用推拿疗法治疗的效果远比使用其他药物或其他疗法的效果要好。这主要与运用各种手法给患者体表神经和穴位刺激，疏通白脉和内外赫依通道，促进赫依血有关。

一、适　应　证

赫依过盛、赫依性皮肤干燥、关节僵硬、肩胛僵痛，头晕、头痛、失眠、劳累引起的腰酸，全身疼痛、赫依性刺痛、赫依性手脚麻木、疼痛和胃火衰败、腹胀、胃痛、小儿抽搐。

二、禁　忌　证

嘎日格病、心脏病、黑脉病、偏胖者。

三、要　点

（1）推拿手法始于疾病的主要部位。

（2）在此基础上选择主要穴位。

（3）推拿时要顺着白脉和赫依血运行道而行，再向其他穴位行推。以上三种方法是推拿术者必须掌握的要点。

四、推拿手法分类

推拿手法分为以下十种。

（1）攘捏法：术者用大拇指、食指、中指和无名指腹捏患者皮肤或肌肉，忽重忽轻，给予麻、痛刺激于皮肤或韧带。此手法适用于四肢、颈部的病症。主要有止痛、放松肌肉的作用。

（2）摩法：术者根据患者四肢与躯体的不同部位将食指、中指和无名指或手掌根部放其患处，放松腕关节，以肘部为支点，由前臂带动腕关节的摆动所产生的一种轻柔的推拿手法。由内向外，从上到下按摩给予刺激至皮肤或皮肤底层。此手法适用于人体任何部位。主要有消肿、止痛、改善赫依血运行、祛火等作用。

（3）揉法：术者用手指和手掌根部放置于治疗部位，前臂的旋转活动以掌背近端为轴完成。也就是说顺时针或逆时针旋转。给予刺激至皮肤底层。此手法适用于人体任何部位。主要有改善赫依血与白脉运行、消肿、止痛、消火的作用。

（4）按法：根据躯体的部位，术者用拇指腹或手掌背部按压患者体表。给予刺激至肌肉。如患者取坐或站的姿势时，此法从侧面实施，叫推法。主要有止痛、放松肌腱作用。

（5）推法：用拇指、食指和中指或肘部按压患者体表相关部位或某一穴位。给予刺激至骨。主要有止痛作用。此手法多用于骶胯、耻、肩、肘、髋和膝关节。

（6）叩法：用手指尖叩击患者体表的穴位或相关部位。给予刺激至肌肉。主要有舒筋散结，止痛作用。多用于腰-背部。

（7）点法：术者用拇指或食指或中指尖点患者体表的穴位。给予刺激至肌肉。有止痛作用。

（8）擦法：术者用手掌根部、手掌桡侧面或尺侧面紧贴于患者体表特定部位，进行从上而下，从中心到周围，顺着体表反复摩擦的方法。也叫推擦法。给予刺激至肌肉。主要有消肿、改善赫依血运行、止痛作用。

（9）拿搓法：术者一手抓住患肢一端，另一手用平稳速从上而下进行摩擦的手法。给予刺激至骨。主要有消肿、止痛的作用。

（10）掌拍法：是指术者拇指和另外四指相互并拢，用手掌面拍打患者体表特定部位疗法。给予刺激至皮肤。主要有改善赫依血运行，放松肌肉作用。

第六节　震动复位及其他疗法

一、震动复位疗法

震动复位疗法是运用各种震动手法，将遭受震荡的内脏进行复位的一种疗法。以震治震、震静结合、先震后静为原则，简称为"以震治震疗法"。根据病因、受伤部位的不同、年龄及手法的差异，总体分近处震动复位疗法与远处震动复位疗法两种。

（1）近处震动复位疗法，多用于脑震荡。虽然行震脑术的方向、次数和震动的程度不一样，但以震治震的原则是一样的。使患者端坐在椅上，头部戴衬垫物，术者以一致的力量敲震患者头顶或用软布带沿耳上包绕其头部，以间接敲震治疗后，将患者平躺，头部行适当的震动声做辅助治疗。还有捣捶法、打击法等方法。

（2）远处震动复位疗法，多用于肾震荡、胃震荡及胎震移位等。将患者仰卧，贴脚底放一小块木板，在木板上从患侧脚开始用锤子间接敲打。像这样利用不同的震动治疗不同的震荡都有各自的特点，所以对不同的患者使用不同的方法。

二、其 他 疗 法

其他疗法有涂擦疗法、贴敷和吮吸疗法、"朝热拉呼"疗法、蒸汽疗法、泥土敷疗法、沙疗法、水疗及拔罐穿刺法八种。

（1）涂擦疗法：指在人体表面涂擦专用药物，以达到将病向外引导的一种外治疗方法。

（2）贴敷和吮吸疗法：指将专用药物直接贴敷于相关部位，是一种将病向外引出的疗法。也叫"呼呼勒格"疗法。

（3）"朝热拉呼"疗法：利用羊的脏腑器官相应的贴在患者患病的脏腑及相关穴位上的一种引病外出的疗法。主要作用于陈旧赫依性肺、肾、胃病。

（4）蒸汽疗法：将专用药物水煎后倒入容器，将患病部位或特定部位对准容器口，使含药的水蒸气作用于局部体表，以达到治疗疾病目的的一种疗法。

（5）泥土敷疗法：以患者患病的部位埋入泥土，达到将病向外引出为目的的一种疗法。

（6）沙疗：让病人卧于热沙上或用热沙埋覆病患部位，起到引病外出目的的一种疗法。

（7）水疗：利用泉水瀑布的冲击力治疗病患部位的疗法。

（8）拔罐针刺法：拔罐针刺放血疗法相结合，称拔罐针刺法。在病患部位或相关穴位上先行拔罐 10~15 分钟待发紫隆起时取罐，在隆起处用三棱式放血器浅刺 3~5 下，再行拔罐，以达到除病的一种疗法。

彩　图

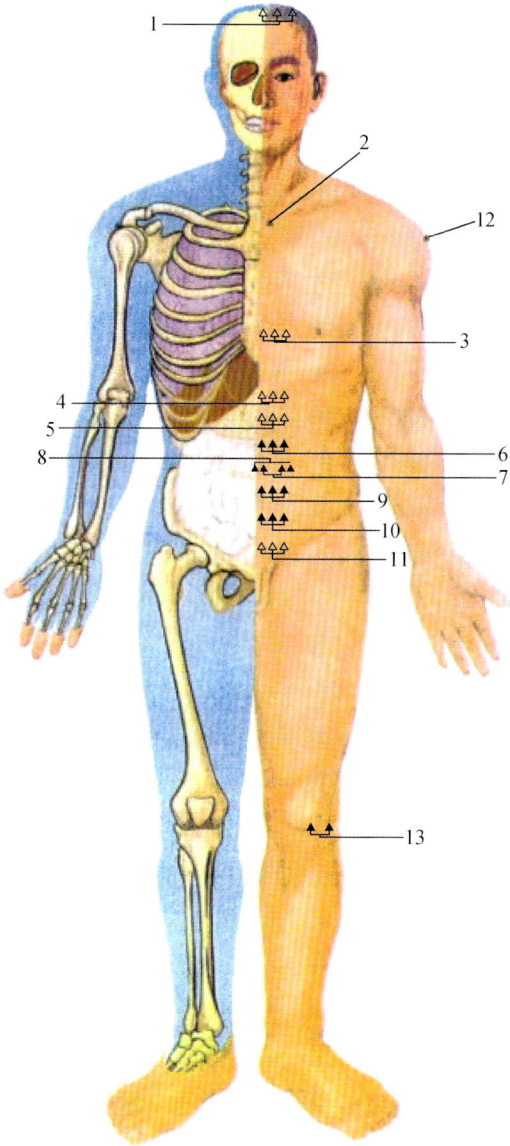

彩图 1　针灸治疗穴位

1. 囟门穴；2. 命脉心穴；3. 黑白际穴；4. 剑突穴；
5. 痞病穴；6. 火衰穴；7. 大肠穴；8. 盲肠穴；9. 小肠
上穴；10. 小肠下穴；11. 膀胱穴；12. 肩髃穴；13. 膝穴；
注：施灸穴△施灸、火针穴▲

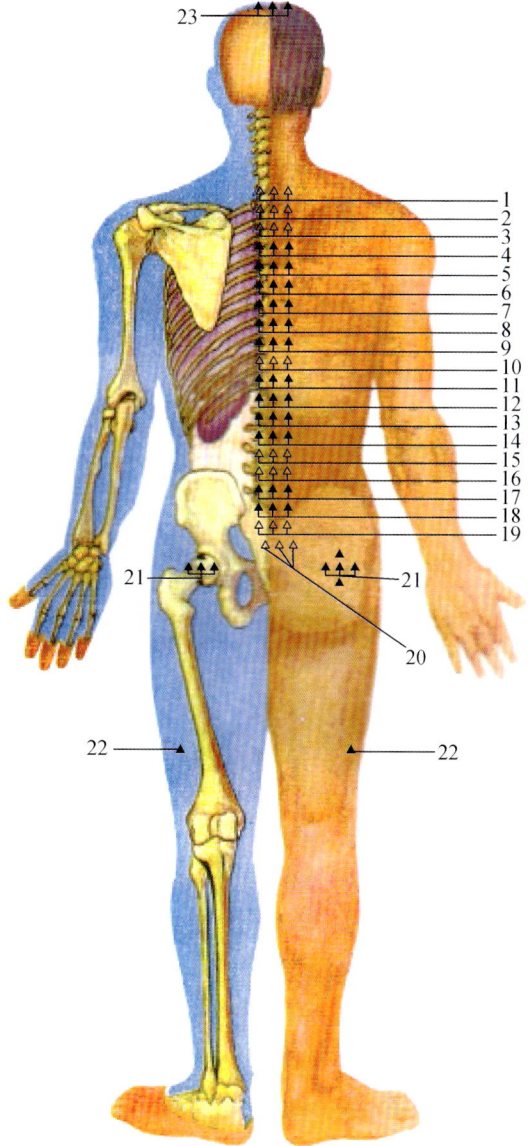

彩图 2　针灸穴位图

1. 赫依穴；2. 希拉穴；3. 巴达干穴；4. 母肺穴；5. 子
肺穴；6. 命脉穴；7. 心脏穴；8. 膈肌穴；9. 肝脏穴；
10. 胆囊穴；11. 脾脏穴；12. 胃；13. 精府（三舍）
穴；14. 肾脏穴；15. 脏腑总穴；16. 大肠穴；17. 小肠
穴；18. 膀胱穴；19. 精液（血）穴；20. 下清赫依穴；
21. 髋穴；22. 大腿穴；23. 顶会穴

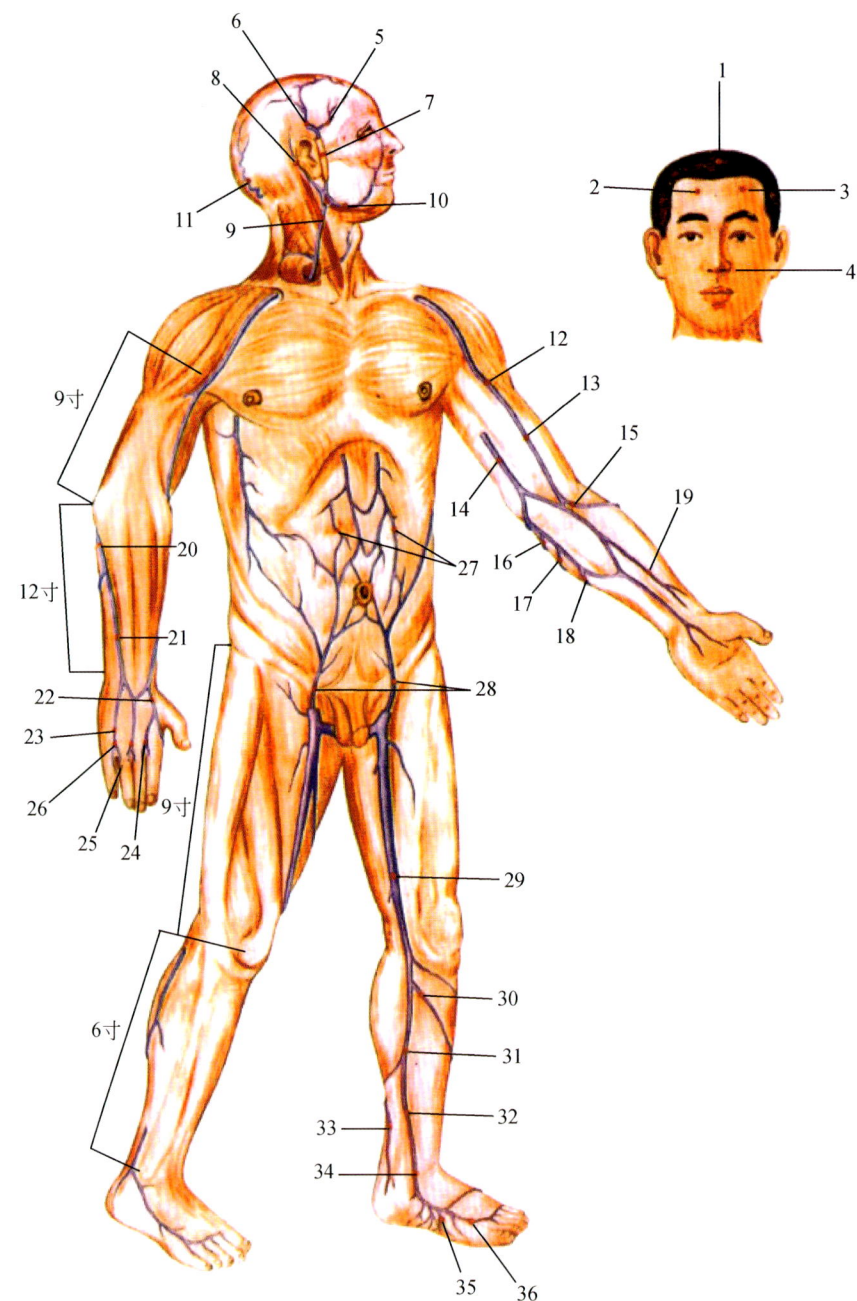

彩图 3　全身放血脉

1. 前额脉；2. 金柱脉；3. 银柱脉；4. 鼻尖脉；5. 眼脉；6. 枕颡脉；7. 耳前脉；8. 耳后脉；9. 颈脉；
10. 牙脉；11. 枕骨脉；12. 肩脉；13. 肺脉；14. 露顶脉；15. 脏腑脉；16. 胆脉；17. 黄水脉；
18. 巴达干脉；19. 心肺脉；20. 肝脉；21. 脏腑总脉；22. 腕脉；23. 无名指背脉；24. 肺大肠会脉；
25. 肝胆会脉；26. 右肾膀胱会脉；27. 胃角脉；28. 外阴边脉；29. 大腿脉；30. 脾脉；31. 肌脉；
32. 胫脉；33. 肾脉；34. 内踝脉；35. 小肠脉；36. 镫脉

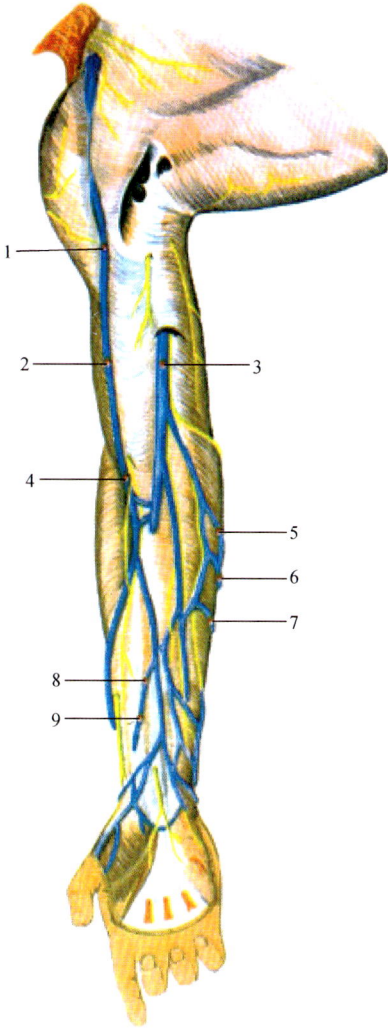

彩图 4　上肢放血脉（前）
1. 肩脉；2. 肺脉；3. 露顶脉；4. 脏腑脉；
5. 胆脉；6. 黄水脉；7. 巴达干脉；
8. 肺心脉；9. 肝胆脉

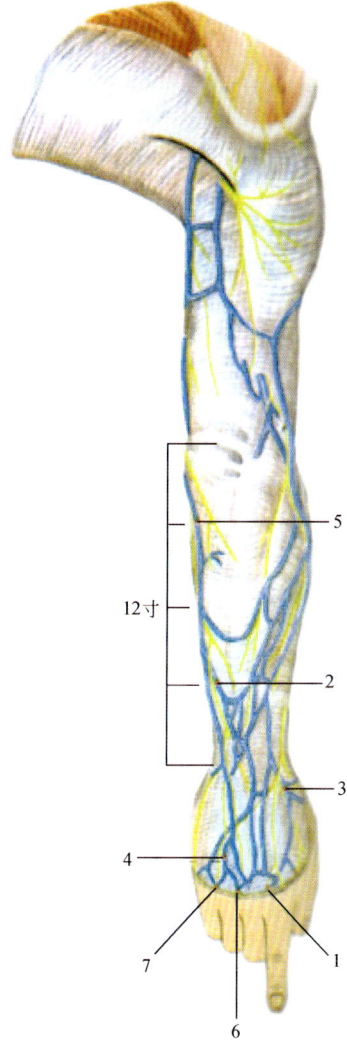

彩图 5　上肢放血脉（背）
1. 肝脉；2. 脏腑总脉；3. 腕脉；
4. 无名指背脉；5. 肺大肠会脉；
6. 肝胆会脉；7. 右肾膀胱会脉

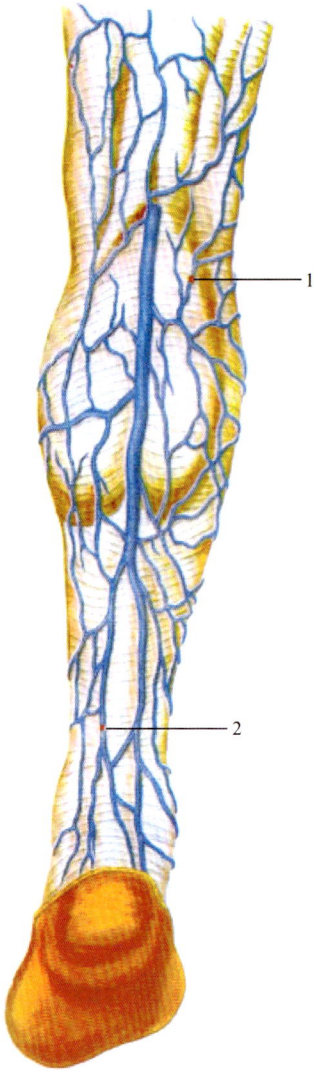

彩图 6　下肢放血脉（背）
1. 腘窝脉；2. 肾脉

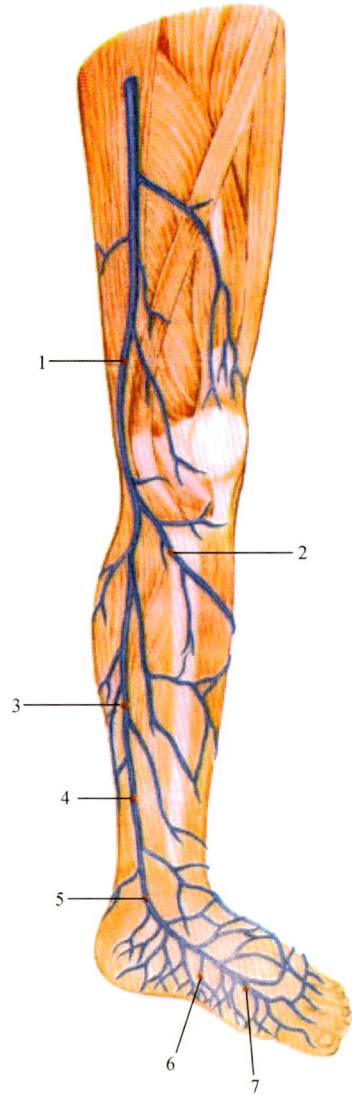

彩图 7　下肢放血脉（前）
1. 大腿脉；2. 脾脉；3. 肌脉；4. 胫脉；
5. 内踝脉；6. 小肠脉；7. 镫脉